U0830532

现代临床常见疾病诊疗与合理用药

刘安全　黄鸿菲　魏文莉　李　玮
赵　慧　孙启波　方继莹　陈惠惠　主编

山东大学出版社
SHANDONG UNIVERSITY PRESS
·济南·

图书在版编目（CIP）数据

现代临床常见疾病诊疗与合理用药 / 刘安全等主编 .
济南：山东大学出版社，2025. 5. -- ISBN 978-7-5607-8665-0

Ⅰ. R4

中国国家版本馆 CIP 数据核字第 2025N18S20 号

策划编辑 唐　棣
责任编辑 唐　棣
封面设计 天旺图书

现代临床常见疾病诊疗与合理用药
XIANDAI LINCHUANG CHANGJIAN JIBING ZHENLIAO YU HELI YONGYAO

出版发行 山东大学出版社
社　　址 山东省济南市山大南路 20 号
邮政编码 250100
发行热线 （0531）88363008
经　　销 新华书店
印　　刷 济南乾丰云印刷科技有限公司
规　　格 787 毫米 ×1092 毫米　1/16
　　　　 12.5 印张　300 千字
版　　次 2025 年 5 月第 1 版
印　　次 2025 年 5 月第 1 次印刷
定　　价 78.00 元

《现代临床常见疾病诊疗与合理用药》

编　委　会

主　编

刘安全　　山东阳光融和医院

黄鸿菲　　山东阳光融和医院

魏文莉　　淄博市博山区计划生育服务中心区妇幼保健院

李　玮　　青岛佳安康医疗管理有限公司

赵　慧　　诸城市相州中心卫生院

孙启波　　高密市阚家中心卫生院

方继莹　　泰安市岱岳区角峪镇卫生院

陈惠惠　　曲阜市中医院

副主编

明　洁　　山东大学附属儿童医院（济南市儿童医院）

主编简介

刘安全

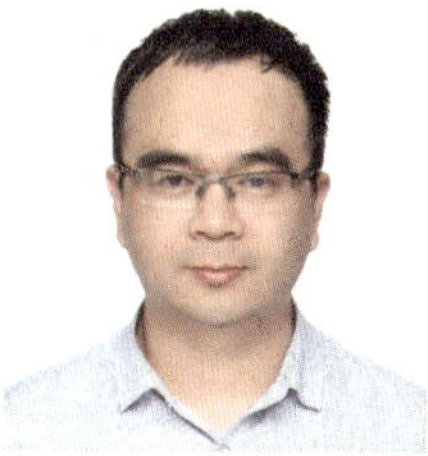

男，目前就职于山东阳光融和医院消化内科，主治医师，本科学历。山东省卫生信息与健康医疗大数据学会消化专业委员会委员，山东省社会办医疗机构协会消化内科管理分会第一届委员会常务委员，潍坊市预防医学会第一届消化道肿瘤多学科联合防治专业委员会委员。从事消化科专业 10 余年，曾于山东大学齐鲁医院消化内科进修 1 年，对消化系统常见疾病以及危重疾病的诊疗有丰富经验，擅长胃肠镜检查及内镜下手术。主持参与市级课题 1 项，发表 SCI 论文 1 篇、科技核心论文 1 篇，参编著作 4 部。

黄鸿菲

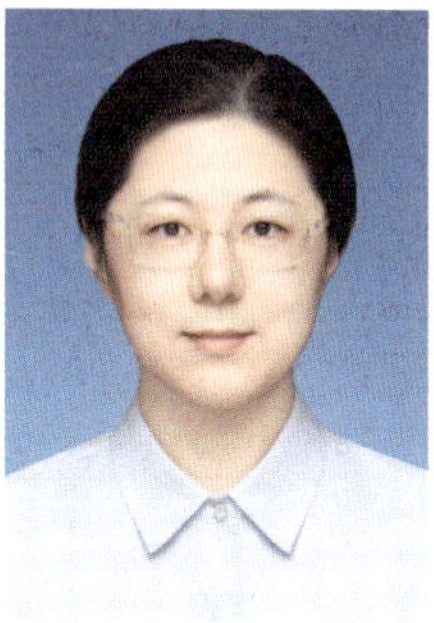

女，目前就职于山东阳光融和医院消化内科，主治医师，硕士研究生。对消化内科常见病、多发病的诊断及治疗有丰富的经验，擅长消化性溃疡、消化道出血、胃食管反流病、功能性胃肠病等疾病的诊治，熟练掌握胃肠镜检查及治疗。潍坊市预防医学会消化道肿瘤多学科联合防治专业委员会委员，山东省社会办医疗机构协会消化内科管理分会委员。

魏文莉

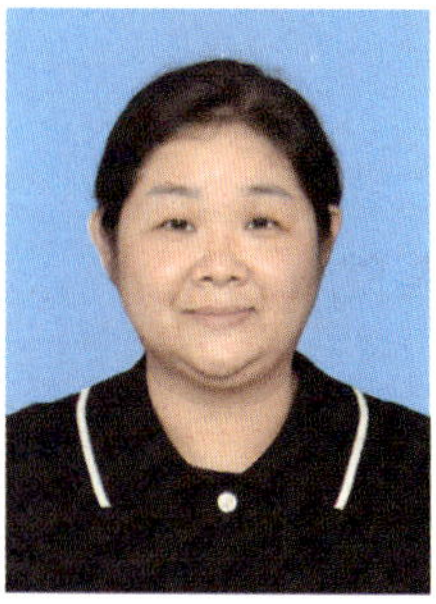

女，目前就职于淄博市博山区计划生育服务中心区妇幼保健院，主管药师。毕业于潍坊医学院药学专业，2008 年 2 月参加工作，从事药剂科相关工作。积极参与药学研究和学术交流活动，担任淄博市药师协会专业委员会委员。注重日常工作与创新相结合，注重挖掘药学领域的新理论、新技术和新方法，在做好日常药学服务的同时曾先后发表多篇论文、论著，申报多项实用新型准专利，在本专业领域有一定的影响。

前　言

在临床医学实践中，我国创新药表现优异。临床上，有多种治疗措施可供选择，但药物无疑应为最基本、最有效和最广泛应用的手段。但由于药物本身亦会造成机体损伤，用药治病犹如以水载舟，临床上用药除可获得有益的治疗效果外，亦可产生不良反应，以及各种附加损害等问题。

本书分别介绍了消化系统疾病中西医结合治疗、消化内科疾病、儿童静脉治疗、妇科用药、儿科用药、中枢神经系统药、液体制剂、注射剂与滴眼剂、散剂、中药学等内容。

本书针对临床药物治疗的特点和问题，以推动临床规范用药和合理用药，尽量减少药物的不良反应为目的。书中内容实用性强，能指导医疗、药学等方向的实际工作，适合广大医药人员学习、参考。

本书编写体例有一些创新，因此难有写作经验借鉴，处方也难免有顾此失彼之处。因编者学识有限，学术观点又在不断发展，书中恐有不妥之处，望专家和广大读者赐教指正。

编　者

2025 年 1 月

目　录

第一章　消化系统疾病中西医结合治疗

第一节　消化性溃疡

消化性溃疡（peptic ulcer，PU）主要指发生于胃和十二指肠的慢性溃疡，是一多发病、常见病。溃疡的形成有各种因素，其中酸性胃液对黏膜的消化作用是溃疡形成的基本因素，因此得名。PU 可发生于酸性胃液接触的任何部位，如食管下段、胃肠吻合术后吻合口、空肠以及具有异位胃黏膜的 Meckel 憩室，绝大多数的溃疡发生于十二指肠和胃，故又称胃十二指肠溃疡。近年来的实验与临床研究表明，胃酸分泌过多、幽门螺杆菌感染和胃黏膜保护作用减弱等因素是引起消化性溃疡的主要环节。消化性溃疡属于典型的心身疾病范畴，心理－社会因素对发病起着重要作用，因此乐观的情绪、规律的生活、避免过度紧张与劳累，无论在本病的发作期或缓解期均很重要。

一、病因

（一）胃酸分泌过多

盐酸是胃液的主要成分，由壁细胞分泌，受神经、体液调节。已知壁细胞内含有 3 种受体，即组胺受体、胆碱能受体和胃泌素受体，分别接受组胺、乙酰胆碱和胃泌素的激活。壁细胞表面受体一旦被相应物质结合，细胞内第二信使便激活，进而影响胃酸分泌。

在十二指肠溃疡的发病机理中，胃酸分泌过多起重要作用。十二指肠溃疡患者的胃酸基础分泌量（basal acid output，BAO）和最大分泌量（maximum acid output，MAO）均明显高于常人，十二指肠溃疡绝不发生于无胃酸分泌或分泌很少的人。

食糜自胃进入十二指肠后，在胃酸和食糜的刺激下，胰腺大量分泌胰液泌素、胰酶泌素、促胆囊收缩素，肠黏膜除分泌黏液外，也释放激素如肠高血糖素、肠抑胃肽（gastric inhibitory polypeptide，GIP）、血管活性肠肽（vasoactive intestinal peptide，VIP），这类激素具有抑制胃酸分泌和刺激胃泌素分泌的作用，故当十二指肠黏膜释放这些激素的功能减退时，则可引起胃泌素、胃酸分泌增高，促进十二指肠溃疡的形成。

胃溃疡的发病机理，在病程的长期性、反复性，并发症的性质，以及在胃酸减少的条件下溃疡趋向愈合等方面，均显示出与十二指肠溃疡有相似之处。但是，胃溃疡患者的 BAO 和 MAO 均与正常人相似，甚至低于正常水平，一些胃黏膜保护药物（非抗酸药）虽无减少胃酸的作用，却可以促进溃疡的愈合，一些损伤胃黏膜的药物如阿司匹林可引起胃溃疡，以及在实验动物不断从胃腔吸去黏液可导致胃溃疡等事实，均提示胃溃疡的发生起源于胃黏膜的局部。由于胃黏膜保护屏障的破坏，不能有效对抗胃酸和胃蛋白酶的侵蚀和消化作用，而致溃疡发生。

（二）幽门螺杆菌（helicobacter pylori，HP）感染

HP 感染是慢性胃炎的主要病因，是引起消化性溃疡的重要病因。在 HP 黏附的上皮

细胞可见微绒毛减少，细胞间连接丧失，细胞肿胀、表面不规则，细胞内黏液颗粒耗竭，空泡样变，细菌与细胞间形成黏着蒂和浅杯样结构。

（三）胃黏膜保护作用

正常情况下，各种食物的理化因素和酸性胃液的消化作用均不能损伤胃黏膜而导致溃疡形成，这是由于正常胃黏膜具有保护功能，包括黏液分泌、胃黏膜屏障完整性、丰富的黏膜血流和上皮细胞的再生等。

（四）胃排空延缓和胆汁反流

胃溃疡病时胃窦和幽门区域的这种退行性变可使胃窦收缩失效，从而影响食糜向前推进。胃排空延缓可能是胃溃疡病发病机理中的一个因素。

十二指肠内容物中某些成分，如胆汁酸和溶血卵磷脂可以损伤胃上皮。十二指肠内容物反流入胃可以引起胃黏膜的慢性炎症。受损的胃黏膜更易遭受酸和胃蛋白酶的破坏。胃溃疡患者发病时空腹胃液中胆汁酸结合物较正常对照者的浓度显著增高，从而推想胆汁反流入胃可能在胃溃疡病的发病机理中起重要作用。

（五）胃肠肽的作用

已知许多胃肠肽可以影响胃酸分泌，但只有胃泌素与消化性溃疡关系的研究较多。关于胃泌素在寻常的消化性溃疡发病机理中所起的作用，目前尚不清楚。

（六）遗传因素

现已一致认为消化性溃疡的发生具有遗传性，而且证明胃溃疡和十二指肠溃疡病系单独遗传，互不相干。胃溃疡患者的家族中，胃溃疡的发病率较正常人高 3 倍，而在十二指肠溃疡患者的家族中，较多发生的是十二指肠溃疡而非胃溃疡。

（七）药物因素

某些解热镇痛药、抗癌药等，如吲哚美辛保泰松、阿司匹林、肾上腺皮质激素、氟尿嘧啶、氨甲蝶呤等曾被列为致溃疡因素。在上述药物中，对阿司匹林的研究比较多，结果表明规律性应用阿司匹林的人容易发生胃溃疡病。有人指出，规律性应用阿司匹林者较不用阿司匹林者，胃溃疡病的患病率约高 3 倍。

肾上腺皮质类固醇很可能与溃疡的生成和再活动有关。一组有 5331 例受试者的研究结果表明，皮质类固醇治疗超过 30 天或泼尼松总量超过 1000 mg 时可引起溃疡。在既往有溃疡病史的患者中，此类药物可使疾病加重。

非类固醇抗炎药（non-steroidal anti-inflammatory drugs，NSAID），如吲哚美辛、保泰松、布洛芬、萘普生等，也可在不同程度上抑制前列腺素的合成，从而在理论上可以产生类似阿司匹林的临床效应。利血平等药具有组胺样作用，可增加胃酸分泌，故有潜在致溃疡作用。

（八）环境因素

吸烟可刺激胃酸分泌增加，一般比不吸烟者可增加 91.5%，吸烟可引起血管收缩，并抑制胰液和胆汁的分泌而减弱其在十二指肠内中和胃酸的能力，导致十二指肠持续酸化，烟草中烟碱可使幽门括约肌张力减低，影响其关闭功能而导致胆汁反流，破坏胃黏膜屏障。吸烟者消化性溃疡的发病率显著高于不吸烟者。在相同的有效药物治疗条件下，前者溃疡的愈合率亦显著低于后者。因此，长期大量吸烟不利于溃疡的愈合，亦可致复发。

食物对胃黏膜可引起理化性质损害作用。暴饮暴食或不规则进食可能破坏胃分泌的节律性。据临床观察，咖啡、浓茶、烈酒、辛辣调料、泡菜等食品，以及偏食、饮食过快、太烫、太冷、暴饮暴食等不良饮食习惯，均可能是本病发生的有关因素。

（九）精神因素

根据现代的心理－社会－生物医学模式观点，消化性溃疡属于典型的心身疾病范畴之一。心理因素可影响胃液分泌。

二、临床表现

（一）消化性溃疡疼痛特点

1. 长期性

由于溃疡发生后可自行愈合，但每次愈合后又好复发，故常有上腹疼痛长期反复发作的特点，整个病程平均 6～7 年，有的可长达一二十年，甚至更长。

2. 周期性

上腹疼痛呈反复周期性发作，为此种溃疡的特征之一，尤以十二指肠溃疡更为突出；中上腹疼痛发作可持续几天、几周或更长，继以较长时间的缓解，全年都可发作，但以春、秋季节发作者多见。

3. 节律性

溃疡疼痛与饮食之间的关系具有明显的相关性和节律性。在一天中，早晨 3 点至早餐的一段时间，胃酸分泌最低，故在此时间内很少发生疼痛。十二指肠溃疡的疼痛好在二餐之间发生，疼痛持续不减直至下餐进食或服制酸药物后缓解；一部分十二指肠溃疡患者，由于夜间的胃酸较高，尤其在睡前曾进餐者，可发生半夜疼痛。胃溃疡疼痛的发生较不规律，常在餐后 1 小时内发生，经 1～2 小时后逐渐缓解，直至下餐进食后复现上述节律。

4. 疼痛部位

十二指肠溃疡的疼痛多出现于中上腹部，或在脐上方，或在脐上方偏右处，胃溃疡疼痛的位置也多在中上腹，但稍偏高处，或在剑突下和剑突下偏左处，疼痛范围约数厘米直径大小，因为空腔内脏的疼痛在体表上的定位一般不十分确切，所以疼痛的部位也不一定准确反映溃疡所在解剖位置。

5. 疼痛性质

疼痛多呈钝痛、灼痛或饥饿样痛，一般较轻而能耐受，持续性剧痛提示溃疡穿透或穿孔。

6. 影响因素

疼痛常因精神刺激、过度疲劳、饮食不慎、药物影响、气候变化等因素诱发或加重，可因休息、进食、服制酸药、以手按压疼痛部位、呕吐等方法而减轻或缓解。

（二）消化性溃疡其他症状与体征

1. 其他症状

本病除中上腹疼痛外，尚可有唾液分泌增多、胃灼热、反胃、嗳酸、嗳气、恶心、呕吐等其他胃肠道症状，食欲多保持正常，但偶可因食后疼痛发作而惧食，以致体重减轻；全身症状可有失眠等神经官能症的表现，或有缓脉、多汗等自主神经系统不平衡的症状。

2. 体征

溃疡发作期，中上腹部可有局限性压痛，程度不重，其压痛部位与溃疡的位置基本相符。

（三）特殊类型的消化性溃疡

1. 无症状型溃疡

这是指无明显症状的消化性溃疡，因其他疾病做胃镜或X线钡餐检查时偶然被发现，或当发生出血或穿孔等并发症时，甚至于尸体解剖时始被发现。这类消化性溃疡可见于任何年龄，但老年人尤为多见。

2. 儿童期消化性溃疡

儿童时期消化性溃疡的发生率低于成人，可分为以下4种不同的类型：

（1）婴儿型：婴儿型溃疡系急性溃疡，发生于新生儿和两岁以下的婴儿，发病原因未明。在新生儿时期，十二指肠溃疡较胃溃疡多见，这种溃疡或迅速愈合，或发生穿孔或出血而迅速致死。在新生儿时期以后至两岁以内的婴儿，溃疡的表现和新生儿者无大差别，主要表现为出血、梗阻或穿孔。

（2）继发型：此型溃疡的发生与一些严重的系统性疾病，如脓毒病、中枢神经系统疾病、严重烧伤和皮质类固醇的应用有关，它还可发生于先天性幽门狭窄、肝脏疾病、心脏外科手术以后。此型溃疡在胃和十二指肠的发生频率相等，可见于任何年龄和性别的儿童。

（3）慢性型：此型溃疡主要发生于学龄儿童，随着年龄的增长，溃疡的表现与成年人相近，但在幼儿，疼痛比较弥散，多在脐周，与进食无关，时常出现呕吐。这可能是由于十二指肠较小，容易因水肿和痉挛而出现梗阻的缘故，至青少年才呈现典型的局限于上腹部的节律性疼痛。慢性型中十二指肠溃疡较胃溃疡多，男孩较女孩多。此型溃疡的发病与成年人溃疡病的基本原因相同。

（4）并发于内分泌腺瘤的溃疡：此型溃疡发生于胃泌素瘤和多发性内分泌腺瘤病I型，即沃纳（Werner）综合征。

3. 老年人消化性溃疡

胃溃疡多见，也可发生十二指肠溃疡，胃溃疡直径常可超过2.5 cm，且多发生于高位胃体的后壁。老年人消化性溃疡常表现为无规律的中上腹痛、呕血和/或黑粪、消瘦，很少发生节律性痛、夜间痛及反酸，易并发大出血，常常难以控制。

4. 幽门管溃疡

幽门管溃疡较为少见，常伴胃酸分泌过高，其主要表现有：

（1）餐后立即出现中上腹疼痛，其程度较为剧烈而无节律性，并可使患者惧食，制酸药物可使腹痛缓解。

（2）好发呕吐，呕吐后疼痛随即缓解，腹痛、呕吐和饮食减少可导致体重减轻。此类消化性溃疡内科治疗的效果较差。

5. 球后溃疡

球后溃疡约占消化性溃疡的5%，溃疡多位于十二指肠乳头的近端。球后溃疡的夜间腹痛和背部放射性疼痛更为多见，并发大量出血者亦多见，内科治疗效果较差。

6. 复合性溃疡

复合性溃疡指胃与十二指肠同时存在溃疡，多数是十二指肠的发生在先，胃溃疡在后。本病约占消化性溃疡的 7%，多见于男性，其临床症状并无特异性，但幽门狭窄的发生率较高，出血的发生率高达 30%～50%，出血多来自胃溃疡。本病病情较顽固，并发症发生率高。

7. 巨型溃疡

巨型胃溃疡指 X 线胃钡餐检查测量溃疡的直径超过 2.5 cm 者，但其并非都属于恶性；疼痛常不典型，往往不能为抗酸药所完全缓解；呕吐与体重减轻明显，并可发生致命性出血，有时可在腹部触到纤维组织形成的硬块；长病程的巨型胃溃疡往往需要外科手术治疗。巨型十二指肠溃疡系指直径在 2 cm 以上者，多数位于球部，也可位于球后；球部后壁溃疡的周围常有炎性团块，且可侵入胰腺，疼痛剧烈而顽固，常放射到背部或右上腹部；呕吐与体重减轻明显，出血、穿孔和梗阻常见，也可同时发生出血和穿孔；有并发症的巨型十二指肠溃疡以手术治疗为主。

8. 食管溃疡

其发生也是食管与酸性胃液接触的结果，溃疡多发生于食管下段，多为单发，约 10% 为多发，溃疡大小自数毫米到相当大。本病多发生于返流性食管炎和滑动性食管裂孔疝伴有贲门食管返流的患者，溃疡可发生在鳞状上皮，也可发生在柱状上皮（Barrett 上皮）。食管溃疡还可发生于食管胃吻合术或食管腔吻合术以后，它是胆汁和胰腺分泌物返流的结果。

三、检查

（一）内镜检查

纤维胃镜或电子胃镜均可作为确诊消化性溃疡的主要方法。在内镜直视下，消化性溃疡通常呈圆形、椭圆形或线形，边缘锐利，基本光滑，为灰白色或灰黄色苔膜所覆盖，周围黏膜充血、水肿、略隆起。

日本学者将消化性溃疡的生命周期的胃镜表现分为以下三期：

（1）活动期（A 期），又分为 A1 及 A2 两期：① A1：圆形或椭圆形，中心覆盖白苔，常有小出血，周围潮红，有炎症性水肿。② A2：溃疡面覆黄或白色苔，无出血，周围炎症水肿减轻。

（2）治愈期（H 期），又分为 H1 及 H2 两期：① H1：溃疡周边肿胀消失，黏膜呈红色，伴有新生毛细血管。② H2：溃疡变浅，变小，周围黏膜发生皱褶。

（3）瘢痕期（S 期），也分为 S1 及 S2 两期：① S1：溃疡白苔消失，新生红色黏膜出现（红色瘢痕期）。② S2：红色渐变为白色（白色瘢痕期）。

（二）X 线钡餐检查

消化性溃疡的主要 X 线下像是壁龛或龛影，由钡悬液填充溃疡的凹陷部分所致，在正面观，龛影呈圆形或椭圆形，边缘整齐，因溃疡周围的炎性水肿而形成环形透亮区。胃溃疡的龛影多见于胃小弯，且常在溃疡对侧见到痉挛性胃切迹，十二指肠溃疡的龛影常见于球部，通常比胃的龛影小，龛影是溃疡存在的直接征象，由于溃疡周围组织的炎症和局部痉挛等，X 线钡餐检查时可发现局部压痛与激惹现象，溃疡愈合和瘢痕收缩，可使局部发生变形，尤多见于十二指肠球部溃疡，后者可呈三叶草形、花瓣样等变形。

（三）HP 感染的检测

HP 感染的检测方法大致分为四类：

（1）直接从胃黏膜组织中检查 HP，包括细菌培养、组织涂片或切片染色镜检细菌。

（2）用尿素酶试验、呼吸试验、胃液尿素氮检测等方法测定胃内尿素酶的活性。

（3）血清学检查抗 HP 抗体。

（4）应用聚合酶链反应（polymerase chain reaction，PCR）技术测定 HP-DNA，细菌培养是诊断 HP 感染最可靠的方法。

（四）胃液分析

正常男性和女性的 BAO 平均分别为 2.5 mmol/h 和 1.3 mmol/h，（0～6 mmol/h），男性和女性十二指肠溃疡患者的 BAO 平均分别为 5.0 mmol/h 和 3.0 mmol/h，当 BAO ＞ 10 mmo/h 时，常提示胃泌素瘤的可能。五肽胃泌素按 6 μg/kg 注射后，十二指肠溃疡者的 MAO 常超过 40 mmol/h。由于各种胃病的胃酸幅度与正常人有重叠，因此胃液分析对溃疡病的诊断仅作为参考。

四、诊断及鉴别诊断

（一）诊断

临床表现和实验室检查可以确诊本病。

（二）鉴别诊断

消化性溃疡主要应与上腹痛有关的疾病相鉴别，其中胃镜检查是重要措施，胃及十二指肠无消化性溃疡，且具有其他疾病的临床特征。其与其他疾病的鉴别要点如下：

1. 慢性胃炎

某些慢性胃炎患者可具有溃疡病样症状，如空腹痛、夜间痛，但大多数患者腹痛无规律，有的晨起腹痛，而溃疡病患者多在午夜腹痛，早餐前不痛，因胃酸分泌在午夜时为高峰，凌晨时胃酸分泌已下降。慢性胃炎常与消化性溃疡并存，因此鉴别诊断主要靠胃镜检查。

2. 胃癌

胃癌早期可酷似良性溃疡，胃镜下也难以鉴别，活体组织检查亦有约 15% 的假阴性。对此可疑病例，应定期复查胃镜直至确诊。

3. 胆结石或胆系感染

胆道疾病常有上腹痛，有的向背部或右肩放散，与消化性溃疡尤其后壁溃疡慢性穿孔者相似，但胆道疾病发作时常可出现黄疸、发热等症状。进高脂饮食后消化性溃疡患者腹痛常可缓解，而胆道疾病者常可诱发腹痛或使腹痛加重。这是因为高脂饮食可刺激肠道黏膜分泌肠促胰泌素、胆囊收缩素等，使胆道内压力增高，从而使腹痛加重。胰泌素可抑制胃泌素分泌或进餐引起的酸分泌，促进生长抑素释放，胰泌素及胆囊收缩素都可抑制胃的蠕动、降低胃张力，因此可使溃疡病的腹痛缓解。脂肪餐亦可刺激酪肽释放，抑制胃蠕动。

超声波检查可发现胆结石、胆囊及胆管壁增厚欠光滑，有的患者可发现狭窄或扩张等。

4. 急性胰腺炎

急性胰腺炎腹痛常在进餐后尤其进高脂餐后发生，常呈束腰状，或背部疼痛尤甚，向前弯腰可减轻，可有发热、恶心、呕吐，吐后腹痛并不减轻（胃部疾病者呕吐后腹痛常可减轻，但以后又可逐渐加重）。此时检测血、尿胰淀粉酶常可升高。

5. 胃泌素瘤

胃泌素瘤亦称 Zollinger-Ellison 综合征，是胰腺非 β 细胞瘤。它能分泌大量胃泌素，后者可刺激胃壁细胞增生，分泌大量胃酸，使上消化道经常处于高酸环境，导致发生多部位（食管，胃，十二指肠球部、降部，甚至空肠近端）多发性溃疡。这种溃疡易并发出血、穿孔，具有难治性特点，与常见消化性溃疡的鉴别有以下几点：①多部位尤其是不典型部位的多发性溃疡；②内科治疗疗效不佳，或反复发作者；③胃酸测定，BAO ≥ 15 mmol/h，MAO ≥ 60 mmol/h，BAO/MAO ≥ 60%；④全腹血清胃泌素≥ 200 pg/mL。

6. 功能性消化不良

功能性消化不良患者可有上腹痛、腹胀、早饱、嗳气、恶心、呕吐等症状，有时与消化性溃疡不易区别，鉴别主要靠胃镜检查。本病无明显胃病变，可出现胃电图异常和胃排空功能异常。

五、并发症

（一）大量出血

大量出血是本病最常见并发症，其发生率占本病患者的 20%～25%，也是上消化道出血的最常见原因，并发于十二指肠溃疡者多见于胃溃疡，而并发于球后溃疡者更为多见。并发出血者，其消化性溃疡病史大多在一年以内，但一次出血后，就易发生第二次或更多次出血，尚有 10%～15% 的患者可以大量出血为消化性溃疡的首见症状。

消化性溃疡出血的临床表现取决于出血的部位、速度和出血量。如十二指肠后壁溃疡，常可溃穿其毗邻的胰十二指肠动脉而致异常迅猛的大量出血，而其前壁因无粗大的动脉与之毗邻，故较少发生大量出血；溃疡基底部肉芽组织的渗血或溃疡周围黏膜糜烂性出血，一般只致小量而暂时出血；消化性溃疡出血速度快而量多者，则表现为呕血及黑粪；如出血量少，出血速度慢而持久，则可表现为逐渐出现的低色素性小红细胞性贫血和粪便潜血阳性；十二指肠溃疡出血，黑粪比呕血多见，而胃溃疡出血，两者发生机会相仿。短时间内的大量出血，可因血容量的锐减而致头昏、眼花、无力、口渴、心悸、心动过速、血压下降、昏厥，甚至休克。消化性溃疡并发出血前，常因溃疡局部的充血突然加剧而致上腹疼痛加重，出血后则可因充血减轻，以及碱性血对胃酸的中和与稀释作用，腹痛随之缓解。

根据消化性溃疡病史和出血的临床表现，诊断一般不难确定。对临床表现不典型而诊断困难者，应争取在出血后 24～48 小时内进行急诊内镜检查，其确诊率可达 90% 以上，从而使患者得到及时诊断和治疗。

（二）穿孔

溃疡穿透浆膜层而达游离腹腔即可致急性穿孔，如溃疡穿透并与邻近器官、组织粘连，则称为穿透性溃疡或溃疡慢性穿孔。后壁穿孔或穿孔较小而只引起局限性腹膜炎时，称亚急性穿孔。

急性穿孔时，由于十二指肠或胃内容物流入腹腔，导致急性弥漫性腹膜炎。临床上突然出现剧烈腹痛，腹痛常起始于右上腹或中上腹，持续而较快蔓延至脐周，以至全腹。

因胃肠漏出物刺激膈肌，故疼痛可放射至一侧肩部（大多为右侧）；如漏出内容物沿肠系膜根部流入右下盆腔时可致右下腹疼痛而酷似急性阑尾炎穿孔，腹痛可因翻身、咳嗽等加剧，故患者常卧床，两腿卷曲而不愿移动，腹痛时常伴恶心和呕吐，患者多烦躁不安、面色苍白、四肢湿冷、心动过速；如穿孔发生于饱餐后，胃内容物漏出较多，则致腹肌高度强直，并有满腹压痛和反跳痛；如漏出量较少，则腹肌强直，压痛及反跳痛可局限于中上腹附近，肠鸣音减低或消失，肝浊音界缩小或消失，表示有气腹存在；如胃肠内容物流达盆腔，直肠指诊可探到右侧直肠陷凹触痛，周围血白细胞总数和中性粒细胞增多，腹部X线透视多可发现膈下有游离气体，从而可证实胃肠穿孔的存在，但无膈下游离气体并不能排除穿孔存在；严重的穿孔病例或溃疡穿透累及胰腺时，血清淀粉酶亦可增高，但一般不超过正常值的5倍。

亚急性或慢性穿孔所致的症状不如急性穿孔剧烈，可只引起局限性腹膜炎、肠粘连或肠梗阻征象，并于短期内即可见好转。

（三）幽门梗阻

幽门梗阻大多由十二指肠溃疡引起，但也可发生于幽门前及幽门管溃疡。其发生原因通常是由于溃疡活动期，溃疡周围组织炎性充血，水肿或反射性引起幽门痉挛。此类幽门梗阻属暂时性，可随溃疡好转而消失，内科治疗有效，故被称为功能性或内科性幽门梗阻。反之，由溃疡愈合，瘢痕形成和瘢痕组织收缩或与周围组织粘连而阻塞幽门通道所致者，则属持久性，非经外科手术而不能自动缓解，称为器质性和外科性幽门梗阻。由于胃潴留，患者可感上腹饱胀不适，并常伴食欲减退、嗳气、反酸等消化道症状，尤以饭后为甚。呕吐是幽门梗阻的主要症状，多于餐后30～60分钟后发生，呕吐次数不多，每隔1～2天一次，一次呕吐量可超过1 L，内含发酵宿食。患者可因长期、多次呕吐和进食减少而致体重明显减轻，但不一定有腹痛，如有腹痛则较多发生于清晨，且无节律性。因多次反复大量呕吐，H^+和K^+大量丢失，可致代谢性碱中毒，并出现呼吸短促、四肢无力，烦躁不安，甚至发生手足搐搦症，空腹时上腹部饱胀和逆蠕动的胃型以及上腹部震水音，是幽门门梗阻的特征性体征。

（四）癌变

胃溃疡癌变至今仍是个有争议的问题，一般估计，胃溃疡癌变的发生率不过2%～3%，但十二指肠球部溃疡并不引起癌变。

六、西医治疗

本病确诊后一般采取综合性治疗措施，包括内科基本治疗、药物治疗、并发症的治疗和外科治疗。治疗消化性溃疡的目的在于缓解临床症状、促进溃疡愈合、防止溃疡复发、减少并发症。但目前现有的各种疗法尚不能改变消化性溃疡的自然病程和根治溃疡。

（一）内科治疗

1. 生活

消化性溃疡属于典型的心身疾病范畴，心理－社会因素对发病起着重要作用。因此，乐观的情绪、规律的生活、避免过度紧张与劳累，在本病的发作期或缓解期均很重要。当溃疡活动期症状较重时，患者应卧床休息几天乃至1～2周。

2. 饮食

在 H_2 受体拮抗剂问世以前，饮食疗法曾经是消化性溃疡的唯一或主要的治疗手段。1901 年，伦哈茨（Lenhartz）指出少食多餐对患者有利。其后，西比（Sippy）饮食疗法问世，并一直在临床上沿用数十年之久。Sippy 饮食主要由牛奶、鸡蛋、奶油组成，以后还包括了一些“软”的非刺激性食物，其原理在于这些食物能够持久地稀释和中和胃酸。目前，临床对消化性溃疡患者的饮食持下列观点：

（1）细嚼慢咽，避免急食。咀嚼可增加唾液分泌，后者能稀释和中和胃酸，并可能具有提高黏膜屏障作用。

（2）有规律的定时进食，以维持正常消化活动的节律。

（3）在急性活动期，以少吃多餐为宜，每天进餐 4～5 次即可，但一旦症状得到控制，应鼓励患者较快恢复到平时的一日 3 餐。

（4）饮食宜注意营养，但无须规定特殊食谱。

（5）餐间避免零食，睡前不宜进食。

（6）在急性活动期，应戒烟酒，并避免咖啡、浓茶、浓肉汤、辣椒和酸醋等刺激性调味品或辛辣的饮料，以及损伤胃黏膜的药物。

（7）饮食不过饱，以防止胃窦部的过度扩张而增加胃泌素的分泌。

3. 镇静

对少数伴有焦虑、紧张、失眠等症状的患者，可短期使用一些镇静药或安定剂。

4. 避免应用致溃疡药物

应劝患者停用能诱发或引起溃疡病加重或并发出血的有关药物，包括水杨酸盐及 NSAID、肾上腺皮质激素、利血平等。

如果因风湿病或类风湿病必须用上述药物，应当尽量采用肠溶剂型或小剂量间断应用。同时进行充分的抗酸治疗和加强黏膜保护剂。

（二）药物治疗

治疗消化性溃疡的药物主要包括降低胃酸的药物、根除 HP 感染的药物和增强胃黏膜保护作用的药物。

1. 降低胃酸的药物

其包括制酸药和抗分泌药两类。

（1）制酸药与胃内盐酸作用形成盐和水，使胃酸降低。此类药物种类繁多，有碳酸氢钠、碳酸钙、氧化镁、氢氧化铝、三硅酸镁等。其治疗机制为：①结合和中和 H^+，从而减少 H^+ 向胃黏膜的反弥散，同时也可减少进入十二指肠的胃酸。②提高胃液的 pH 值，降低胃蛋白酶的活性。胃液 pH 值为 1.5～2.5 时，胃蛋白酶的活性最强。制酸药分为可溶性和不溶性两大类，碳酸氢钠属于可溶性，其他属于不溶性。前者止痛效果快，但长期和大量应用时，不良反应严重。含钙、铋、铝的制酸剂可致便秘，镁制剂可致腹泻，常将两种或多种制酸药制成复合剂，以抵消其不良反应。

（2）抗分泌药物主要有组胺 H_2 受体拮抗剂和质子泵抑制剂两类：①组胺 H_2 受体拮抗剂：组胺 H_2 受体拮抗剂选择性竞争 H_2 受体，从而使壁细胞内 cAMP7 产生及胃酸分泌减少，故对治疗消化性溃疡有效。②质子泵抑制剂：胃酸分泌最后一步是壁细胞分泌膜

内质子泵驱动细胞 H^+ 与小管内 K^+ 交换，质子泵即 H^+，K^+-ATP 酶。质子泵抑制剂可明显减少任何刺激激发的酸分泌。

2.HP 感染的治疗

对 HP 感染的治疗主要是应用具有杀菌作用的药物。清除指药物治疗结束时 HP 消失，根除指药物治疗结束后至少 4 周无 HP 复发。临床上要求达到 HP 根除，消化性溃疡的复发率可大大降低。体外药物敏感试验表明，在中性 pH 条件下，HP 对青霉素最为敏感，对氨基糖苷类、四环素类、头孢菌素类、氧氟沙星、环西沙星、红霉素、利福平等高度敏感，对大环内酯类、呋喃类、氯霉素等中度敏感，对万古霉素有高度抗药性。但 HP 对铋盐中度敏感。

3. 加强胃黏膜保护作用的药物

已知胃黏膜保护作用的减弱是溃疡形成的重要因素，近年来的研究认为，加强胃黏膜保护作用，促进黏膜的修复是治疗消化性溃疡的重要环节之一。

（1）胶态次枸橼酸铋（colloidal bismuth subcitrate，GBS）商品名 De-Nol、枸橼酸铋钾。CBS 对消化性溃疡的疗效大体与 H_2 受体拮抗剂相似。CBS 在常规剂量下是安全的，口服后主要在胃内发挥作用，仅约 0.2% 吸收入血。严重肾功能不全者忌用该药。少数患者服药后出现便秘、恶心、一时性血清转氨酶升高等。

（2）前列腺素 E：是近年来用于治疗消化性溃疡的一类药物。前列腺素具有细胞保护作用，能加强胃肠黏膜的防卫能力，但其抗溃疡作用主要基于其对胃酸分泌的抑制。

（3）硫糖铝：硫糖铝是硫酸化二糖和氢氧化铝的复合物，在酸性胃液中，凝聚成糊状黏稠物，可附着于胃、十二指肠黏膜表面，与溃疡面附着作用尤为显著。

（4）表皮生长因子（epidermal growth factor，EGF）：EGF 是一种多肽，由唾液腺、布伦纳（Brunner）腺和胰腺分泌。EGF 不被肠道吸收，能抵抗蛋白酶的消化，在黏膜防御和创伤愈合中起重要作用，EGF 不仅能刺激黏膜细胞增殖，维护黏膜光整，还可增加前列腺素、巯基和生长抑素的释放。胃肠外的 EGF 还能抑制壁细胞的活力和各种刺激所引起的酸分泌。

（5）生长抑素：生长抑素能抑制胃泌素分泌，而抑制胃酸分泌，可协同前列腺素对胃黏膜起保护作用。主要应用于治疗胃十二指肠溃疡并发出血。

4. 促进胃动力药物

在消化性溃疡病例中，如见有明显的恶心、呕吐和腹胀症状，检查见有胃潴留、排空迟缓、胆汁返流或胃食管反流等表现，应同时给予促进胃动力药物，如甲氧氯普胺（metoclopramide）、多潘立酮（domperidone）、西沙必利（cisapride）。

5. 药物治疗的选择

当今用于治疗消化性溃疡的药物种类众多，同时新的药物又不断问世，如何选择尚无统一规范，以下意见可供临床参考：

（1）药物的选用原则：组胺 H_2 受体拮抗剂可作为胃十二指肠溃疡的首选药物。抗酸剂和硫糖铝也可用作第一线药物治疗，但疗效不及 H_2 受体拮抗剂。前列腺素（misoprostol）主要预防 NSAID 相关性溃疡的发生。奥美拉唑可作为第一线药物，但在更多的情况下，用于其他药物治疗失败的顽固性溃疡。HP 阳性的病例，应采用双联或三联疗法根除 HP

感染。

（2）难治性和顽固性溃疡的治疗：经正规内科治疗无明显效果，包括溃疡持久不愈合，或在维持治疗期症状仍复发，或发生并发症者，称难治性溃疡。十二指肠溃疡经8周，胃溃疡经12周治疗而未愈合者，称为顽固性溃疡。这时，可尝试增加H_2受体拮抗剂的剂量，或应用奥美拉唑，后者可使90%的顽固性溃疡愈合。铋剂和抗生素联合治疗清除HP感染，对某些顽固性溃疡也有一定效果。如果药物治疗失败，宜考虑手术。

（3）NSAID相关性溃疡的治疗：阿司匹林和其他NSAID能抑制黏膜合成前列腺素，削弱细胞保护作用，增加黏膜对损伤的敏感性，导致消化性溃疡，尤其是胃溃疡。相当多的胃溃疡患者，尤其是老年人，有服用NSAID病史。NSAID性溃疡常无症状（50%），不少患者以出血为首发症状。

NSAID性溃疡发生后应尽可能停用NSAID，或减量，或换用其他制剂。H_2受体拮抗剂对此种溃疡的疗效远较对一般的溃疡为差。有人认为奥美拉唑（40 mg/d）有良好效果，不管是否停用NSAID，均可使溃疡愈合。米索前列醇（Misoprostol）单用或H_2受体拮抗剂合用，已被证明有助于溃疡愈合。

（4）溃疡复发的防治：消化性溃疡是一种慢性复发性疾病，约80%的溃疡病经治愈后在一年内复发，五年内复发率达100%。如何避免复发是个尚未解决的问题。临床已经认识到吸烟、胃高分泌长期的病史和以前有过并发症、使用致溃疡药物、幽门门螺杆菌感染是导致溃疡复发的重要危险因素。临床上要仔细分析每一个消化性溃疡患者的病史，做有关检查，尽可能地消除或减少上述危险因素。

（5）消化性溃疡的维持治疗：由于消化性溃疡治愈停药后复发率甚高，并发症发生率较高，而且自然病程长达8～10年，因此药物维持治疗是重要的措施。有下列三种方案可供选择：①正规维持治疗：适用于反复复发、症状持久不缓解、合并存在多种危险因素或伴有并发症者。维持方法：西咪替丁400 mg，雷尼替丁150 mg，法莫替丁20 mg，睡前一次服用，也可口服硫糖铝1 g，每日两次（bid，拉丁语简写）。正规长程维持疗法的理想时间尚难定，多数主张至少维持1～2年，对于老年人、预期溃疡复发可导致严重后果者，可终身维持。②间隙全剂量治疗：在患者出现严重症状复发或内镜证明溃疡复发时，可给予其一个疗程的全剂量治疗。据报告，约有70%以上患者可取得满意效果。这种方法简便易行，易为多数患者所接受。③按需治疗：本法系在症状复发时，给予短程治疗，症状消失后即停药。对有症状者，应用短程药物治疗，目的在于控制症状，而让溃疡自发愈合。事实上，有相当多的消化性溃疡患者在症状消失后即自动停药。按需治疗时，虽然溃疡愈合较慢，但总的疗效与全程治疗并无不同。下列情况不适用此法：60岁以上，有溃疡出血或穿孔史，每年复发2次以上以及合并其他严重疾病者。

（三）并发症的治疗

1. 大量出血

消化性溃疡病并发大量出血，常可引起周围循环衰竭和失血性贫血，应当进行紧急处理：

（1）输血输液补充血容量、纠正休克和稳定生命体征是重要环节。

（2）同时给予全身药物止血，如生长抑素25 μg稀释后静脉滴注，以后每小时注入

250 μg，治疗 24～48 小时有止血作用。组胺 H_2 受体拮抗剂能减少胃酸分泌，有助于止血、溃疡愈合，可选择西咪替丁 0.8 g/d 或法莫替丁 40 mg/d，溶于 500 mL 葡萄糖中，静脉滴注。也可选用质子泵抑制剂奥美拉唑 40 mg/d 加入补液中滴注。

（3）内镜下局部止血，可选用局部喷洒 1‰ 肾上腺素液、5% 孟氏液、凝血酶 500～1000 U 或巴曲酶 1～2 kU。或者于出血病灶注射 1% 乙氧硬化醇、高渗盐水肾上腺素或巴曲酶。或者应用电凝、微波、激光止血，常可获得良好的疗效。

以下情况考虑紧急或近期内外科手术治疗：①中老年患者，原有高血压、动脉硬化，一旦大出血，不易停止。②多次大量出血的消化性溃疡。③持续出血不止，虽经积极治疗，未见效。④大量出血合并幽门梗阻或穿孔，内科治疗多无效果。

2. 急性穿孔

胃十二指肠溃疡一旦并发急性穿孔，应禁食，放置胃管抽吸胃内容物，防止腹腔继发感染。无腹膜炎发生的小穿孔，可采用非手术疗法。饱食后发生穿孔，常伴有弥漫性腹膜炎，需在 6～12 小时内施行急诊手术。慢性穿孔进展较缓慢，穿孔毗邻脏器，可引起粘连和瘘管形成，必须行外科手术。

3. 幽门梗阻

功能性或器质性幽门梗阻的初期，其治疗方法基本相同，包括：

（1）静脉输液，以纠正水、电解质代谢紊乱或代谢性碱中毒。

（2）放置胃管连续抽吸胃内潴留物 72 小时后，于每日晚餐后 4 小时行胃灌洗术，以解除胃潴留和恢复胃张力。

（3）经胃灌洗术后，如胃潴留已少于 200 mL，表示胃排空已接近正常，可给流质饮食。

（4）消瘦和营养状态极差者，宜及早予以全肠外营养疗法。

（5）口服或注射组胺 H_2- 受体拮抗剂。

（6）应用促进胃动力药如吗丁啉或西沙必利，但禁用抗胆碱能药物如阿托品、颠茄类，因此类药物能使胃松弛和胃排空减弱而加重胃潴留。

（四）外科治疗

消化性溃疡的大多数者，经过内科积极治疗后，症状缓解，溃疡愈合，如能根除 HP 感染和坚持药物维持治疗，可以防止溃疡复发。外科治疗主要适用于：

（1）急性溃疡穿孔。

（2）穿透性溃疡。

（3）大量或反复出血，内科治疗无效者。

（4）器质性幽门梗阻。

（5）胃溃疡癌变或癌变不能除外者。

（6）顽固性或难治性溃疡，如幽门管溃疡、球后溃疡多属此类。

七、中医治疗

（一）辨证分型治疗

1. 肝胃不和证

治以疏肝和胃。方用四逆散加减：柴胡、枳实、小白芍、陈皮、制半夏、元胡、乌贼骨、生甘草。

2. 脾胃湿热证

治以清热化湿。方用小陷胸汤加减：黄连（或黄芩）、姜半夏、土茯苓、白术、陈皮、木香、佩兰、桃仁。

3. 气滞血瘀证

治以祛瘀止痛。方用失笑散加减：蒲黄、赤芍、元胡、川楝子、乌贼骨、侧柏叶、三七（分两次冲服）、阿胶、灶心土、生甘草。

4. 脾胃虚寒证

治以温胃健脾。方用黄芪建中汤加减：炙黄芪、桂枝、白芍、干姜、炙甘草、大枣四个、元胡、金铃子、吴茱萸、白术、茯苓。

（二）中医综合治疗

中医治疗归纳起来有如下方法：

（1）健脾法：包括健脾益气和温中健脾，常用方为四君子汤、理中汤、黄芪建中汤等。

（2）疏肝和胃法常用方为四逆散、逍遥散等。

（3）清肝泄热法常用方为左金丸、半夏泻心汤等。

（4）活血化瘀法常用方为血府逐瘀汤、膈下逐瘀汤。

（5）滋养胃阴法常用方为养胃汤、六味地黄汤。

（6）收敛制酸法常用方为乌贝散、锡类散及其改进方，常用的单味药有甘草、川贝、白及、三七、大黄等。

八、预后

消化性溃疡是一种具有反复发作倾向的慢性病，病程长者可达一二十年或更长，但经多次发作后不再发作者也不在少数，许多患者尽管一再发作，然后始终无并发症发生，也有不少患者症状较轻而不被注意，或不经药物治疗而愈。由此可见，在多数患者，本病是预后良好的病理过程，但高龄患者一旦并发大量出血，病情常较凶险，不经恰当处理，病死率可高达 30%。球后溃疡较多发生大量出血和穿孔，消化性溃疡并发幽门梗阻、大量出血者，以后再发生幽门梗阻和大量出血的机会增加。少数胃溃疡患者可发生癌变，其预后显然变差。

第二节　慢性胃炎

慢性胃炎（chronic gastritis，CG）指不同病因引起的胃黏膜的慢性炎症或萎缩性病变，其实质是胃黏膜上皮遭受反复损害后，由于黏膜特异的再生能力，以致黏膜发生改建，且最终导致不可逆的固有胃腺体萎缩，甚至消失。本病十分常见，占接受胃镜检查患者的 80%～90%，男性多于女性，随年龄增长，发病率逐渐增高。

慢性浅表性胃炎、慢性萎缩性胃炎是两种最常见的慢性胃炎。小儿慢性胃炎、老年人慢性胃炎近几年的临床发病率也逐渐升高。

一、病因

现已明确 HP 感染为慢性胃炎的最主要的病因，有人将其称为 HP 相关性胃炎，但其他物理性、化学性及生物性有害因素长期反复作用于易感人体也可引起本病，病因持续存在或反复发生即可形成慢性病变。有研究在芬兰农村用随机抽样的方法做胃黏膜检查，证实慢性萎缩性胃炎是一种慢性进行性病变，先有浅表性炎症，最后变为不可逆的萎缩性炎症。临床观察也有证据说明这一问题，青年人多为浅表性胃炎，老年人多为萎缩性胃炎；浅表性胃炎与萎缩性胃炎又常同时存在于同一个患者。另外，回顾性胃黏膜活组织检查也发现一部分浅表性胃炎数年之后可变为萎缩性胃炎。目前临床认为，慢性胃炎是由多种因素作用造成。

（一）幽门螺杆菌感染

1982 年，马歇尔（Marshall）和沃伦（Warren）首先分离出一种微嗜氧、触酶阳性、具有尿素酶活性的革兰氏阴性螺旋菌，3 μm×0.5 μm 大小，呈弯曲状或“S”形，一端有 2～6 根带鞘鞭毛。活动性胃炎 95% 有此种细菌感染，起初命名为弯曲菌样微生物，以后又更名为幽门弯曲菌，1989 年根据其生化和形态学特点再次更名为幽门螺杆菌。临床研究证实，HP 在慢性活动性胃炎的检出率达 98%～100%，说明了慢性胃炎，尤其是慢性活动性胃炎与 HP 的感染关系密切。1985 年 Marshall，1987 年莫里斯（Morris）二人作为志愿者口服 HP 引起急性胃炎，经抗生素治疗痊愈，1987 年兰伯特（Lambert）用乳猪成功建立 HP 的胃炎动物模型，至此 HP 已基本符合科赫（Koch）提出的关于病原菌的标准。

HP 引起胃炎的主要机制有以下几个方面：

（1）HP 呈螺旋形，具有鞭毛结构，可在黏液层中自由泳动。

（2）HP 在黏液上具有靶位，可与上皮细胞及黏液的糖蛋白和糖脂靶位结合。

（3）与黏膜细胞紧密接触，可与上皮细胞“接触垫座”（attachment pedestal）样结构，而使微绒毛脱落，细胞骨架破坏。

（4）产生多种酶及代谢产物，如尿素酶及其产物氨，过氧化物歧化酶，蛋白溶解酶，磷脂酶 A2 和 C。实验证实 HP 阳性个体胃黏膜和胃液氨明显高于 HP 阴性个体，说明尿素酶在胃内水解大量尿素，产生大量氨，而氨在动物实验可造成显著的胃黏膜损害。

（5）细胞毒素（cytotoxin） 可引起细胞的空泡变性。

（6）HP 感染后引起胃上皮细胞释放白介素 -1（interleukin-1，IL-1），1- 白介素 -8（interleukin-8，IL-8）等细胞因子和肿瘤坏死因子 -2（tumor necrosis factor-2，TNF2）等因子，引起中性粒细胞从血管内移行到胃上皮处并被激活。它可以释放代谢产物和蛋白溶解酶，使胃黏膜损害，同时还可以引起单核细胞、嗜碱性细胞、嗜酸性细胞等激活，进一步加重胃黏膜的损害。

（7）免疫反应：HP 感染后可以通过细胞免疫、体液免疫（产生抗体）和诱发机体的自身免疫反应，引起或加重胃炎。

由于 HP 的感染，黏膜固有层出现大量单核细胞浸润，上皮细胞被破坏与细菌的浸润程度及细菌与细胞接触的紧密程度成正比。当中性粒细胞出现时为炎症活动的指标，表面黏液消失，细胞变性坏死，大量中性粒细胞穿过腺颈部进入腺窝，形成腺窝脓肿（管型），使腺体的再生受到极大的影响。中性粒细胞浸润明显时，细菌与细胞的接触率反而减少，可能是免疫反应的结果，细菌表面被免疫球蛋白 G（immunoglobulin G，IgG）包绕，防止其与细胞的接触。

（二）遗传因素

关于A型胃炎（胃体胃炎）的遗传倾向，瓦里斯（Varis）和修拉（Siurala）做了大量的工作，他们发现恶性贫血的一级亲属胃体胃炎的发病率明显高于一般人群，严重萎缩性胃炎发生的危险性是随机人群的20倍，他们认为其中起作用的是一常染色体显性遗传基因。对胃窦胃炎的研究发现，本病亦有家庭聚集现象，因此，人体的遗传易感性在慢性胃炎发病中起着一定的作用。

（三）年龄

临床统计结果显示，慢性胃炎的发生与年龄呈显著正相关，年龄愈大，胃黏膜功能、“抵抗力”也愈差，容易受外界不利因素的影响而造成损伤。

（四）吸烟

严重吸烟者胃炎的发生率可升高，每天吸烟20支以上的人，40%可发生胃黏膜炎症，胃黏膜活检检查亦显示这一联系。

（五）饮酒

博蒙特（Beaumont）通过胃瘘患者最早观察到酒精可使胃黏膜产生片状潮红，以后又通过胃镜观察证实了这一点，但停止饮酒后即恢复。伍德（Wood）用盲目活检法观察51例慢性嗜酒者均有浅表性胃炎，但停止饮酒即恢复，若长期持续不停，可发展为慢性萎缩性胃炎。帕尔默（Palmer）也发现饮酒的士兵有胃的浅表性炎症，停饮3周后炎症即可消失，沃尔夫（Wolf）通过1006例的调查未发现饮酒与胃炎有密切关系，其中有炎症的病例多半年龄较大，因此除了酒精因素之外，年龄也是一个重要因素。动物实验结果显示，高浓度酒精可引起急性胃损伤但不能形成慢性胃炎，低浓度的酒精对胃黏膜不但无害反而有保护作用，推测低浓度的酒精可提高胃黏膜的前列腺素水平，前列腺素对胃黏膜有保护作用。

（六）食物刺激

各种佐料和刺激性食物可促进胃酸的分泌，但未能证明其可引起慢性胃炎。

（七）药物

NSAID如阿司匹林和保泰松可引起胃黏膜糜烂，糜烂愈合后可遗留慢性胃炎，还有一些抗生素对胃黏膜亦有一定损害，但目前尚无证据说明长期服用NSAID可引起萎缩性胃炎。

二、临床表现

（一）症状

慢性胃炎最常见的症状是上腹疼痛和饱胀，与溃疡病相反，空腹时比较舒适，饭后不适，可能因容受舒张功能障碍，进食虽不多但觉过饱，患者常诉“胃弱”或“胃软”，常因冷食、硬食、辛辣或其他刺激性食物引起症状或使症状加重。这些症状用抗酸药及解痉药不易缓解，多数患者诉食欲不振。

此外，出血也是慢性胃炎的症状之一，尤其当合并糜烂时，可以是反复小量出血，亦可为大出血。急诊胃镜检查提示，在上消化道出血的病因中，急慢性胃炎占20%～40%，出血以黑便为多见，一般持续3～4天后自动止血，数月或数年后可再发。胃炎的病理变化与症状并不一致，有消化不良症状的患者，活组织检查证实有胃炎者比例为 42%；相反，护校健康女生无胃病症状活组织检查证实有慢性胃炎者比例为 29%。本院资料有类似现象，548 例有胃病症状的患者做盲目吸取活组织检查，结果有 58.6% 的患者存在炎症改变，41.4% 的患者未见异常，症状与活组织检查不一致的原因可能有两个：

（1）盲目活组织检查未能取到病变部位，目前纤维胃镜直视下做活组织检查，阳性率已达 80%～90%。

（2）症状并非来源于胃，可能由肝胆系统疾病引起，另外无症状的“健康人”若活组织检查阳性，仍应诊断为胃炎，因为很多疾病都可以无症状或症状轻微为表现，如溃疡病、肝硬化、肝癌及肺癌等，经过健康检查才可被发现，因此部分胃炎患者无症状不足为奇。根据临床研究，HP 感染与否和临床症状的轻重无明显关系。

（二）体征

多数 CG 患者有黄白色厚腻舌苔，单纯溃疡患者无舌苔或有薄白苔，是两种胃病的不同点。上腹部可有压痛，少数患者消瘦、贫血，此外无特殊体征。

（三）分类

1. 慢性浅表性胃炎

慢性浅表性胃炎是慢性胃炎中最常见的类型。患者表现为上腹疼痛，疼痛多数无规律，有腹胀、嗳气、反复出血等。多数患者可无症状。

2. 萎缩性胃炎

萎缩性胃炎的临床表现不仅缺乏特异性，而且与病变程度并不完全一致。临床上，有些慢性萎缩性胃炎患者可无明显症状。但大多数患者可有上腹部灼痛、胀痛、钝痛或胀满、痞闷，尤以食后为甚，还有食欲不振、恶心、嗳气、便秘或腹泻等症状。

3. 慢性糜烂性胃炎

慢性糜烂性胃炎可发生于任何年龄及性别。起病往往较急且重，出现上消化道大出血、呕血、黑便、休克，出血停止后常易复发。

4. 小儿慢性胃炎

小儿慢性胃炎的症状无特异性，多数有不同程度的消化不良症状，临床表现的轻重与胃黏膜的病变程度并非一致，且病程迁延。

5. 老年人慢性胃炎

患者平时自觉症状可较轻微，有的到出血或癌变等并发症出现时才被发现。

三、检查

（一）实验室检查

1. 胃酸

浅表性胃炎胃酸正常或略低，而萎缩性胃炎则明显降低，空腹常无酸。有研究用加大组胺法观察 47 例浅表性胃炎的 MAO，平均为 17.4 mmol/h，46 例萎缩性胃炎平均为 5.6 mmol/h，正常对照 44 人平均为 19.8 mmol/h。

2. 胃蛋白酶原

胃蛋白酶原由主细胞分泌，在胃液、血液及尿中均可测得。蛋白酶水平高低基本与胃酸平行，但主细胞比壁细胞数量多，因此在病态时，胃酸分泌常常低于蛋白酶原的分泌。观察胃液和血液胃蛋白酶原水平与活组织病理变化结果常常一致，蛋白酶原低者活组织检查多数为萎缩性胃炎。

3. 内因子（intrinsic factor，IF）

IF 由壁细胞分泌，壁细胞减少，IF 分泌也减少，两者是严格平行的。IF 的正常分泌量平均为 7700 U/h。IF 检查对萎缩性胃炎、胃萎缩及恶性贫血的诊断有帮助，IF 明显减少有利于以上 3 种疾病的诊断。极少数恶性贫血患者在胃液中可检出微量 IF，但不足以供维生素 A、维生素 B_{12} 吸收之用。慢性萎缩性胃炎患者的 IF 也可以减少到 400～600 U，但可以维持低水平的维生素 B_{12} 吸收。据研究，400～500 U 的 IF 可以供吸收 1 μg 维生素 B_{12} 之用，食物刺激胃液分泌每 5～10 mL 即含 IF 400～500 U，因此可以解释萎缩性胃炎时虽 IF 分泌也很低但不发生恶性贫血。

4. 胃泌素

胃泌素由胃窦 G 细胞分泌，正常血清胃泌素含量各处报道不同（30～140 pg/mL），浅表性胃炎平均为（219.09±36.04）pg/mL；A 型慢性萎缩性胃炎平均为（566.22±140.3）pg/mL；B 型平均为（246.76±9.52）pg/mL。胃泌素能促进胃液特别是胃酸分泌，反馈作用使胃酸低时胃泌素分泌增多，胃酸高时胃泌素分泌降低。此外，血清胃泌素高低与胃窦黏膜有无病变关系密切，无酸的患者理应胃泌素升高，若不高说明胃窦黏膜病变严重，G 细胞减少。

5. 壁细胞抗体（parietal cell antibody，PCA）

PCA 在 A 型胃炎的阳性率较高，此抗体的检测有助于慢性胃炎的分型，对慢性胃炎发生的病理过程的认识及治疗有帮助。

6. 胃泌素分泌细胞抗体（gastrin cell antibody，GCA）

1979 年，范德利（Vandelli）检查了 106 例 B 型胃炎，GCA 阳性者 8 例，A 型 35 例全部为阴性，恶性贫血患者 35 例及供血员 115 例也全部为阴性。

（二）影像学检查

1. 胃镜检查

悉尼分类系统对胃镜检查的描述词作了一系列的规定，包括对水肿、红斑、脆性、渗出、扁平糜烂、隆起糜烂、结节、皱襞肥大、皱襞萎缩、血管透见及出血点进行描述。首先，浅表性胃炎胃镜所见一般为花斑样潮红如麻疹患儿的皮肤（或称红白相间），在小弯垂直部则为线状潮红在纵行皱襞的顶端；其次是黏液分泌增多，附着在黏膜上不易剥脱，脱落后黏膜表面常发红或有糜烂，咽下或反流的黏液常含气泡，而且随蠕动而流动，不难鉴别；再次是水肿的表现，黏膜苍白，小凹明显而且反光强；最后是糜烂，由于腺窝以上的表皮剥脱发生糜烂且常伴出血，又可分为 3 型。

（1）丘疹样隆起中央凹陷被覆暗褐色积血或白苔，周围潮红，有如天花的皮损，多发生在胃窦部皱襞的顶端。

（2）平坦型几乎与黏膜水平一致，表面不光滑，被覆褐色或白色分泌物。

（3）凹陷型最常见，低于正常黏膜，表面粗糙或有分泌物甚至出血，范围或大或小，数毫米至数厘米，形态常不规则，或局限或弥漫。

萎缩性胃炎胃镜检查有两个突出的表现：①颜色改变，多呈灰、灰白、灰黄或灰绿色，同一部位深浅可不一致，境界常不清，范围或大或小，萎缩范围内也可能残留红色小斑。

②由于黏膜变薄、注气膨胀，黏膜下血管常可显露，轻者可见血管网，重者可见如树枝状的血管分支，暗红色微带蓝色，易与皱襞相混，根据血管走行方向与胃的长轴垂直，可资鉴别。血管显露与胃内压力有密切关系，根据试验连续注气 2000 mL（压迫注气钮 2 分钟），患者如胃内压达 20 mmHg，此时正常胃黏膜也可以显露小血管网，特别是胃底最容易显露。胃内压在 1.3～2.0 kPa（10～15 mmHg）时轻、中、重 3 型萎缩性胃炎均能显露血管；0.66～1.33 kPa（5～10 mmHg）时，只中、重型可以显露，轻者不显露；0～0.66 kPa（0～5 mmHg）时，只重型显露。根据以上结果，胃内压以 1.3～2.0 kPa，注气量约 1000 mL 为最适合。

浅表与萎缩两型胃炎胃镜诊断与病理诊断的符合率为 60%～80%，但胃镜所见与病理所见尚无一致规律，也难以用病理变化来解释胃镜所见如花斑样潮红、血管透见等。

2.X 线检查

浅表性胃炎 X 线无阳性发现，萎缩性胃炎可见皱襞细小或消失、张力减低。巴德诺克（Badenoch）用 X 线诊断胃萎缩 88 例，有 22 例正确。黏膜的增生肥厚易被认为是肿瘤，胃窦部黏膜粗乱常诊断为肥厚性胃炎但不能被活组织检查证实，用双重对比造影法可发现胃小区（1～1.5 mm），因而为肠上皮化生及丘疹样糜烂的诊断开辟了新的途径。

四、诊断及鉴别诊断

（一）诊断

根据患者的症状如饭后上腹部饱胀、疼痛及厚腻的舌苔，可怀疑胃炎的存在，但确定诊断并进一步明确部位及程度就必须通过胃镜及活组织检查；同时还必须排除溃疡病、胃癌、慢性肝病及慢性胆囊病，切不可满足于胃炎的诊断。

参考慢性胃炎的悉尼分类法，慢性胃炎的诊断应包括病因、病变部位、组织形态学（包括炎症、活动性、萎缩、肠上皮化生以及 HP 有无），并对病变程度进行分级（无、轻、中、重）且分级与组织学平行，对内镜所见也进行分类诊断并分级。

（二）鉴别诊断

1. 胃癌

慢性胃炎之症状如食欲不振、上腹不适、贫血等，少数胃窦胃炎的 X 线征与胃癌颇相似，需特别注意鉴别。绝大多数患者纤维胃镜检查及活检有助于两者鉴别。

2. 消化性溃疡

两者均有慢性上腹痛，但消化性溃疡以上腹部规律性、周期性疼痛为主，而慢性胃溃疡疼痛很少有规律性，并以消化不良为主。鉴别依靠 X 线钡餐透视及胃镜检查。

3. 慢性胆道疾病

如慢性胆囊炎、胆石症常有慢性右上腹、腹胀、嗳气等消化不良的症状，易被误诊为慢性胃炎，但该病胃肠检查无异常发现。胆囊造影及 B 超异常可最后确诊。

4. 其他

如肝炎、肝癌及胰腺疾病亦可因出现食欲不振、消化不良等症状而延误诊治。全面细微的查体及有关检查可防止误诊。

五、并发症

（一）胃出血

慢性胃炎出血并不少见：黏膜萎缩变薄，血管显露，粗糙食物磨擦，黏膜糜烂出血，以黑便为主要表现；若出血量大，可突然吐血，重者头晕、心慌、大汗，甚至休克等。

（二）贫血

慢性胃炎大量失血后伴有两种贫血：①巨幼红细胞贫血：即恶性贫血，患者具有贫血表现，如头晕、乏力、心悸、面色苍白。②缺铁性贫血：一由慢性失血所致；二由慢性胃炎患者吃饭少、营养不足引起；三是由于胃酸缺乏。

（三）胃溃疡

胃溃疡与浅表性胃炎、糜烂性胃炎同存，存在明显的炎症刺激、胃黏膜萎缩变薄，并发糜烂、溃疡，应及时进行胃镜检查，以免延误诊治。

（四）胃癌前期

据国际卫生组织统计，在胃癌高发区，经 10～20 年随访，人群平均胃癌发生率为 10%。他们的发展脉络为：浅表性胃炎—慢性胃炎—肠化生或不典型增生—胃癌。慢性胃炎的癌变与胃炎性增生密切有关，有两种情况的慢性胃炎易癌变：①慢性胃炎伴有恶性贫血者，癌变发生率比其他胃肠病要高出 20 倍以上，要引起胃肠病患者重视。②萎缩性炎伴肠化及重度不典型增生者。

六、西医治疗

慢性胃炎尚无特效疗法，一般主张无症状者无须进行治疗。若有症状，可参考下列方法进行治疗：

（一）避免引起急性胃炎的因素

避免引起急性胃炎的因素，如戒除烟酒，避免服用对胃有刺激性的食物及药物（如 NSAID）等。

（二）饮食治疗

饮食治疗原则与溃疡病相似，多次少餐，软食为主，避免生冷及刺激性食物，更重要的是根据患者的饮食习惯和多年经验，总结出一套适合自己的食谱。

（三）药物治疗

HP 相关性胃炎需进行根除 HP 的治疗。而其他慢性胃炎尚无特效疗法，大多不能使胃炎逆转，因此主要是对症治疗。慢性胃炎多数胃酸偏低或无酸，无特殊治疗，可适量给予稀盐酸和胃蛋白酶，如 1% 盐酸 10 mL，口服，3 次 / 天；胃蛋白酶合剂 10 mL，口服，3 次 / 天。但胃液分泌量每天达 1.5～2.5 L 时，30 mL 1% 盐酸根本不能改变胃液的 pH 值。还有些患者服盐酸后反觉胃部不适，可能是黏膜糜烂、盐酸刺激所致。有报道用西咪替丁治疗慢性胃炎，疗效亦较显著，给无酸的消化不良患者服用碱性药物治疗，也取得较好的效果。这些从理论上尚无法解释，但事实经验如此。

近年来研究者发现 HP 与慢性胃炎尤其是活动性胃炎的关系密切，为慢性胃炎的治疗提出了一个新课题。对 HP 阳性慢性胃炎患者，应采用抗 HP 治疗。HP 的消灭有助于活动性炎症的恢复。试验证明，HP 对多种抗生素敏感，包括甲硝唑、阿莫西林、四环素、头孢菌素及庆大霉素等。此外，胶体铋对 HP 也有效果。我们单用呋喃唑酮治疗慢性胃炎，剂量 0.1 g，口服，3 次 / 天，4 周为一个疗程，HP 清除率可达 54%，加大剂量清除率可达 80%。HP 清除后症状改善，活动性炎症消退，但与胃黏膜病变的程度关系不大。HP 的复发和耐药是 2 个比较突出的问题。有些治疗方案停药后 HP 很快再度繁殖，一般认为在停药后 1 个月 HP 阴性者，患者常于 12 个月后仍保持 HP 阴性（即 HP 根除）。单用一种药物容易引起 HP 耐药，因此。目前国际上推崇三联疗法，并取得较好的 HP 根除率，最高达 90% 以上。常用的联合方案有两类：包括铋制剂在内的三联疗法和包括质子泵抑制剂（proton pump inhibitors，PPI）在内的三联疗法。

在溃疡病治疗过程中发现，有些治疗溃疡病的药物在治疗溃疡病的同时，也使胃窦炎明显好转，如前列腺素 E 和硫糖铝。前列腺素 E 具有抑酸和细胞保护作用，硫糖铝可刺激前列腺素的释放，刺激黏液和 HCO_3^- 的分泌，促进上皮细胞再生。

对于 PCA 阳性的慢性胃炎患者，特别是合并恶性贫血者，可试用肾上腺皮质激素，如泼尼松 5 mg，口服，3 次 / 天，用药 2～4 个月，但临床效果不肯定，因此不作为常规治疗。此外，合并贫血者，若为缺铁，应补充铁剂。大细胞贫血者根据维生素 B_{12} 或叶酸缺乏分别给予补充，方法是维生素 B_{12} 50～100 mg/d，肌注，20～30 天，叶酸 5～10 mg，3 次 / 天，直至症状和贫血完全消失。

胃泌素对胃黏膜确有营养作用，曾有过试用的报道，效果也不满意。由于腺体萎缩，作为生发中心的腺颈部已不复存在，不可能再新生腺管。而且根据试验，萎缩性胃炎的细胞更新率已经比正常高 1 倍，其增生部位主要在腺表面上皮，故不宜使用。

治疗胃炎的成药，市售很多，但效果均不肯定，如能改善症状即为“良药”。患者不必长期服用，因为这些药对胃黏膜组织学变化并无作用。

七、中医治疗

（一）辨证论治

慢性胃炎是最常见的胃病，属中医学“胃脘痛”“痞满”“吞酸”“嘈杂”“纳呆”等病范畴。中医认为，慢性胃炎多因长期情志不遂、饮食不节、劳逸失常，导致肝气郁结、脾失健运、胃脘失和，日久中气亏虚，从而引发种种症状。在临床上应根据患者的实际情况给予辨证论治。

1. 食滞伤胃型

患者饮食不节致使脾胃受损，食积胃脘，胀满痞痛，恶心呕吐，嗳腐吞酸，大便秘结有腐败异臭，舌质红，苔厚黄腻，脉象弦滑。证属食滞伤胃、腑气不通，宜健脾和中、消食开胃。药用白术、茯苓各 12 g，山楂、神曲、鸡内金、麦芽、炒莱菔子各 15 g，木香、厚朴、半夏、陈皮、枳实、大黄（另包后下）各 10 g，生姜 5 片。每日一剂，水煎服。

2. 脾胃虚寒型

患者胃脘坠胀不舒，食欲不振，呕吐酸水，隐隐作痛，遇寒加重，得暖则轻，饿时疼甚，进食稍减，大便稀溏，神疲乏力，舌质淡、胖大、边有齿印，苔薄白，脉象沉细弱或浮大无力。证属中气不足、脾胃虚寒，宜补中益气，健脾温胃。药用炙黄芪 30 g，党参 15 g，白术、茯苓、山药、扁豆、海螵蛸、煅瓦楞子各 12 g，陈皮、良姜、香附、吴茱萸、炙甘草各 10 g。每日一剂，水煎服。

3. 胃阴亏虚型

患者胃脘灼热疼痛，嘈杂不适，虽饥而食欲缺乏，口干口渴，大便艰涩，舌质红有裂纹，舌苔光剥或少苔，脉象弦细数。证属肝脾不和、胃阴亏虚，宜疏肝健脾、益阴养胃。药用蒲公英、白花蛇舌草各 30 g，北沙参、玉竹、白芍、全栝楼各 15 g，麦冬、花粉、决明子、草石斛、山楂各 12 g，川楝子、醋元胡各 10 g，甘草 6 g，每日一剂，水煎服。

4. 热邪犯胃型

患者胃脘灼热疼痛，嘈杂易饥，口苦咽干，泛吐酸苦水，便秘，舌质红，苔薄黄，脉象弦细。证属热邪犯胃、中焦瘀滞，宜疏利中焦、清热和胃。药用蒲公英、败酱草各 30 g，白花蛇舌草、白芍各 15 g，枳壳、佛手、连翘各 10 g，海螵蛸、锻瓦楞子各 12 g，黄连、吴茱萸 6 g，每日一剂，水煎服。

5. 肝郁犯胃型

患者胃脘痞满隐痛，两胁撑胀疼痛，嗳气频频，时有泛酸，食欲减退，舌质红苔薄白微黄，脉象弦细。证属肝郁气滞、胃失和降，宜疏肝理气、健脾安胃。药用柴胡、白芍各 15 g，白术、茯苓、香附、醋元胡各 12 g，当归、川楝子、乌药、枳壳、佛手、苏梗、吴茱萸各 10 g，黄连、甘草各 6 g。每日一剂，水煎服。

6. 瘀滞伤胃型

患者胃脘刺痛或锐痛，痛处拒按，时感胃部灼热嘈杂，食欲缺乏，舌质暗紫有瘀斑苔薄黄，脉象涩滞。证属气滞血瘀、郁热伤胃。宜活血化瘀、行气理胃。药用丹参、蒲公英各 30 g，白花蛇舌草、半枝莲各 20 g，香附、元胡各 12 g，三棱、莪术、五灵脂、蒲黄、川楝子、乌药各 10 g，砂仁 6 g。每日一剂，水煎服。

7. 肝火犯胃型

患者因久病脾胃气虚，情志不舒，郁而化火，致使胃脘痞满隐痛，食后疼痛加重，经常胃灼热泛酸，口苦发黏，便溏，舌质淡红，苔黄腻，脉细数。证属虚实夹杂、肝火犯胃。治宜疏肝理气、清热调胃。药用党参、柴胡、茯苓各 15 g，半夏、黄芩、栀子、木香、佛手、生麦芽各 10 g，黄连、吴茱萸、甘草各 6 g。每日一剂，水煎服。

8. 湿困脾胃型

患者胃脘痞闷，纳呆，少食即感胀，口淡无味，渴而少饮，肠鸣辘辘，大便稀溏，身重乏力，困倦懒动，舌质淡胖苔白腻，脉象濡细。证属湿阻脾胃，困遏中焦。宜健脾祛湿、理气醒胃。药用薏苡仁 30 g，苍术、茯苓、鸡内金各 12 g，藿香、佩兰、白蔻仁、厚朴、菖蒲、半夏、陈皮、干姜、枳壳、连翘各 10 g。每日一剂，水煎服。

（二）中成药

1. 饮食停滞型

饮食停滞型中成药见以下内容：

（1）加味保和丸：每次 6 g，一日 2 次，用温开水送服。7 岁以上儿童服成人量的 1/2，3～7 岁儿童服成人量的 1/3。

（2）开胃山楂丸：每次 1 丸，一日 2 次，温开水送服。

（3）山楂内消丸：成人每次服 9 g，一日 2 次，温开水送服。小儿酌减。

（4）山楂丸：每次 1 丸，一日 3 次，温开水送服。

（5）木香槟榔丸：每次 3～6 g，一日 2 次，温开水送服。

（6）沉香化滞丸：每次 6 g，一日 2 次，温开水送服。

（7）槟榔四消丸：水丸剂每次 6 g，或大蜜丸每次 1 丸，均为一日 2～3 次，温开水送服。

（8）开胸顺气丸：每次 3～ 9 g，一日 12 次，温开水送服。

2. 寒凝停滞型

寒凝停滞型中成药见以下内容：

（1）良附丸：每次 3～6 g，一日 2 次，温开水送服。7 岁以上儿童服 1/2 成人量，3～7 岁儿童服 1/3 成人量。

（2）胃气痛片：每次 5 片，一日 2 次，早晚或痛时温开水送服。

（3）十香止痛丸：成人每次服 1 丸，一日 2 次，温开水送服。7 岁以上儿童服成人量的 1/2，3～7 岁儿童服成人量的 1/3。

（4）丸气拈痛丸：每次 6～9 g，一日 2 次，温开水送服。

3. 肝胃不和型

肝胃不和型中成药见以下内容：

（1）香砂养胃丸（冲剂、口服液）：水丸剂每次 9 g， 或浓缩丸剂每次 1.2 g，均为一日 2 次，温开水送服。或冲剂每次 1 袋，一日 2 次，开水冲服。或口服液每次 1 支，一日 2 次。

（2）香砂平胃丸：成人每次服 9 g，一日 3 次，温开水送服。7 岁以上儿童每次服 6 g，3～7 岁儿童每次服 3 g。

（3）舒肝健胃丸：大蜜丸成人每次 1 丸，或水丸每次 3～6 g，均为一日 3 次，温开水送服。7 岁以上儿童服成人量的 1/2，3～7 岁儿童服成人量的 1/3。

（4）木香顺气丸：大蜜丸成人每次 1 丸，一日 2 次；或水丸剂每次 6～9 g，一日 2～3 次，温开水送服。7 岁以上儿童服成人量的 1/2。

（5）沉香化气丸：每次 3～6 g，一日 2 次，空腹温开水送服。

（6）健胃片：每次 6 片，一日 2 次，温开水送服。

（7）舒肝和胃丸：每次 1 丸，一日 3 次，饭后温开水送服。7 岁以上儿童服成人量的 1/2，3～7 岁儿童服成人量的 1/3。

（8）沉香舒气丸：每次 2 丸，一日 2～3 次，温开水送服。

（9）气滞胃痛冲剂：每次 1 袋，一日 2～3 次，开水冲化服。

4. 肝胃郁热型

肝胃郁热型中成药见以下内容：

（1）左金丸：每次 3～6 g，一日 2 次，温开水送服。

（2）加味左金丸：每次 6 g，一日 2～3 次，温开水送服。7 岁以上儿童服成人量的 1/2，3～7 岁儿童服成人量的 1/3。

（3）胃益胶囊：每次 6 粒，一日 3 次，温开水送服。

5. 脾胃虚寒型

脾胃虚寒型中成药见以下内容：

（1）理中丸：蜜丸剂每次 1 丸，或水丸剂每次 5～9 g 均为一日 2 次，温开水送服。

（2）桂附理中丸：每次1丸，一日2次，用姜汤或温开水送服。

（3）附子理中丸：大蜜丸每次1丸，或水蜜丸每次6 g，或浓缩丸每次8～12丸，均为一日2～3次，空腹温开水送服。小儿用量酌减。

（4）参桂理中丸：1次1～2丸，一日1～2次，用姜汤或温开水送服。

（5）健脾丸：大蜜丸每次1丸，或小蜜丸每次9 g，或浓缩丸每次8丸，均一日23次，温开水送服。小儿酌减。

（6）温中健胃丸：每次6 g，一日2～3次，温开水送服。

（7）启脾丸：每次1丸，一日2～3次，用温开水送服。7岁以上儿童服成人量的1/2，3～7岁儿童服成人量的1/3。

（8）枳术丸：每次6～12 g，一日2次，温开水送服。

（9）开胃健脾丸：每次6～9 g，一日2次，温开水送服

（10）枳实消痞丸：每次6 g，一日3次，温开水送服。

（11）虚寒胃痛冲剂：每次1～2袋，一日2次，开水冲服。小儿用量酌减。

（12）温胃舒冲剂：每次1袋，一日2次，开水冲服。3个月为一个疗程。

6. 胃络瘀血型

元胡止痛片：每次4～6 g，一日2次，温开水送服。

7. 胃阴亏虚型

玉竹冲剂：每次1袋，一日2次，开水冲服。

八、预防

（一）日常预防

（1）保持精神愉快：精神抑郁或过度紧张和疲劳容易造成幽门括约肌功能紊乱，胆汁返流而发生慢性胃炎。

（2）烟草中的有害成分能促使胃酸分泌增加，对胃黏膜产生有害的刺激作用，过量吸烟会引起胆汁返流。过量饮酒或长期饮用烈性酒能使胃黏膜充血、水肿甚至糜烂，慢性胃炎发生率明显增高。患者应戒烟忌酒。

（3）慎用、忌用对胃黏膜有损伤的药物。长期滥用此类药物会使胃黏膜受到损伤，从而引起慢性胃炎及溃疡。

（4）积极治疗口咽部感染灶，勿将痰液、鼻涕等带菌分泌物吞咽入胃而导致慢性胃炎。

（5）过酸、过辣等刺激性食物及生冷不易消化的食物应尽量避免，饮食时要细嚼慢咽，使食物充分与唾液混合，有利于消化和减少胃部的刺激。饮食宜按时定量，营养丰富。忌服浓茶、浓咖啡等有刺激性的饮料。

（二）健康教育

人们常说："人食五谷杂粮，孰能无疾。"而饮食入口，首先影响的就是胃。胃黏膜血管丰富，具有对食品的贮存、消化和运送功能，因此饮食不调是引起胃病的重要因素。慢性胃炎是一种十分常见的消化道疾病，以胃黏膜的非特异性炎症为主要病理变化，根据胃黏膜的组织学改变，可分为浅表性、萎缩性、肥厚性三种类型。临床上共有的症状为上腹部闷胀疼痛、嗳气、频繁泛酸、食欲减退、消瘦、腹泻等。由于在

慢性胃炎发病中饮食因素占有重要地位，因此养成良好的饮食习惯是防治胃炎的关键，这也是与其他疾病不同的地方。总的来说，进食时做到以下几点，慢性胃炎可以说就已治愈了一半：

（1）宜慢：细嚼慢咽可以减少粗糙食物对胃黏膜的刺激。

（2）宜节：饮食应有节律，切忌暴饮暴食及食无定时。

（3）宜洁：注意饮食卫生，杜绝外界微生物对胃黏膜的侵害。

（4）宜细：尽量做到进食较精细、易消化、富有营养的食物。

（5）宜清淡：少食肥、甘、厚、腻、辛辣等食物，少饮酒及浓茶。

第二章　消化内科疾病

第一节　急性胃炎

一、概述

急性胃炎是由各种有害因素引起的胃黏膜或胃壁炎症。急性起病，发病率高，大部分患者经过治疗能在短期内治愈，少数留有后遗症。其主要病损是糜烂和出血，故常称为糜烂出血性胃炎。糜烂是指黏膜破坏不穿过黏膜肌层，出血是指黏膜下或黏膜内血液外渗而无黏膜上皮破坏，常同时伴有黏膜水肿和脆弱。黏膜病理改变分为急性单纯性胃炎和急性糜烂出血性胃炎；按发病部位分为胃窦炎、胃体炎及全胃炎。

二、诊断

（一）症状

因酗酒、刺激性食物引起的急性胃炎，多有上腹部不适、疼痛、食欲减退、恶心、呕吐等。由致病微生物及其毒素引起者，常于进食数小时或24小时内发病，多伴有腹泻、发热和稀水样便，称急性胃肠炎。重者有脱水、酸中毒和休克等表现。药物及应激状态引起者常以消化道出血为主要表现，患者多有呕血和黑便，出血也可呈间歇发作，出血量大者可发生低血容量性休克。

（二）体征

（1）患者一般可有上腹部压痛。

（2）有呕血和/或黑便者可有血压下降、脉搏增快。

（3）如有急性化脓性胃炎，可有腹部明显压痛、局部肌紧张等腹膜炎征象。

（三）检查

1. 实验室检查

（1）血常规：如有出血，则有不同程度的贫血；如为细菌感染所致，可有白细胞计数及中性粒细胞增高。

（2）便常规：如有出血衄，则肉眼见黑便，大便隐血阳性；如并发腹泻，大便中可见脓细胞和红细胞。

2. 特殊检查

胃镜及活检为确诊本病的主要方法，急诊胃镜可见多发性糜烂、出血灶、多发浅表溃疡及黏膜水肿等表现。一般出血后24～48小时内进行该项检查，可明确本病诊断。

（四）诊断要点

（1）常有不洁饮食、服用药物、酗酒、应激等为本病的明确诱因。

（2）有上腹疼痛、胀满不适、食欲不振等症状。

（3）急诊胃镜证实有急性胃炎。

（4）发现有呕血和/或黑便，则诊断为急性糜烂出血性胃炎。

（5）如有发热、腹泻，则可诊断为急性胃肠炎。

（6）查体可有上腹部或脐周压痛，肠鸣音亢进。

（7）实验室检查出血者大便潜血阳性，感染者白细胞增多。

（8）胃镜检查可见胃黏膜局限性或弥漫性充血、水肿、糜烂，有出血者常见黏膜散在点片状糜烂、新鲜出血或血痂、黏液分泌增加、黏液中有新鲜或陈旧性血液。

（五）鉴别诊断

本病主要与消化性溃疡鉴别，后者有慢性、周期性、节律性上腹痛等病史，可以急性上消化道出血为首发症状，急诊胃镜可有助于明确诊断。同时本病应与急性胆囊炎、胆管炎、急性阑尾炎、肠梗阻、心肌梗死等相鉴别。

三、治疗

（一）一般治疗

嘱患者避免进食不洁食物、酗酒。去除病因是治疗的前提；应针对原发疾病和病因采取防治措施，对有严重疾病（如呼吸衰竭、心力衰竭、弥散性血管内凝血、严重颅脑创伤、脑血管意外等）的危重患者，可预防性给予 H_2 受体拮抗剂或PPI，以防患于未然。如有大量水分丢失，则应补充水和电解质，维持酸碱平衡。

（二）药物治疗

1. 抑酸治疗

抑酸治疗可选用 H_2 受体拮抗剂，如雷尼替丁150 mg，每日2次，口服；或法莫替丁20 mg，每日2次，口服；亦可选用PPI，如奥美拉唑（洛赛克）20 mg，每日1次，口服；或兰索拉唑30 mg，每日1次，口服；或埃索米拉唑40 mg，每日1次，PPI一般均为清晨空腹口服。不能口服者，可静脉应用上述药物，如法莫替丁20 mg加入5%葡萄糖注射液500 mL中静脉滴注，或奥美拉唑（洛赛克）40 mg静脉缓慢推注。PPI应用的不良反应较少，但亦应注意，孕妇和哺乳期妇女慎用。

2. 胃黏膜保护治疗

硫糖铝1 g，每日3～4次，餐后口服；或硫糖铝混悬液10 mL，每日3次，口服；或胶体次枸橼酸铋钾110 mg，每日4次，口服；米索前列醇200 μg，每日4次，餐前和晚睡前口服。硫糖铝常见的不良反应是便秘；而铋剂的不良反应则有口内金属味、便秘、皮疹等；米索前列醇是一合成的前列腺素类似物，其主要不良反应是腹痛、腹泻，孕妇和对前列腺素过敏的患者禁用，有冠状动脉和脑血管病变者慎用。

3. 对症治疗

恶心、呕吐者，可用甲氧氯普胺（胃复安）10 g，肌内注射；有上腹痛者，可用山莨菪碱（654-2）10 mg，加入5%葡萄糖氯化钠注射液500 mL中静脉滴注；如有发热、大便中有脓细胞和红细胞，则可应用抗感染治疗，如甲硝唑（灭滴灵）1 g加入5%葡萄糖氯化钠注射液500 mL中静脉滴注，环丙沙星（西普乐）0.2 g，每日2次，静脉滴注；如有腹泻，可用小檗碱0.3 g，每日3次，口服。对腐蚀性胃炎，主要予以对症治疗，可用蛋清保护胃黏膜；如强酸腐蚀可用适量弱碱液口服，忌洗胃。

4. 消化道出血治疗

有呕血和 / 或黑便等出血者，即应安排患者住院进一步治疗。立即予以补液补充血容量，奥美拉唑（洛赛克）40 mg，静脉缓慢推注。去甲肾上腺素（norepinephrine，NA）4 mg 加入 0.9% 氯化钠注射 50 mL，每小时 1 次，口服；或凝血酶 1 支，每小时 1 次，口服。若血红蛋白＜70 g/L，收缩压＜90 mmHg（12 kPa），可输成分血、全血、血浆等，如输血（成分血、全血、血浆）200～400 mL，静脉滴注。

（三）手术治疗

化脓性胃炎经抗生素治疗无效，或有穿孔、腹膜炎等情况时，应及时手术切除。

四、病情观察

（一）诊断明确者

应观察对症治疗后腹痛、恶心、呕吐、腹泻等症状是否缓解，并评估治疗效果。如治疗效果不佳，则应仔细分析患者症状、体征、相关检查，调整治疗方案。有呕血和 / 或黑便者，紧急处理后应予以留观或住院治疗，并积极补充血容量和止血治疗，密切观察患者生命体征是否稳定，注意观察治疗是否有效，是否继续出血，大便隐血是否转阴。对因呼吸衰竭等严重疾病而引起的急性胃黏膜损害，还应注意观察原发疾病相关治疗后病情变化。

（二）诊断不明确者

应告知患者或其亲属有关急性胃炎的临床特点、诊断方法、治疗原则。如病情需要行内镜检查，应建议患者及早检查，以明确病因，患者因病情严重而无法行内镜检查者，应先予以积极的对症、支持治疗，并观察治疗效果。

五、注意事项

（一）医患沟通

经治医师应如实告知患者或其亲属有关急性胃炎的特点、诊断依据及方法治疗措施等，以便患者及家属能配合治疗。对急性应激所致的急性胃炎，应告知原发疾病在急性胃炎发病中的作用及强调治疗原发病的重要性。如需长期服用 NSAID，应劝患者同时服用胃黏膜保护剂或 PPI。对以呕血和 / 或黑便为主要表现而就诊者，应告知患者或家属有关内镜检查的目的、过程、有关风险等，以得到患者或家属的同意、理解。治疗时，一般应在上级医师的指导下，确定个体化的治疗方案。有关治疗效果、治疗中出现并发症、需调整治疗方案或需手术治疗的，应及时告知患者或其亲属。如有输血指征，则应告知患者输血的必要性、风险等，并应签署知情同意书。

（二）经验指导

（1）本病临床表现不一，多数患者可无症状，或症状被原发疾病所掩盖。有症状者主要为上腹痛、饱胀不适、恶心、呕吐和食欲不振等。急性应激或摄入 NSAID 所致急性糜烂出血性胃炎可以呕血和 / 或黑便为首发症状。进食沙门菌、葡萄球菌等污染食物引起的急性胃炎常伴有腹泻，沙门菌感染引起本病往往以腹泻为主，上腹部症状相对较轻；而葡萄球菌所致本病则以上腹不适、恶心、呕吐为主，腹泻较轻；急性幽门螺杆菌感染引起的急性胃炎常无症状，即使有症状，亦无特异性，临床上诊断较为困难。

（2）本病诊断常根据患者有进食不洁食物等病史，有上腹痛、饱胀不适、恶心、呕吐等典型的症状而作出，如伴有腹泻、发热，则为急性胃肠炎。急性糜烂出血性胃炎的确诊有赖于急诊胃镜检查，一般应在出血后 24～48 小时内进行，可见到以多发性糜烂、浅表溃疡和出血灶为特征的急性胃黏膜损害，急性应激所致的胃黏膜病变以胃底、胃体为主，而摄入 NSAID 或乙醇所致的胃膜病变则以胃窦部为主。

（3）一般的急性胃炎治疗以对症治疗为主，多数患者治疗有效。治疗时，应注意的是，患者如有剧烈呕吐、大量液体丢失，应予以补液，纠正水、电解质紊乱；如有腹痛，则予以解痉治疗；伴有腹泻、发热者，应加用抗生素治疗，抗生素的选用较容易，如甲硝唑、氨基糖苷类、喹诺酮类药物，注意有无抗生素过敏及应用的不良反应。

（4）对急性应激或 NSAID 所致的急性糜烂出血性胃炎，患者应住院治疗。首先应针对原发病和病因来采取防治措施，服药者应停药，同时积极予以补液、抑酸、止血等治疗，如有输血指征，则应予以输血。值得指出的是，患者以呕血和 / 或黑便就诊时，可先简单询问病史，待紧急处理后再详细询问病史；如血压不稳定或脉压差缩小，则应先予建立静脉通路，补充血容量；内科治疗效果不佳，出血未能控制时，应请外科医师会诊，予以手术治疗。治疗过程如有病情加重，则应随时请示上级医师以指导抢救治疗。

第二节　慢性胃炎与疼痛

慢性胃炎（chronic gastritis，CG）十分常见。由于十二指肠与胃解剖（连接）和功能（协调、连续）的密切关系，也包括十二指肠疾病。主要有慢性浅表性胃炎（chronic superficial gastritis，CSG）、慢性萎缩性胃炎（chronic atropnic gastritis，CAG）、胃溃疡（gastric ulcev，GU）、十二指肠炎（duodenititis，DI）、十二指肠溃疡（duodenal ulcer，DU）、复合性溃疡（complex ulcer，COU）、胃和 / 或十二指肠炎症和溃疡相互或交错并发等。上腹痛是 CG 最常见、最基本的症状，是折磨、困扰患者的突出症状，也是医师必然面对和必须解决的问题，为临床工作者所熟知。正因为司空见惯、极其普通，却成为不被关注和未深入研究的盲区。随着胃镜的普遍使用，胃肠动力研究的长足发展，临床经验的经久验证和积累，对早年关于 CG 疼痛的认识提出了不少质疑，需要重新认识、补充和提高。但综观国内文献、专著，对 CG 症状特别是疼痛的认识、叙述，几十年来几乎没有太大的变化。这对合理治疗、提高疗效显然是不利的。笔者结合自己的临床研究和临床体验，试就有关问题作一概述，与同道交流、讨论。

一、疼痛产生的基础及基础疼痛

在内源性、外源性各种病因长期、反复作用下，引起黏膜充血、水肿、炎性细胞浸润、糜烂、溃疡、反应性增生等病变，使局部张力增高，末梢神经受刺激或敏感性增加，构成了 CG 疼痛产生的基础。但由于内脏感受器分布稀疏，感知迟钝，因此多数患者可无明显疼痛，或仅有轻微不适感，多为持续性，此为基础性痛。基础性痛的特点是疼痛不明显，无波动性。

二、三种基本疼痛形式

基本疼痛多明显，可有不同的形式，各具不同的特点，常因受凉、刺激性食物或药物诱发、加重。

（一）酸相关痛

正常情况下，胃内虽有强酸（HCl）存在，但黏膜有强大的抗酸机构，因而不会造成黏膜损伤和症状。但当黏膜有基础病变时，酸刺激基础病变则引起酸相关痛。此时酸不仅是致病因素，而且又是重要的致痛原因。疼痛的产生需有酸与病变接触的机会，此即空腹状态，于是导致了下列临床特点：①疼痛出现在空腹状态，即午夜、凌晨起床前、餐前、饿过时、餐后、禁食时等时段的一两种或多种。②疼痛的性质不一，但饥饿性、烧灼样或烧心具有特征性，疼痛基本为持续性。③进食缓解，部分患者有加餐、零食倾向，抗酸剂有特效。④酸甜食或刺激酸分泌的因素易诱发或加重，其他外源性化学刺激（饮食、药物）亦可促发此疼痛。

酸相关痛的程度和时间，除了基础病变的范围、深度、活动性等因素外，主要与酸的强度、一日内胃内 pH 值 < 4 时间的百分数及空腹时间有关。

值得注意的是，有的患者的酸相关痛，是以“胀”“胀痛”的表现或主诉出现，需要仔细鉴别，切勿被引入歧途。但此胀在夜间或其他空腹状态比餐后更为明显；餐后胀不加重甚或减轻；不伴反胃、呃逆、恶心及食欲减退等动力障碍表现；促动处理不会奏效。根据这些特点可与动力障碍的真胀相区别。

（二）消化作功痛

近代研究提出了近端胃和远端胃的概念，就是把胃从小弯中点向胃大弯中上 1/3 划线分为两个腔室。近端胃有容纳、储存食物作用，远端胃有消化、排空功能。

远端胃功能是通过动力实现的。蠕动收缩发自胃中部向幽门推进，愈近幽门愈强。蠕动频率约 3 次 / 分。蠕动收缩把食物与胃酸、胃蛋白酶混合，把食物研磨、粉碎，并与食物排空一并进行。由于幽门直径很小，每次窦收缩只排出数毫升胃内容物，大多数食物随着蠕动波折返胃窦近端和胃体，再被混合、研磨、排空，如此反复，直至胃内容物完全被排空或进入消化间期。消化间期胃并非完全停止运动，而有移行运动复合波（migrating motor complex，MMC），后者由连续时相组成。MMC Ⅲ相为强力蠕动收缩，从胃体上部开始，确保剩余食物排出幽门，但此波仅 1～2 分钟发生一次。

上述生理消化活动不会引起不适或疼痛，但当黏膜有基础病变时，由于胃肌的收缩，胃内压力的变化，以及对受损黏膜的机械摩擦、刺激，则引起动力相关痛。该疼痛主要发生在消化活动最强、运动频率最高的消化期，故“消化做功痛”的名字似更易为人们所接受。

消化做功痛的临床特点是：餐后 0.5～1 小时后开始，渐重，阵发性或阵发加重，持续 1～2 小时后渐减轻、消失。疼痛的程度和时间，除基础病变外，主要与食物的性质有关。流食可无痛或轻痛，固体强韧食物则痛感强而时间长。患者多有怯食、限食或只进流食倾向。

（三）混合性痛

不少 CG 患者，夜间痛，白天也痛，餐前痛，餐后亦痛。看起来疼痛无规律，无定时，与饮食无关，但实际上仍有规律可循。夜间痛、餐前痛、餐后 2～3 h 以后的疼痛以及烧灼痛，仍为酸相关痛，进餐后疼痛可暂时减轻，但随后又出现了消化做功痛，此即混合性痛。

具体到每一个患者，每一种疾病，到底出现哪种形式的疼痛，是基础病变与主要病因以及影响酸相关痛和消化做功痛诸多因素相互作用的结果。

三、疼痛形式与疾病的关系

经对627例CGP患者的统计分析如下：

（1）三种疼痛类型可见于任何一种CG（CSG、CAG、PU甚至胃癌），而任何一种CG也可表现为三种疼痛形式之任一种，提示疼痛形式与CG无固定关系。因此，依据疼痛形式不能准确确定是哪种胃病。

（2）三种疼痛形式中，以酸相关痛最多见（56.8%），其次为混合性痛（27.2%），而消化做功痛较少（16.0%）。提示黏膜病变对酸的化学刺激较机械的物理刺激更敏感，轻度病变即可引起酸相关痛，故该痛型最多见；足以引起消化作功痛的病变，更易出现酸相关痛，故混合性痛亦较多；单纯消化做功痛者，至少部分可能有胃酸低下因素，此种情况在CG较少见，故消化做功痛较少。

（3）消化做功痛可见于GU，但更多见于CSG、CAG（本身发病率高）；GU可有消化做功痛（16.7%），但并不是主要的疼痛形式，而以酸相关痛（44.4%）和混合性痛（38.9%）更为多见。提示传统认为的、典型的GU的疼痛："餐后0.5～1小时开始，餐前自然消失"或"进食—疼痛缓解"的节律性和特点并不特异。

（4）酸相关痛以十二指肠疾病（溃疡、炎症）最多见（75.5%），与胃疾病（39.9%）和胃十二指肠复合性疾病（46.0%）发生率有显著差异（$P < 0.01$）。提示十二指肠病变多有高酸分泌，但与二者重叠较多，并且慢性单纯胃疾病，尤其CG发病率远较十二指肠疾病为高。因此，日常所见的酸相关痛仍以胃病多见。可见，传统认为DU典型疼痛"餐后1～2小时开始，直至下次进餐"或"疼痛—进餐缓解"或"餐前痛、夜间痛"的节律性和特点，特异性也不强。但多时段的、明显的、单纯的酸相关痛，仍能提示高酸分泌和十二指肠病变的可能。

（5）消化做功痛及与其有关的混合性痛，主要见于各种胃病，而十二指肠疾病少见。提示消化做功痛是胃病的特征性表现，因为只有胃才有引起这种疼痛的消化做功功能，而十二指肠特别是易罹患疾病的球部仅为一小腔，无产生消化做功痛的解剖和功能基础。另外，持续上腹胀或伴反酸、呃逆等动力障碍表现，也是胃疾病的特征性表现，反映了近端胃容受性失常和远端胃排空障碍，而十二指肠疾病多无。因此，凡有消化做功痛、混合性痛和/或动力低下者，病变在胃或包括胃，不是单纯胃疾病就是胃十二指肠复合型疾病。

（6）CG疼痛既往叙述过于粗浅，认为无规律为其特点或多为餐后痛。临床观察表明，CG的疼痛呈多样性，无特异性，其产生形式仍具规律性。即使是CAG，绝大多数萎缩仅限于胃窦，此处无壁细胞存在，不明显影响泌酸。因此，CG的疼痛仍以酸相关痛最多见。

为什么疼痛形式对疾病无明显特异性？为什么一种疼痛形式可见于多种CG，而一种CG又可表现为多种疼痛形式？这是因为：①这些病变虽有诊断和病种之不同，但其本质是一致的（炎症），只是程度有所差别（炎症、糜烂、溃疡，活动、非活动）。②胃或十二指肠本身不同程度的病变可同时存在，而且胃、十二指肠各种病变也极易相互并发。

四、继发性痛

继发性痛包括明显上腹胀引起的胀痛、胃食管反流所致的食管刺激痛、CG 并发症（如慢性穿孔、幽门梗阻）引起的疼痛以及放射痛。继发痛的引发原因清楚，伴随症状明显，不难识别。

值得一提的是放射痛。胃的疼痛经交感神经传入胸第 7、第 8 脊神经节，该节段脊神经体表所辖部位为背部正中及上腹部，少数患者可有该部位的放射痛，常为烧灼样。上腹放射痛常与胃痛相混淆，易被忽视。但进食后并不缓解，或偶尔出现上腹体表烧灼、敏感，甚至不能触摸，才得以认识。据统计，7% 的患者出现背部放射痛，有的背痛重于胃痛或仅为背痛。这可能与内脏感受器少于皮肤、痛阈高于皮肤有关。因上腹痛的原因较多，而背痛的原因有限，因此，背部典型部位的疼痛，特别是烧灼痛，对确定胃部病变的存在和鉴别诊断有一定帮助。

五、痉挛痛

CG 起病缓慢，病变和疼痛常是病因因素长期、反复作用的结果。尽管有时刺激因子增强、增多，疼痛较重，但很少有痉挛痛。虽然胃的蠕动收缩可引起消化做功痛，但其产生以胃的病变为前提，仍属生理性消化运动。实践表明，慢性胃本身疾病常伴胃动力低下，据统计可达 61%。从理论上讲，虽然十二指肠疾病（炎症、溃疡）可有迷走神经兴奋性增高，但临床观察表明，还不足以引起痉挛性疼痛，至少部分原因与常伴胃动力低下有关。因此 CG 极少有痉挛痛。如有，则考虑：①病变特殊，如幽门管溃疡引起幽门梗阻。②CG 并发幽门梗阻。③叠加急性胃病如急性胃炎，或受到新的强大理化刺激。须结合病史、伴随症状与体征，做具体分析。

六、对 CG 疼痛再认识

（1）有助理顺慢性胃炎、消化性溃疡等 CG 错综复杂的疼痛关系，使其更加清晰、简单；更加合理认识疼痛及其特点的成因；辩证地看待和分析疼痛；更新传统观念。

（2）CG 的疼痛无明显特异性，单纯依靠疼痛等症状，很难诊断是哪种胃病，提示胃镜检查具有重要性。后者并结合相关检查，可确定病变性质、程度、范围、发展趋势及 HP 感染情况，对病程长、年纪大，特别是有报警症状者，常是不可缺少的。但单纯胃镜检查不能知晓患者有无疼痛、程度及其特点，也多不能了解胃的动力情况，单凭胃镜检查结果是开不好处方的。所以病史与镜检二者有互补作用，只有二者结合，才能给患者提出合理、有效的治疗方案。

（3）胃镜检查虽然重要，但也存在着不必、不能和不愿的问题。因 CG 是患者众多、十分普通的疾病，患者多就诊于广大基层医疗单位，胃镜检查十分有限，并且有的患者（特别是年轻人）病情简单，也不一定都要检查胃镜。因此，疼痛症状的掌握和分析就显得特别重要，是治疗不可缺少的依据，即看病必须见患者，并且不仔细、不确切的病史或他人代诉也是看不好病的。

（4）分析、掌握疼痛形式、特点，治疗会更具针对性，疗效判断可更有预见性。酸相关痛者，重点是抑酸，一般用较强的抑酸剂，可收到“立竿见影”的效果。单纯消化做功痛者，重点促黏膜炎症消退，组织学修复，也可能酸不高或低酸，抑酸不必太过。混合性痛者，亦应力促组织学改善，适度抑酸。后两型症状缓解需要时日，不能太急。

有胃食管反流（gastroesophageal reflux，GER）痛者，除强抑酸剂外，还需配用促动剂。无论哪种疼痛，黏膜保护为基础治疗。HP 的根除、动力障碍均按指征处理。各种处理要有力度和满足相应疗程。

（5）CG 痉挛痛极少，要慎重使用抗胆碱药及类似作用药物，极个别疼痛剧烈者，要具体分析。“一疼痛，就解痉”，非旦无益，反而有害。同理，在治疗 CG 复方制剂中加入“解痉”组分也值得商榷。

七、治疗

（一）一般治疗

慢性胃炎病因较多，治疗多采用综合治疗，饮食及生活习惯在慢性胃炎的发生、发展过程中起重要作用，饮食不节不仅可能诱发胃炎，也可使胃炎反复发作，因此饮食治疗非常重要。首先改变饮食及生活习惯，告诫患者戒烟戒酒；饮食定时定量，避免暴饮暴食，避免过冷、过烫、粗糙、辛辣食物；少食腌制、熏制的肉类食物；实行家庭分餐制；慎用或不用损害胃黏膜的药物等；加强有关知识宣教，保持情绪稳定，消除患者顾虑，增强治疗信心。

（二）西药治疗

1. 降低胃酸度

胃酸较高者，可给予降低胃内酸度的药物。常用的抑酸药物有以下几种：

（1）H_2 受体阻滞剂：能选择性地与胃黏膜壁细胞上组胺 H_2 受体作用，从而抑制胃酸分泌。如西咪替丁 0.2 g，3 次 / 天；雷尼替丁 150 mg，3 次 / 天；法莫替丁 20 mg，2 次 / 天等。一般疗程为 2 周。

（2）质子泵抑制剂：是目前发现的作用最强的一类胃酸抑制剂，作用于胃酸分泌的终末步骤，与壁细胞 H^+-K^+-ATP 酶结合，使质子泵失活，泌酸功能丧失，而且作用持久，症状缓解，促进炎症吸收。常用药物有奥美拉唑 20 mg、兰索拉唑 30 mg、袢托拉唑 40 mg、雷贝拉唑 10 mg、埃索美拉唑 20 mg 等，均 1 次 / 天用药，症状减轻后停用，一般疗程为 12 周，一般疗程减轻后停用。因此类药物抑酸作用强烈，慢性胃炎患者特别是 CAG 患者不主张长期应用，最好在应用此类药物之前检测胃内 pH 值。

（3）中和胃酸药物：如碳酸氢钠、碳酸钙、氢氧化铝等。这类药物可以直接中和胃酸，作用快、较强，但不良反应也较多，易导致碱中毒，不宜超剂量及较长时间应用。

2. 胃黏膜保护剂

胃酸偏低或正常者，以应用胃黏膜保护剂为主。

（1）胶体次枸橼酸铋：是常用的胃黏膜保护剂，不但可以刺激黏液分泌，增加胃黏膜屏障作用，还可刺激内源性前列腺素和表皮生长因子的产生，提高上皮细胞的再生能力，用法为每次 2 粒，3 次 / 天，餐前 30 分钟服用。

（2）思密达：含天然硅铝酸盐，具有吸附毒素，抗蛋白酶活性，加强胃黏膜屏障，促进上皮细胞再生等作用。常用量 3 g，3 次 / 天。

（3）硫糖铝：在酸性胃液中凝聚成糊状物，附于胃黏膜表面上形成一层保护膜，阻止胃酸、胃蛋白酶和胆汁酸对胃黏膜的侵蚀。用量 1 g，3 次 / 天。

（4）膜固思达（瑞巴匹特）：作为一种新型膜保护剂，通过增加胃黏膜前列腺素 E2

的合成促进表皮生长因子及其受体表达，降低趋化因子产生、抑制 HP 黏附及清除氧自由基，从而发挥胃黏膜保护作用，对根除 HP 感染、治疗胃炎及预防溃疡病复发具有重要价值。常用剂量 0.1 g，3 次 / 天。

（5）其他胃黏膜保护剂：如麦滋林 S、米索前列醇等在临床上的应用也较广泛。

3. 清除 HP

（1）PPI 三联 7 天疗法仍为首选（PPI+ 种抗生素）。

（2）甲硝唑耐药性≤ 40% 时，首先考虑 PPI+M+C/A。

（3）克拉霉素耐药率≤ 15%～20% 时，首先考虑 PPI+C+A/M。

（4）RBC 三联疗法（RBC+ 两种抗生素）仍可作为一线治疗方案。

（5）为提高 HP 根除率，避免继发耐药，可以将四联疗法作为一线治疗方案。

（6）HP 对甲硝唑和克拉霉素耐药，呋喃唑酮、四环素和喹诺酮（如左氧氟沙星和莫西沙星）耐药率低，疗效相对较高，因而也可作为初次治疗方案的选择。

（7）在 HP 根除治疗前至少 2 周不得使用对 HP 有抑制作用的药物如 PPI、H_2 受体拮抗剂（H_2 RA）和秘剂，以免影响疗效。

（8）治疗方法和疗程：各方案均为 2 次 / 天，疗程 7 天或 10 天（对于耐药严重的地区，可考虑适当延长至 14 天，但不要超过 14 天）。服药方法：PPI 早、晚餐前服用，抗生素餐后服用。

4. 增强胃排空能力

（1）为避免十二指肠液、胆汁反流及加速胃排空，调节胃、幽门、十二指肠运动协调功能，胃肠促动力药可加速胃排空，减轻胆汁分泌等对胃黏膜的损害，选择用多潘立酮（吗丁啉）或西沙必利（普瑞博思）5～10 mg，3 次 / 天，饭前 15～30 分钟口服，对改善反酸、腹痛、腹胀等症状有一定的疗效，也能降低胃内胆盐浓度。

（2）结合胆盐药如铝碳酸镁能在酸性环境下结合胆盐，减轻了有害因子对胃黏膜的损伤，研究表明，服药后能迅速降低胃内胆盐浓度。

（3）熊去氧胆酸改变胆汁内不同胆酸的比例，从而减轻胆酸对胃黏膜的损害。

（4）伊托必利是一种具有阻断多巴胺 D_2 受体活性和抑制乙酰胆碱酯酶活性的促胃肠动力药物，其在中枢神经系统分布少，无致室性心律失常作用及其他严重药物不良反应和实验室异常。

5. 其他治疗

胆汁反流性胃炎症状严重、内科治疗无效的患者可采用手术治疗。合并贫血者，若缺铁应补铁，大细胞贫血应服维生素 B_{12} 50～100 μg/d，叶酸 5～10 mg，3 次 / 天，直至症状和贫血完全消失。对 PCA 阳性的慢性胃炎患者，尤其合并恶性贫血者，可试用肾上腺皮质激素如泼尼松龙，但临床效果不肯定，不作为常规治疗。

第三节　慢性胃动力障碍

CG 患者常有两类症状，一类是不同程度的疼痛不适，另一类是动力障碍所致的综合征。关于 CG 的疼痛和动力障碍症状也是给患者造成痛苦、患者急盼解决的问题。然而不少医师只按胃镜检查“死”的结果（如 CSG、CAG、GU 等）或胃病一般的理论知识用药，而忽略了个体患者动力障碍“活”的资料，其结果常是用药针对性不强、效果差，解决不了问题。

一、正常胃的运动和功能

（一）两室一带的功能结构

在解剖上把胃分为贲门部、胃底、胃体和幽门部，但在功能上，近代提出了近端胃和远端胃的概念，是以小弯中点向大弯中上 1/3 交点划线而区分的，这样把胃分成了两个腔室，近端胃有贮存食物作用，远端胃有消化、排空功能。在近端胃和远端胃之间有一狭窄带，为 2～3 cm，称为中间横带（midgastric transverse band，MTB），制约食物过快进入远端胃，有类似括约肌或“闸门”作用。

（二）受纳、贮存

进食后首先由近端胃把食物接纳贮存下来，胃的贮存功能与近端胃的容受性扩张有关。进食时，从吞咽开始，近端胃由原来的持续性收缩而出现反射性扩张，称为容受性扩张；食物进入胃内后，近端胃进一步扩张，即所谓适应性（顺应性）扩张。进食后近端胃扩张，虽有较多食物进入，但胃内压力无明显变化，正常人不会出现腹胀感觉。

近端胃的收缩有两种形式，一种是缓慢持续性收缩，另一种是叠加在持续收缩之上的快速的时相性收缩。前者维持胃内压力稳定，并决定胃的基础压力，调节胃和十二指肠压力阶差，后者把胃底食物有控制地送入胃体。

（三）混合、研磨和初步消化

远端胃（包括远端胃体、窦、窦十二指肠区）的功能是通过动力把食物与胃酸和胃蛋白酶混合；把食物研磨粉碎成直径 1～2 mm 的颗粒；并以与小肠消化和吸收相适应的速率排空。

胃的收缩蠕动波起点与胃内食物量有关，当胃充满时，通常起自胃的中点，食物量少时也可起自胃体下部，当胃排空时，则起自胃的上部，确保最后的残余物排入胃窦。

胃的收缩蠕动把胃内容从胃体推向幽门，并与混合、研磨、排空一并进行。由于幽门口径很小，每次收缩只有数毫升胃内容进入十二指肠，特别在消化开始食物尚未粉碎时通过更少，而大部分胃窦内容物由于蠕动环的作用，又返回胃体或近端胃窦，继续混合、研磨，如此反复，最后形成细小食糜，以便通过幽门。

（四）胃的排空

胃窦与十二指肠虽是两个器官，但从功能上看是一个独立的运动单位。胃的排空有赖于胃窦和十二指肠的协调运动，这种协调运动是食物从胃排入十二指肠的重要条件。正常情况下，由于幽门肌的紧张性收缩，幽门口几乎是完全闭合的，虽然这种闭合作用很弱，液体很容易通过幽门并进入十二指肠，但它阻止半固体食物通过。一方面，胃窦收缩时十二指肠收缩也增强，可使排空减慢，有利于食物在胃内继续研磨；另一方面，胃窦收缩，幽门开放，食糜进入十二指肠，其后顺序出现十二指肠收缩，将十二指肠内容物推向远端进入空肠，有利于胃排空的正常进行。

胃的排空速率与食物的物理性状有关。液体食物无须研磨，排空最快，其排空主要取决于胃内和十二指肠之间的压力阶差。固体食物则排泄缓慢，需要反复研磨，最终靠胃窦的收缩和胃窦与十二指肠的协调运动排出。

胃的排空速率部分是由食糜的成分决定的。一般说来，糖类比蛋白质排空快，蛋白质又比脂防排空快。食糜中酸的浓度也影响胃的排空，高酸浓度对胃排空比低酸浓度抑制更强。

有的固体食物在消化期不能变成直径小于 2 mm 的颗粒时，则靠消化间期 MMC 的Ⅲ相来解决。该运动发生在餐后 4～6 小时，起于近端胃，缓慢地传导到整个小肠，约 2 小时 / 次。每个 MMC 由 4 个连续时相组成，Ⅲ相最重要，发生连续、缓慢、强有力的收缩，持续 3～15 分钟，且此时幽门基础压力不高，处于开放状态，故能清除胃内残留的固体食物及纤维素等。

（五）胃运动的调节

胃的运动受神经、内分泌调节。神经方面，中枢神经系统（central nervous system，CNS）、自主神经（迷走、交感）和肠神经系统（enteric nervous system，ENS）均参与调节，以迷走神经最为重要，胃经常处于迷走神经影响之下，切断双侧迷走神经，胃的紧张性和蠕动均减弱，从而使胃排空减慢。迷走神经也是 CNS 调节胃动力的桥梁。交感神经对胃动力的影响极小。ENS 对胃肠调节更具有独立和突出作用，自主神经和 CNS 在此基础上起更高级的调节作用。具有起博、传导和机械感觉功能的 Cajal 间质细胞在胃和十二指肠分布密集，与 ENS 紧密相连，对胃的运动有重要作用。

胃肠激素也参与了胃十二指肠运动的调节，一般说来，胃动素、进餐后的生长抑素、P 物质等可使胃动力增加，而胃泌素、胆囊收缩素（cholecystokinin，CCK）、促胰液素、抑胃肽、VIP 则可抑制胃肠运动。调节胃肠运动的各种神经之间，神经与胃肠激素之间，激素与激素之间存在着复杂的协调关系，共同对胃肠运动进行精细的调节。

此外，十二指肠内容物也一定程度影响胃的运动，如十二指肠内容物有过多的糖类、蛋白质或脂肪等物质，均能刺激十二指肠化学性、渗透性和 pH 感受器，反射性引起幽门关闭，抑制胃的收缩和排空。

总之，胃的动力主要表现在保持胃壁具有一定张力、收缩蠕动、容受性扩张、MTB 的“闸门”作用及胃窦十二指肠的协调运动，在神经内分泌的调节下，实现胃的各种功能，完成胃的各项任务。

二、胃动力樟得和临床表规

胃底容受性扩张受损，胃收缩力减低，排空减慢，消化间期移行性复合运动频率降低等可引起上腹胀，患者可有上腹“胀、憋、实、堵、闷”等多种主诉或形容。轻者餐后胀，重者平时胀，餐后加重，胃底容受性扩张受损，患者可出现早饱，并常被迫少食。

胃排空延缓，胃内容物滞留时间较长，食物熟腐，产气增多，不但加重上腹胀，而且出现反胃、反酸、呃逆、嗳气等反流症状，严重时可有恶心甚至呕吐。

胃窦动力低下、胃窦十二指肠协调运动障碍和食管下括约肌（low esophageal sphincter，LES）胃协调障碍，可出现十二指肠胃反流和胃食管反流表现。

胃动力低下，MTB 增宽，“闸门”作用失调，近端胃不能按需协调地把食物送向远端胃。而远端胃不能把食物与胃酸、胃蛋白酶充分混合进行初步消化；不能充分、有效地把食物研磨、粉碎；不能把食糜及时排入十二指肠。于是出现消化不良症状，患者食欲减退，不吃不饿，吃点就饱。

以上诸多症状，一般统称为“消化不良症状”，或以“消化不良”概括。虽然消化不良还可能有胃、十二指肠腺体的分泌障碍，但胃动力低下和失调是胃消化不良的主要原因。

三、胃动力障碍的诊断与鉴别诊断

胃的动力障碍虽有胃压力测定、排空试验以及胃电描记等检查，但除非科研，临床工作只要详细询问病史就够了，询问病史的关键以提高对“CG 动力障碍在治疗上有重要意义”的认识为前提。只有认识提高了、重视了，才会“详细”询问病史；否则，只靠患者自发的、简单的主诉是得不到多少信息的。

胃的动力障碍是 CG 常见的现象和症状，包括慢性胃炎、胃溃疡、慢性胃病并胃癌、十二指肠炎症或溃疡合并胃的炎症或溃疡等。功能性消化不良（functional dyspepsia，FD）更是以动力障碍为基本变化的 CG。

必须对每例患者胃动力障碍相关的症状进行详细询问，包括有无、程度、伴随症状、什么时候最易发生和加重、与进食的关系以及大便情况等。

其他疾病也可引起胃动力障碍，如糖尿病、系统性硬化症、某些神经精神和内分泌疾病等，以糖尿病最常见，可引起胃轻瘫。糖尿病胃轻瘫是胃底的容受性、顺应性扩张受损，对进食刺激不起反应，也有发现 MMC Ⅲ相阙如。多数学者认为与迷走神经传导障碍有关，而传导障碍是脱髓鞘病变所致。

此外，患者长期应用硝苯地平、硝酸酯类药物，以及解痉药等，均可引起胃肠动力低下，问诊中需加以注意。

还要注意其他原因引起的上腹胀、纳差等类似动力障碍症状，如心功能不全或回流障碍引起的肝淤血肿大，体积大的肝癌或其他大肝疾病，肿大的肝脏或肝左叶占据上腹部，并对胃造成挤压，需查体排除。

四、胃动力障碍的治疗

胃动力障碍是 CG 的部分表现，CG 的治疗包括抑酸、黏膜保护、根除 HP 等，该怎么治疗需根据具体情况而定，这里仅述 CG 伴动力障碍及胃动力障碍性疾病的治疗。CG 的动力障碍和胃动力障碍性疾病，基本都是动力低下，治疗用药也基本以促动为主。

（一）胃肠促动剂

1. 甲氧氯普胺（胃复安）

注射剂称灭吐灵，为多巴胺 D_2 受体阻滞剂和中枢 5- 羟色胺 $_4$（5-Hydroxytryptamine，5-HT_4）激动剂，多巴胺是一种抑制性神经递质，可抑制胃和十二指肠运动，胃复安可阻断其抑制，从而促进胃十二指肠蠕动和排空；并抑制呕吐中枢而治疗恶心、呕吐。促动每次 10 mg，3 次 / 天，或 10 mg 临时肌注止吐。一般不良反应为头昏、嗜睡，血中催乳素水平可升高，严重反应为锥体外系症状。不宜与抗胆碱药同用，亦不适用于孕妇。

2. 多潘立酮（吗叮啉）

多潘立酮为外周多巴胺 D_2 受体阻滞剂，增强和协调胃十二指肠运动，增加 LES 压力。与胃复安相比促动、止吐作用均较强；不透过血脑屏障，一般不引起胃复安所致的中枢神经系统不良反应，其止吐作用是通过抑制呕吐中枢化学板机区而实现的。用法为每次

10～20 g，3 次 / 天。不良反应偶有嗜睡、乏力、便秘、腹痛及溢乳。由于多巴胺受体主要分布于胃与十二指肠，故多潘立酮、甲氧氯普胺对下消化道无促动作用。近年来，周吕等学者研究证实，多巴胺对结肠的抑制作用及结肠存在特异的多巴胺受体，但多巴胺只有在较高浓度时才表现出结肠的舒缓反应，因此常规剂量的多潘立酮对结肠无促动作用。

3. 西沙必利

西沙必利为全胃肠促动剂（包括食管、结肠），是胃肠 5-HT_4 受体激动剂，促进 5-HT_4 释放；5-HT_4 作用于肠肌间神经丛，释放乙酰胆碱；乙酰胆碱再与平滑肌毒蕈碱受体结合，引起胃肠运动增强，这是生理性协调运动。用法为每次 10 mg，3 次 / 天。由于该药具有轻度拮抗 5-HT_3 和 D_2 受体作用，可引起心脏不良反应，发生 QT 间期延长，对某些心脏病患者，可引起致命性室性心律失常；与抑制细胞色素 $P450_{3A4}$ 同功酶代谢的药物同时应用时，会发生严重的快速性心律失常，在美国曾引起尖端扭转型室性心动过速和 QT 间期延长。随之首先在美国停用，继之日、德、加拿大等国也停用，随后我国亦自发停用。

4. 莫沙必利

莫沙必利的商品名为加斯清、新络纳，与西沙必利的作用机制和范围相同。不同是其对 5-HT_4 受体选择性强，发生心血管不良反应的可能性小。据称，可引起 QT 间期延长的药物，至少有四个特性基团，但在西沙必利的三维结构中，有 5 个特性基团，而莫沙必利只有 2 个，因此不会引起 QT 间期延长。新络纳是国产枸橼酸莫沙必利分散片，所谓分散片系指其原药难溶于水，经一定工艺制成分散片后，在水中能迅速崩解并均匀分散，比普通片溶出度高、血药浓度高，因而起效快。莫沙必利为片剂，每次 5 mg，3 次 / 天。不良反应有腹泻、口干、疲倦、嗜酸细胞增多，三酰甘油、转氨酶、碱性磷酸酶及 γ - 谷氨酸转移酶升高等。

5. 普卡必利（prucalopride，Pru）

Pru 为一新型 5-HT_4 受体激动剂，国内尚未应用，无使用经验。根据文献资料，简介如下：

Pru 为苯丙呋喃类化合物，具有高选择性及特异性的 5-HT_4 受体激动作用，能刺激大鼠、豚鼠和人的肠蠕动反射，增强结肠收缩，加速胃排空。在健康志愿者，Pru 可缩短上胃肠道和结肠通过时间，对便秘患者，能增加排便频率并降低粪便硬度。其主要用于治疗各种便秘及手术后胃肠蠕动迟缓无力和假性肠梗阻。Pru 较西沙必利更有效，选择性更高，是西沙必利的 500 倍。结肠及胃 5-HT_4 受体密度相对较低，选择性高的药物，当产生更强的作用。西沙必利还可作用于 5-HT_3、5-HT_2 受体，其 5-HT_3 受体激动作用对结肠运动存在潜在的抑制作用。Pru 可减低狗的胃肠运动，而西沙必利则不能。Pru 对胃肠分泌影响轻微，主要用于慢性便秘患者，1 次 / 天即可。

Pru 吸收率高，生物利用度 80%～90%，无首过效应，似乎不经肝 P450 药酶代谢。不同给药途径（1 mg 静注或皮下注射）、不同剂型（1 mg 盐酸的胶囊剂或琥珀酸的片剂）口服、在禁食或进食状态的溶剂或胶囊剂，都具有生物等效性。老年人用药与年轻人相比，药代动力学改变轻微，治疗应用安全，耐受性良好。健康老人（65～75 岁）口服 1 mg 琥珀酸片剂，4 天达稳态血药浓度，曲线下面积较年轻人（平均 23 岁）增加 26%～28%，增加量较小，无须调整剂量。

Pru（16 g/d）口服，不良反应为：部分患者出现头痛（8/12），少数出现胃肠反应如腹痛（5/12）、腹胀（4/12）、恶心（3/12）、呕吐（1/12）、肠鸣增加，伴随继续服药，症状可自行缓解。当剂量为 4 mg/d 时，少数患者出现头晕（3/12）、尿频（4/27）、心悸（5/27）。用药期间对血压、心电图无影响，血、尿生化无改变。

6. 伦扎必利

伦扎必利是一新型的 5-HT_4 受体完全激动剂，同时也有 5-HT_3 受体拮抗作用。小型研究显示，其可改善胃肠运动和增加胃肠传输速度，在治疗便秘型肠易激综合征（irritable bowel syndrome，IBS）方面较有前景，一项在女性患者中进行的研究证实，对女性患者疗效尤为突出。

7. 伊托必利（商品名：为力苏）

伊托必利具有阻断多巴胺 D_2 受体和抑制胆碱脂酶活性的双重作用，从而起到促动作用。其促全消化道动力比其他动力药作用强。由于有拮抗多巴胺 D_2 受体活性作用，故尚有一定的抗呕吐作用。它不易透过血脑屏障，不作用于 5-HT_4 受体，无心脏 QT 间期延长的隐患，因此无椎体外系和心脏不良反应。不经肝脏 CYP450 酶系代谢，极少有药物间相互作用。不良反应有催乳素分泌增加、白细胞减少等。老年患者、妊娠妇女慎用，乳妇避免应用。用法为每次 50 mg，3 次 / 天。根据年龄、症状调整剂量。

8. 马来酸替加色罗（商品名：泽马可）

马来酸替加色罗为一种新的 5-HT_4 受体激动剂，对 5-HT_4 受体选择性更强，既协调地提高胃肠动力，也能改善胃肠病变感觉异常。能增强胃容受性扩张，增加 LES 压力，促进胃排空，并多用于女性便秘的治疗，亦适用于 IBS 便秘型及非糜烂性反流病的治疗。6 克 / 次，2 次 / 天，餐前服。不良反应有腹泻，偶见腹痛、恶心、腹胀、头痛、头晕、背痛、流感样症状，罕见过敏反应。该药 2002 年上市，曾在 55 个国家批准应用，但终因心血管事件而退市。近期，美国食品药品监督管理局（Food and Drug Administration，FDA）宣布同意有限制地用于 55 岁以下女性 IBS 便秘患者以及慢性特发性便秘患者。

9. 马来酸曲美布汀（舒丽启能、诺为）

马来酸曲美布汀为胃肠道（gastrointes tinal，GI）运动节律调节剂。通过两种机制作用：①神经机制：当 GI 处于高动力状态时，激活胆碱能神经末梢 μ、κ 受体，使乙酰胆碱（acetylcholine，ACh）减少，GI 动力恢复正常；当 GI 处于低动力状态时，激活肾上腺素能神经末梢 μ 受体，NA 释放减少，解除对胆碱能神经的抑制性调节，ACh 释放增加，GI 动力恢复正常。②离子通道机制：GI 运动亢进时，抑制 Ca^{2+} 通道，引起 GI 舒张；当 GI 运动低下时，抑制 K^+ 通道，引起 GI 收缩增强。因此，本药是一种 GI 运动双向调节剂，亦可用于肠道功能紊乱、IBS、腹泻、便秘等。每次 0.1～0.2 mg，3 次 / 天，根据年龄增减。不良反应：偶有便秘、口渴、口周麻木、心动过速、皮疹、转氨酶升高等。

10. 红霉素、克拉霉素

这两种药均为大环内酯类药，具有胃动素受体激动作用。小剂量红霉素可有效诱导 MMC Ⅲ相运动波，但在十二指肠远端，红霉素诱发的Ⅲ相波特点是逆蠕动。克拉霉素对消化间期胃十二指肠运动具有剂量相关性刺激效应，可以是典型Ⅲ相波起始，亦可为后续的胃十二指肠协调波的延长，提示克拉霉素具有潜在的治疗作用。但二者为抗生素，不能长期应用，且 GI 反应较大，且红霉素也可快速产生耐受，目前还不能常规应用。

11. 胃动素激动剂

ABT-229 为胃动素激动剂，通过突触前神经元的亚单位而发挥作用。初步应用效果并不理想，需继续观察。其他胃动素激动剂尚有 KC11458、GM611 等，均为红霉素的衍生物，促动作用弱。

12. CCK 受体拮抗剂

丙谷胺是非选择性 CCK 受体拮抗剂，但其促胃排空作用较差。氯谷胺为丙谷胺的衍生物，可阻断脂类对胃肠道运动和排空的抑制作用，加快胃排空和胃肠转运时间，增加便秘型 IBS 患者的大便次数。右氯谷胺是氯谷胺的同分异构体，其对 CCK 受体选择性更高，促胃肠动力作用更强。

13. 具有类似作用的中成药

（1）艽龙胶囊：为一具有促动作用的中药制剂。

成分：龙胆总苷。

药理作用：动物实验和临床观察，本品具有促进胃内容物排空、促进胃肠推进、对抗阿托品引起的胃肠推进迟缓作用，并有消炎、镇痛、利胆作用。

适应证：胃肠动力低下所致的消化不良、腹胀、胃食管反流、口苦口干、便秘等。

用法、用量：2 粒 / 次，3 次 / 天。

不良反应：偶见恶心、呕吐、食欲不振、腹痛及轻度腹泻。

规格、包装：每粒含龙胆苦苷 80 mg，80 mg × 18 粒 / 盒。

（2）香砂养胃丸

成分：木香、砂仁、白术、陈皮、半夏（制）、茯苓、香附（醋制）、枳实（炒）、豆蔻（去壳）、广藿香、厚朴（姜制）、甘草、生姜、大枣。

功能主治：温中和胃，上腹胀满，反胃反酸、呃逆嗳气。

用法用量：8 粒 / 次，3 次 / 天。

规格、包装：每 8 粒相当于原药材 3 g，200 丸 / 瓶。

（3）四磨汤

成分：木香、枳壳、槟榔、乌药。

功能主治：顺气降逆，消积止痛，用于腹胀、腹痛、气滞、食积、腹泻或便秘以及腹部手术后促进胃肠功能的恢复。

用法用量：成人 20 毫升 / 次，3 次 / 天，疗程 1 周。

应用注意：一般手术患者术后 12 小时第一次服用，再隔 6 小时第二次服用，以后常法服用或遵医嘱；冷天服用前可将药瓶置温水中加温 5～8 分钟；药液如有微量沉淀，属正常情况，可摇匀后服用；孕妇、肠梗阻、肠道肿瘤、胃肠手术后禁用。

规格包装：10 mL × 10 支 / 盒。

（二）动力药应用注意

1. 认定准确

应用动力药时一定明确患者是上腹胀等胃动力障碍。

（1）一定是上腹胀，而不是全腹（腹水、气胀等）或下腹或下中腹（常为便秘、肠功能紊乱）胀。

（2）是上腹胀，但无胃动力障碍或 CG 的特点和相关症状，需排除肿大的肝脏、肝左叶及其他上腹体积占位性病变。

（3）是上腹胀，也有 CG 的表现，但是否真胀，还需进一步靠实。上腹胀和上腹钝痛不适，理论上完全是两个不同的概念，但在实际工作中，有时患者的感觉很难区分。常见有的患者主诉上腹胀，但进餐后不胀或胀不加重，不伴反胃、呃逆、食欲减退症状，胀多在午夜或其他空腹时段发生或加重，进食可减轻。这显然是酸相关不适，不是动力障碍所致的真胀，治疗用药迥然不同。

2. 用药力度要与症状的程度相适应

轻度胃胀，用多潘立酮或香砂养胃丸即可，但明显或严重胃动力障碍出现多种症状，需加强力度，常需多巴胺受体阻滞剂和 5-HT_4 受体激动剂联合应用，有的甚至还得加中成药加强。

3. 上下关照

胃和肠的动力状态不尽一致。结肠动力最常影响大便的性状和次数，以大便的性状和次数作为结肠动力标志，胃和结肠动力关系有下列四种情况，胃的用药需上下关照。

（1）上慢下正常，即胃动力障碍，大便正常，可按胃动力障碍用药，对下消化道无须顾忌。

（2）上慢下亦慢，即大便数天一次，有便秘，表明胃肠动力均低下，可上下兼顾，一并处理，并处理到位。

（3）上慢下快，伴大便稀，次数多或腹泻。此种情况应避免使用全消化道动力药，以免加重腹泻。

（4）上慢下时快、时慢，如 IBS、肠功能紊乱，此种情况可用多潘立酮加舒丽启能，或结肠问题临时对症处理。

4. 注意其他科、其他病用药的影响

常见为高血压、冠心病长期应用硝苯地平、硝酸甘油，造成 GI 动力低下，需建议换药。

5. 服药时间在饭前

胃动力药服药时间应在饭前 30 分钟左右，不但吸收好，而且在进食时即已开始发挥动力作用，能对所进食物及时进行处理。

第四节　消化性溃疡

一、概述

消化性溃疡（PU）是指在各种致病因子的作用下，黏膜发生的炎症与坏死性病变，病变深达黏膜肌层，常发生于胃酸分泌有关的消化道黏膜。其中以胃、十二指肠最为常见，包括胃溃疡（GU）及十二指肠溃疡（DU），是一种常见病、多发病，总发病率占人口总数的 10%～20%。但在不同国家、地区，其发病率有较大差异。20～50 岁为高发年龄，10 岁以下、60 岁以上较少见。男女比例为（2～5）：1，PU 与 GU 比例为 3：1。

PU 病的发病机制主要与胃、十二指肠黏膜的损害因素和黏膜自身防御 – 修复因素之间失平衡有关。黏膜防御因子包括黏液 / 碳酸氢盐屏障、黏膜屏障、黏膜血流、细胞更新、前列腺素、表皮生长因子等。黏膜损害因素包括胃酸、胃蛋白酶、胃泌素、HP 感染、酒精、胆汁酸、吸烟、卵磷脂、非甾体消炎药物等。正常情况下，防御因子与损害因素处于平衡状态，因此不发生溃疡病。当防御因子减弱或损害因素增强，这种平衡被打破，易发生 GU 或 PU。

GU 和 DU 在发病机制上有所不同，前者主要是自身防御 – 修复因素减弱，而后者主要是侵袭因素增强。近 20 余年的研究和临床资料充分证明了 HP 感染是 PU 的主要病因，但最终形成均由于胃酸和胃蛋白酶自身消化所致。

（一）胃酸在 PU 病的发病中起重要作用——现代医学对 PU 认识的第一次飞跃

1910 年，施瓦茨（Schwartz）提出"无酸、无溃疡"的概念，这是对消化性溃疡病因认识的起点，也是消化性溃疡治疗的理论基础之一，是现代医学对 PU 认识的第一次飞跃。PU 的最终形成是由于胃酸胃蛋白酶自身消化，而胃蛋白酶的活性受到胃酸制约，胃酸的存在是溃疡发生的决定因素。许多 PU 患者都存在 BAO、夜间酸分泌、五肽胃泌素刺激的最大酸排量、十二指肠酸负荷等增高的情况。GU 患者往往存在胃排空障碍，食物在胃内潴留，促进胃窦部分分泌胃泌素，从而引起胃酸分泌增加。

（二）幽门螺杆菌感染为 PU 病最重要的发病原因之一——现代医学对 PU 认识的第二次飞跃

幽门螺杆菌（HP）感染是损害胃、十二指肠黏膜屏障并导致 PU 形成的最常见病因。1983 年 Warren、Marshell 发现，并提出无 HP、无溃疡，成为现代医学对 PU 认识的第二次飞跃。1990 年悉尼会议将其命名为 HP。1994 年洛杉矶会议，明确其为致病菌。其致病能力取决于引起组织损伤的毒力因子、宿主遗传易感性和环境因素。消化性溃疡患者中 HP 感染率高，HP 是慢性胃窦炎主要病因，几乎所有 DU 患者均有慢性胃窦炎，大多数 GU 是在慢性胃窦炎基础上发生的。大量临床研究已证实，90% 以上的 PU，80%～90% 的 GU 患者存在 HP 感染，而根除 HP 后溃疡复发率明显下降，由此认为 HP 感染是导致 PU 病的主要病因之一。

HP 的毒力包括空泡毒素（VacA）蛋白、细胞毒素相关基因（CagA）蛋白、鞭毛的动力、黏附因子、脂多糖、尿素酶、蛋白水解酶、磷脂酶 A 和过氧化氢酶等。HP 依靠其毒力因子的作用，在胃型黏膜（胃黏膜和有胃窦化生的十二指肠黏膜）定居繁殖，诱发局部炎症和免疫反应，损害局部黏膜的防御 – 修复机制，同时也可通过侵袭因素的增强而致病。不同部位的 HP 感染引起溃疡的机制有所不同。在胃窦部感染为主的患者中，HP 通过抑制 D 细胞活性，从而导致高胃泌素血症，引起胃酸分泌增加。同时，HP 也可直接作用于肠嗜铬样细胞（ECL 细胞），后者释放组胺引起壁细胞分泌增加，这种胃窦部的高酸状态易诱发 PU。在以胃体部感染为主的患者中，HP 直接作用于泌酸细胞，引起胃酸分泌减少，过低的胃酸状态易诱发胃腺癌。HP 感染者中仅 15% 发生消化性溃疡病，说明除细菌毒力外，遗传易感性也发挥一定的作用。研究发现，一些细胞因子的遗传多态性与 HP 感染引发的 PU 病密切相关。

（三）NSAID 仍是 PU 病的主要致病因素之一，而且在上消化道出血中起重要作用

NSAID 和阿司匹林等药物的应用日趋广泛，常作用于抗炎镇痛、风湿性疾病、骨关节炎、心血管疾病等，然而其具有多种不良反应。流行病学调查显示，在服用 NSAID 的人群中，15%～30% 可患 PU 病，其中 GU 发生率为 12%～30%，十二指肠发生率为 2%～19%。NSAID 使溃疡出血、穿孔等并发症发生的危险性增加 4～6 倍，而老年人中，PU 病及并发症发生率和死亡率均与 NSAID 有关。NSAID 溃疡发生的危险性除与所服的 NSAID 种类、剂量、疗程有关外，还与患者年龄（大于 60 岁）、HP 感染、吸烟及合并使用糖皮质激素药物或抗凝剂、伴心血管疾病或肾病等因素有关。

（四）其他药物

其他药物如糖皮质激素药物、抗肿瘤药物和抗凝药的使用也诱发 PU 病，同时也是上消化道出血不可忽视的原因之一。遗传因素，精神因素（应激、焦虑等），胃十二指肠运动异常（PU 时胃排空加快，GU 时胃排空延缓和十二指肠胃反流）、吸烟等因素在 PU 病的发生中也起一定的作用。

二、诊断

病史中典型的周期性和节律性上腹痛是诊断的主要线索，确诊依靠内镜检查和 X 线钡餐检查。

（一）临床表现

典型的 PU 有慢性、周期性、节律性上腹痛的特点：①慢性过程呈反复发作，病史可达几年甚至十几年；②发作呈周期性、季节性（秋季、冬春之交发病），可因精神情绪不良或服 NSAID 诱发；③发作时上腹痛呈节律性。中上腹痛、反酸是 PU 病的典型症状。

腹痛发生与餐后时间的关系认为是鉴别胃与 PU 病的临床依据。GU 的疼痛特点为“进食—疼痛—舒适”；十二指肠球部溃疡的特点为“疼痛—进食—舒适”。“疼痛—进食缓解”及“夜间痛”是 PU 重要诊断线索。PU 体征缺乏特异性。

（二）相关检查

1. 胃镜检查及胃黏膜活组织检查

胃镜检查与 X 线钡餐检查可相互补充，胃镜检查是 PU 检查的“金标准”。内镜检查多为圆形或椭圆形，直径多小于 1 cm，边缘整齐的溃疡，底部充满灰黄色或白色渗出物，周围黏膜充血、水肿，皱襞向溃疡集中。胃镜检查过程中应注意溃疡的部位、形态、大小、深度、病期及溃疡周围黏膜的情况，可发现 X 线检查难以发现的表浅溃疡及愈合期溃疡，并可对溃疡进行分期（活动期、愈合期、瘢痕期）。结合直视下黏膜活检及刷检，对判断溃疡的良恶性有较大的价值。

（1）活动期：① A1 期：溃疡的苔厚而污秽，周围黏膜肿胀，无黏膜皱襞集中。② A2 期：溃疡苔厚而清洁，溃疡四周出现上皮再生所形成的红晕，周围黏膜肿胀而逐渐消失，开始出现向溃疡集中的黏膜皱襞。

（2）愈合期：愈合期的特征为溃疡苔变薄，溃疡缩小，四周有上皮再生形成的红晕，并有黏膜皱襞向溃疡集中。H1 与 H2 期的区别在于后者溃疡已接近完全愈合，但仍有少许薄白苔残留。

（3）瘢痕期：① S1 期：溃疡苔消失，中央充血，瘢痕呈红色，又称红色瘢痕期。

② S2 期：红色完全消失，又称白色瘢痕期，为溃疡治疗理想的愈合指标。必须指出，溃疡的形态改变对病变性质的鉴别都没有绝对界限。因此，应对 GU 常规进行活组织检查，对不典型或难愈合溃疡，要分析其原因，必要时行超声内镜检查或黏膜大块活检，以明确诊断。

2. X 线钡餐检查

X 线钡餐检查适用于对胃镜检查有禁忌或不愿意接受胃镜检查者（在 PU 的诊断、良恶性溃疡的鉴别诊断的准确性方面，胃镜检查优于 X 线钡餐检查）。直接征象为龛影；间接征象为局部压痛，十二指肠球部激惹，球部畸形，胃大弯侧痉挛性切迹。

3.HP 感染的检测

对消化性溃疡患者，鼓励其常规进行尿素酶试验或核素标记 C 呼气等试验，以明确是否存在 HP 感染。其他检测方法包括血清抗 HP 抗体检查，PCR 测定 HP-DNA，细菌培养（金标准）。

4. 胃液分析和血清胃泌素测定

疑有荸艾（Zollinger-Ellison）综合征时鉴别诊断用。

三、鉴别诊断

（一）功能性消化不良

功能性消化不良多见于青年妇女，检查可完全正常或只有轻度胃炎，与消化性溃疡的鉴别有赖于 X 线和胃镜检查。

（二）慢性胆囊炎和胆石症

疼痛与进食油腻食物有关，疼痛位于右上腹，并放射至背部，墨菲征阳性。症状不典型者需借助 B 超检查或内镜下逆行胆道造影检查。

（三）胃癌

X 线内镜活组织病理检查可见恶性溃疡。龛影多大于 2.5 cm，位于胃腔之内，边缘不整，周围胃壁强直，结节状，有融合中断现象；内镜下恶性溃疡形状不规则，底凹凸不平，污秽苔，边缘呈结节状隆起。

四、并发症

（一）上消化道出血

此为本病最常见的并发症，发生率为 20%～25%，也是上消化道出血的最常见原因。临床表现为呕血及黑便，如出血量大，可出现头晕、心悸、出汗、血压下降、昏厥，甚至休克。

（二）穿孔

急性穿孔见于急性腹膜炎（前壁多见），慢性穿孔见于穿透性溃疡；亚急性穿孔见于局限性腹膜炎（后壁多见）。

（三）幽门梗阻

幽门炎症水肿和幽门痉挛见于急性、暂时性梗阻；幽门瘢痕收缩见于慢性、持久性梗阻。

（四）癌变

GU 可发生癌变，故需要定期复查胃镜及病理，而 PU 则不会发生癌变。

五、治疗

（一）治疗目的

1. 近期目标

缓解症状。

2. 阶段性目标（DU 6 周，GU 8 周）

愈合溃疡，强调治疗后胃镜复查。

3. 中长期目标

预防并发症。

4. 预防复发

三种维持治疗方案（正规维持治疗、间断全剂量治疗、按需短程治疗）。

（二）西药治疗

PU 病是自愈性疾病，在针对可能的病因治疗的同时，患者要注意饮食、休息等一般治疗。在 PU 病活动期，患者要注意休息，减少不必要的活动，避免刺激性饮食，但无须少量多餐，每日正餐即可。PU 的内科治疗主要是药物治疗。目前，治疗 PU 的疗法是在传统的酸中和、酸抑制、保护并促进溃疡面愈合、调节胃动力等基础上与抗菌药物联用。近年来，随着医疗科技工作者对胃壁细胞的泌酸功能和胃黏膜防御功能的深入研究，近十多年来由于新型胃酸抑制剂的不断出现，如 H_2 受体抑制剂、PPI（奥美拉唑、兰索拉唑、泮托拉唑、雷贝拉唑等）等，几乎所有的 PU（恶性溃疡除外）都可经药物治愈。其中对单纯的溃疡来说，作用于壁细胞的抗胃酸分泌药和防御因子增强药已成为治疗的主要药物；而对由 HP 感染引起的 PU，则必须同时应用抗 HP 药物。

1. 抗酸药

目前，公认胃内 pH 值维持在 3.5～4.0 以上是满意的溃疡愈合环境和必备的治疗条件。因此，抑制胃酸分泌，提高胃内 pH 值，是 PU 治疗的基础。抗酸药可以和盐酸作用生成盐和水，从而使胃的酸度减低。目前，常使用含铝、碳酸钙及碳酸镁的复方制剂。有研究表明，含铝等的抗酸剂能保护胃黏膜免受各种攻击因子的损伤，使胃黏膜释放前列腺素增加起到促使溃疡愈合的作用。抗酸剂目前主要用于溃疡治疗的辅助用药。

2. H_2 受体拮抗剂（H_2RA）

H_2RA 有助于缓解 PU 腹痛、反酸等症状，促进溃疡愈合。H_2RA 可以特异性地与壁细胞膜上的 H_2 受体结合而阻断组织胺与 H_2 受体结合，从而发挥较强的抑制胃壁细胞分泌盐酸的作用，能拮抗胃泌素和乙酰胆碱受体刺激的胃酸分泌，对应激性溃疡和上消化道出血也有明显疗效。目前应用于临床的共有三代 H_2RA，即第一代的西咪替丁，第二代的雷尼替丁，第三代的法莫替丁、罗沙替丁、尼扎替丁等。不同的 H_2RA 抑制胃酸的程度不同。H_2RA 治疗溃疡时最初主张分次口服，近年来则多主张睡前一次服用，疗效与前者相仿。这是因为夜间胃酸分泌多，对 PU 的发生有重要关系，从而能发挥最大效果，且夜间适度抑酸干扰胃肠生理功能较小，不影响患者的正常生活。H_2RA 治疗溃疡，其溃疡愈合率低于 PPI，内镜下溃疡愈合率在 65%～85%。H_2RA 的不良反应较小，发生率低于 3%。不良反应有白细胞减少，谷丙转氨酶（glutamyl transpeptidase，GPT）增高，男性性功能障碍和乳房增大，以及困倦、迟钝、定向障碍、幻觉、躁动等精神症状。其中第二代、

第三代相对第一代 H_2RA 的不良反应要小得多。

3. 质子泵抑制剂

PPI 是治疗酸相关性溃疡的首选药物。其特点为作用快、持续时间长、抑酸效果好。与 H_2RA 相比较，PPI 通过抑制胃酸的最后分泌过程，抑制胃酸作用更强，可使溃疡愈合时间缩短 1/3～1/2。PPI 为苯并咪唑的衍生物，能迅速穿过胃壁细胞膜，聚积在强酸性分泌小管中，转化为次磺胺类化合物，后者可与壁细胞分泌小管和囊泡内 H^+–K^+–ATP 酶（又称质子泵）结合，使其不可逆地失去活性，使壁细胞内的 H^+ 不能移到胃腔中，从而阻滞胃酸的最后分泌过程。胃内酸度降低与溃疡愈合有直接的关系。如果抑制胃酸分泌，使胃内 pH 值升高至大于 3，每天维持 18～20 小时，则可使几乎所有 PU 在 4 周内愈合。PU 病治疗通常采用标准剂量的 PPI，每日 1 次，早餐前半小时服药。治疗 PU 疗程为 4 周，GU 为 6～8 周，通常内镜下溃疡愈合率均在 90% 以上。PPI 与抗 HP 抗生素联合应用，可明显提高 HP 的根治率。PPI 发展较快，其第一代（奥美拉唑）药动学和药效学存在一定的缺陷。奥美拉唑的血药浓度与给药剂量呈非线性关系，在不同患者中具有明显差异，这导致了该药对不同患者临床抑酸疗效的差异。给药时间、食物和抗酸药的存在均对第一代 PPI 的药效影响较明显。而第二代（兰索拉唑、尼扎拉唑）、第三代（雷贝拉唑）PPI 这方面的影响较小。另外，第一代 PPI 起效较慢，只有在多次给药后才能发挥最大的抑酸作用。此外，还存在着某些局限性，如促进愈合和症状缓解作用不稳定、胃排空延迟、壁细胞肿胀及给药后有明显的胃酸高峰等，影响了相关疾病的治疗效果。

近年来问世的新一代 PPI 雷贝拉唑，已在不同程度上克服了原有同类产品的某些缺陷。其主要特点有：①临床抑酸效果好：②抑酸作用起效快；③昼夜均可维持较高的抑酸水平；④疗效确切，个体差异小；⑤与其他药物之间无相互影响；⑥不良反应小。新一代 PPI 与第一代 PPI 相比，能够更强、更快地发挥抑酸作用。

对 NSAID 溃疡的预防及治疗，应首选 PPI，通过它高效抑制胃酸分泌作用，显著改善患者的胃肠道症状、预防消化道出血、提高胃黏膜对 NSAID 的耐受性等作用，并能促进溃疡愈合。PPI 疗程与剂量同消化性溃疡病。H_2RA 仅能预防 NSAID PU 的发生，但不能预防 NSAID GU 的发生。

PPI 治疗中存在的问题：①长期抑酸导致黏膜增殖旺盛，有可能发展为高胃泌素血症；②动物实验中有可能发生类癌样变，但其对人类如何尚不清楚；③长期应用使胃处于无酸状态，有利于胃内细菌繁殖，有亚硝酸胺等致癌物质增加的危险；④治疗原则是恢复胃的正常功能，过度抑酸处于非生理状态。因此，研究者认为，使用 PPI 治疗一般疗程不宜太长，剂量不宜太大。此外，类似药物还有潘托拉唑、拉贝拉唑等。

4. 根除 HP 的药物治疗

根除 HP 应为 PU 病的基本治疗，它是溃疡愈合及预防复发的有效防治措施。HP 与 PU 的发生与预后密切相关，且有证据显示 HP 感染与胃体、胃窦腺癌相关联。对 HP 阳性的胃及 PU，无论是初发还是复发，应全部接受 HP 的根除治疗。理想的 HP 根除方案应符合安全、有效（根除率＞ 90%）、简便、经济的标准。目前推荐的各类根除 HP 治疗方案中最常用的是以 PPI 为基础的三联治疗方案（PPI、阿莫西林、克拉霉素），三种药物均采用常规剂量，疗程 7～14 天。HP 根除率在 70%～90%，为提高根除率，在治疗 PU

病时建议采用10天疗法。1994年4月，中华医学会消化病学会HP专题共识会的推荐方案如下：

（1）PPI+两种抗生素：① PPI标准剂量+克拉霉素0.5 g+阿莫西林1.0 g，均bid×1周。② PPI标准剂量+阿莫西林1.0 g+甲硝唑0.4 g，均bid×1周。③ PPI标准剂量+克拉霉素0.25 g+甲硝唑0.4 g，均bid×1周。

（2）铋剂+两种抗生素：①铋剂标准剂量+阿莫西林0.5 g+甲硝唑0.4 g，均bid×1周。②钵剂标准剂量+四环素0.5 g+甲硝唑0.4 g，均bid×1周。③铋剂标准剂量+克拉霉素0.25 g+甲硝唑0.4 g，均bid×1周。

（3）其他方案：雷尼替丁枸橼酸钠0.4 g替代推荐方案（1）的PPI或H_2受体拮抗剂（H_2RA）或PPI+推荐方案（1）组成四联疗法，疗程1周。

近年来，HP耐药率迅速上升，甲硝唑为30%以上，克拉霉素5%～10%，常导致HP清除失败。对于首次根除失败者，应采用二、三线方案进行治疗。二、三线方案常用四联疗法，可根据既往用药情况并联合药敏试验，采取补救治疗措施PPI+2种抗生素（如呋喃唑酮、左氧氟沙星等）。

中华医学会消化病学会HP学组发布了《第三次全国幽门螺杆菌感染若干问题共识意见》。会议推荐治疗方案以桐城的共识意见为基础，借鉴了欧洲Maastricht的意见，并且许多方案是以我国的多中心随机研究为依据。方案的制定严格的遵照循证医学的原则，加入了近年来HP研究新进展：如鉴于甲硝唑耐药率普遍增高，PPI三联疗法随着时间的变迁，HP的根除率越来越低，为了达到一个理想的HP根除率，防止继发耐药，建议PPI三联+铋剂的四联疗法可以用于一线治疗。推荐在补救治疗中加入呋喃唑酮、喹诺酮类抗生素，对于反复治疗失败的患者，建议进行药物敏感试验。

序贯疗法治疗HP感染具有疗效高、耐受性和依从性好等优点。目前推荐的序贯疗法为10天：前5天，PPI+阿莫西林，后5天，PPI+克拉霉素+替硝唑；或前5天，PPI+克拉霉素，后5天，PPI+阿莫西林+呋喃唑酮。据报道，序贯疗法有效率达90%以上，且对耐药菌株根除率较其他方案为高。

5. 黏膜保护剂

PU的愈合质量，要求愈合溃疡的瘢痕较厚，黏膜腺体结构较为正常，腺体间结缔组织较少。良好的愈合质量是预防溃疡复发的重要先决条件之一，为保证消化性溃疡的愈合质量，在根除HP和抑酸的同时应给予黏膜保护剂，此类药物多有中和胃酸和促进黏膜自身防御–修复因素的作用。联合应用黏膜保护剂可提高PU病的愈合质量，有助于减少溃疡的复发率。主要有硫糖铝、铝碳酸镁、胶体铋、麦滋林、替普瑞酮和前列腺素类等药物。

（1）硫糖铝：是一种含有8个硫酸根的蔗糖铝盐，其主要作用是口服此药后在酸性环境中，离子化形成硫酸蔗糖复合阴离子，紧密黏附在遗疡基底带正电荷的坏死组织的蛋白上，形成一层保护膜，阻止胃酸和胃蛋白酶对溃疡的消化作用，与胆盐和胃蛋白酶结合，降低其对黏膜的损伤作用，促进黏液和碳酸氢盐的分泌，增加黏液屏障，促进局部前列腺素的合成和释放，增加表皮生长因子的分泌，改善黏膜血流而起到保护黏膜的作用。常用剂量为每次10 mL，3次/天，餐前口服。长期服用可出现便秘。

（2）铝碳酸镁：可覆盖溃疡形成保护膜，增加碳酸氢盐及黏液糖蛋白分泌，促进前列腺素释放，增加胃黏膜血流，清除氧自由基系统，增加表皮生长因子及碱性成纤维细胞生长因子释放，该药物尚有抗酸及吸附胆汁酸盐的作用，更适合伴有胆汁反流的患者。

（3）胶体铋：CBS 是氢氧化铋和枸橼酸的络合盐。其主要作用是在酸性环境下形成不溶性秘盐，覆盖于溃疡表面，阻断胃酸、胃蛋白酶的侵袭作用，促进前列腺素的合成并延缓其降解，刺激黏液和碳酸氢盐的分泌并增加黏膜血流量，可使表皮生长因子聚集于溃疡部位，促进愈合，杀灭 HP。因 CBS 含有铋剂，不宜长期服用。

（4）麦滋林：有效成分为 L 谷氨酰胺，是从卷心菜中分离出的氨基酸，作用为促进前列腺素合成、营养胃黏膜，促进细胞增殖。不良反应偶有 GPT 升高、颜面潮红、便秘、腹泻等。

（5）替普瑞酮：为萜的衍生物，作用为促进胃黏液分泌，促进黏液糖蛋白及磷脂的合成、促进前列腺素合成、改善胃黏膜血流量，有时有便秘、腹泻、肝脏 GPT 升高、胆固醇升高、头痛等。

6. 药物维持治疗

PU 维持治疗的目的是：①预防和减少复发；②有效地控制或改善症状；③预防出现并发症。有临床观察提示，十二指肠球部溃疡经抗溃疡药物短期治疗后，给予或不给予持续性维持治疗，溃疡复发率差别很大。在药物选择上，凡是对溃疡病治疗有效的药物均可用于维持治疗。而最常用的为 H_2 受体拮抗剂及 PPI 维持治疗方式：①连续性维持治疗，即溃疡愈合后每日半量服药；②间歇全程给药，即出现症状给 4～8 周的全量治疗；③症状性自我疗法，症状出现时给药，症状消失即停药。以连续性维持治疗疗法最常用。根除 HP 后，溃疡复发率显著低于抑酸剂治疗组和未根除治疗组，提示 HP 是导致溃疡复发的主要因素。其中包括未进行 HP 根除治疗和根除治疗后 HP 再次转为阳性，后者包括再燃和再感染两种可能。近年来，多个研究表明，再燃可能是 HP 感染复发的主要因素，应对 HP 再次进行根除治疗。长期服用 NSAID 是导致消化性溃疡病复发的另一重要因素，如因原发的病情需要不能停药，可更换环氧合酶（cyclooxygenase，COX）2 抑制剂，并同时服用 PPI。

7.NSAID 溃疡的治疗

对 NSAID 溃疡的预防及治疗，应首选 PPI，它高效抑制胃酸分泌，显著改善患者的胃肠道症状、预防消化道出血、提高胃黏膜对 NSAID 的耐受性等作用，并能促进溃疡愈合。PPI 疗程与剂量同消化性溃疡病。H_2 RA 仅能预防 NSAID PU 的发生，但不能预防 NSAID GU 的发生。

第三章　儿童静脉治疗

第一节　常见刺激性药液的理化特点

药物的理化性质是指物理和化学性质。物理性质是指药物溶解度、熔点、挥发性、吸湿和分化等；化学性质是指药物氧化、还原、分解化学反应特征。药物脂溶性和水溶性会影响药物吸收、分布、代谢、排泄；化学稳定性会影响药物质量及体内代谢过程。这些理化性质与药物的作用息息相关，主要包括酸碱度、渗透压、药物浓度、药物本身的毒性、刺激性、配伍禁忌、药液的温度等。

静脉输注溶液或药物的 pH 值、渗透压、浓度等会对血管产生一定的刺激，是导致静脉炎和输液渗漏的重要原因。因此，了解药液的理化特性，能帮助护理人员在工作中选择适当的输液途径和输液工具，尽量减少药液对血管壁的刺激，避免静脉炎的发生和输液渗漏导致的局部皮肤损伤。

一、药物酸碱度与输液安全

pH 值是溶液酸碱度的衡量标准，是溶液中氢离子的浓度指数。人体血液的 pH 值为 7.35～7.45。一般来说，超过正常 pH 值范围的药物经静脉给药后均会不同程度地损伤静脉内膜。而当药液的 pH 值低于 5.0 或高于 9.0 时，局部常会出现化学性静脉炎表现，甚至出现静脉硬化、静脉血管通透性增加和血栓形成。

在进行静脉输液时，若药物的 pH 值超过人体血液的正常范围，人体能将其缓冲到正常范围。输注血管的内径越大、血流速度越快、输注药物速度越慢，缓冲越好。人体腔静脉的管径粗、血流速度快，能快速将输注药物进行稀释，减少极限 pH 值药物对血管内膜的损伤。因此，药物的 pH 值是判断药物能否经外周静脉输注的一个重要指标。外周静脉输液的 pH 值应保持在 6～8 的范围内。

二、药物渗透压与输液安全

渗透压是指水从低渗溶液穿过半透膜进入高渗溶液时产生的压力，人血浆的渗透压为 240～340 mOsm/L。285 mOsm/L 是等渗标准线，医学上将渗透压低于 240 mOsm/L 的溶液称为低渗性溶液，如 0.45% 的氯化钠；将渗透压高于 340 mOsm/L 的溶液称为高渗性溶液，如 10% 的葡萄糖。当低渗溶液从外周静脉输入时，它使水分子向细胞内移动，细胞水分过多可造成细胞破裂、静脉刺激与静脉炎。当高渗性溶液从外周静脉输入时，水分从细胞内向细胞外移动，导致血管内膜细胞脱水、受损，进而使局部血小板聚集，静脉壁通透性增强，静脉内膜层出现白细胞浸润的炎症改变，使静脉收缩变硬，形成静脉炎、血栓。有文献报道：外周静脉输液时，液体渗透压＞ 450 mOsm/L 可能引起中度静脉炎、液体渗透压＞ 600 mOsm/L 则会引起重度静脉炎。

因此，经外周静脉输液时，需将药物的渗透压控制在 400 mOsm/L 以内。

三、血管活性药物对血管的刺激

血管活性药物通过调节血管的舒缩状态、改变血管功能和改善微循环的血流灌注达到抗休克的目的。血管活性药物包括血管收缩药和血管扩张药。临床研究显示，经外周静脉应用血管活性药物时，不仅可以刺激小静脉引起静脉炎，而且一旦外渗，可引起皮下组织缺血、坏死。刺激性血管活性药物包括多巴胺、多巴酚丁胺、肾上腺素、去甲肾上腺素、前列地尔等。

临床上给儿童输注血管活性药物时，建议使用中心静脉输注。若不得不经外周静脉输注，建议尽量选择粗、直、弹性好的外周静脉，避开静脉瓣。同时，护理人员应加强对输注血管的监控和评估，必要时更换注射部位。

第二节　儿童静脉留置针置管规范及操作流程

一、儿童静脉留置针置管的适应证

（1）胃肠功能紊乱、严重营养不良，需长时间或者反复从静脉输入液体，输液量较多的患儿。

（2）需做临床试验以及连续多次采集血标本的患儿。

（3）手术患儿、危重抢救患儿、小儿及躁动不安患儿等。

（4）输全血或者血液制品的患儿。

（5）需输入大量液体而使用输液泵或压力输液的患儿。

二、儿童静脉留置针置管的禁忌证

（1）对静脉留置针的材料有过敏反应的患儿。

（2）输注刺激性、高渗性、腐蚀性药物时不可使用。

三、儿童静脉留置针置管前准备

（1）患儿准备：患儿排大小便或更换尿片。

（2）环境准备：室内环境清洁、光线充足，安静、安全、温湿度适宜。

（3）用物准备：治疗盘、安尔碘、棉签、输液卡、弯盘、胶布、止血带、2个留置针（24 G），透明敷贴、1套静脉输液器、弹力绷带、免洗手消毒液、医用废物桶、利器盒，必要时备剃刀。

四、儿童静脉置管血管选择

血管选择的原则是在满足治疗需要的情况下，尽量选择最细、最短的导管，选择与静脉大小相应的留置针，根据静脉长短及深浅部位，同时考虑患儿的年龄、静脉的条件、输液目的。输液时根据患儿的活动需要，选择静脉穿刺工具及型号。

（一）年龄

小儿出生至3岁这一时期，头皮皮下脂肪少，静脉清晰表浅，这个时期的小儿可选用头皮静脉穿刺，但不作为首选部位。头皮一般首选额正中静脉，其次可选耳后颞前静脉、额上静脉等部位。3岁以上患儿宜选择四肢静脉，一般选用手背静脉、足背静脉、贵要静脉、肘正中静脉、头静脉、大隐静脉、小隐静脉等。对3岁以上四肢较胖或肾疾病致全身水肿的患儿，由于看不清楚四肢血管，不易操作，临床可选择头皮静脉。

（二）治疗疗程

5～7 天输液治疗宜选头皮静脉和四肢浅静脉，选择血管应从远心端到近心端，从小静脉到大静脉，避免在同一条血管上反复多次穿刺。长期输液治疗，输入高刺激性、高浓度药物的患儿应选中心静脉。

（三）药物性质

对严重脱水、血容量不足或需快速输液者，以及注入钙剂、50% 葡萄糖、甘露醇等高浓度的药物时宜选用上肢大静脉；注入营养液、血管刺激性较强的药物时，选择较粗而直的血管穿刺，交替使用血管，切忌连续多次使用同一条血管；特别是进行化疗时，应每次更换血管，保证血管有进行自我修复的时间。

（四）尊重家长意愿选择血管

了解患儿配合度及患儿平时输液穿刺部位，在有条件的情况下，可以让患儿家属一起参与血管的选择，也可以选择方便患儿家属照顾的部位穿刺，人性化服务。

五、儿童静脉置管部位选择

（1）选择穿刺部位时，首先要对既往静脉穿刺以及静脉损伤的情况进行评估。

（2）选择穿刺部位时应避开静脉瓣及肢体关节部位。

（3）常规应首选上肢远端部位，再次选择前次穿刺点的近心端。

（4）不宜选择的穿刺部位：①弹性差的静脉；②已有渗漏、静脉炎、感染及血肿发生的部位；③手术同侧肢体及患侧肢体；④反复穿刺的部位。

（5）输注刺激性药物时应选择弹性好和较粗的血管，避免选头皮静脉、关节处静脉、足背静脉。

六、儿童静脉置管流程

（一）置管方法

（1）携带用物推车至患儿床前，核对腕带、住院号、姓名（让患儿家属说出患儿名字）。

（2）向患儿家属解释操作过程及目的，充分暴露穿刺部位，放输液治疗巾于穿刺部位下方。

（3）扎止血带于穿刺部位上方合适位置，使静脉充盈。

（4）安尔碘消毒穿刺部位皮肤，以穿刺点为中心向外螺旋式擦拭并自然待干，取出静脉留置针，拔去护帽，检查静脉导管和针头各部位。旋转松动针芯，检查针头及套管尖端是否完好。

（5）左手绷紧皮肤，右手持针，以 15°～30° 角直刺静脉，缓慢进针，见回血后压低角度继续进针 0.2 cm 左右。

（6）将针芯撤 0.2 cm，固定针翼，将软管全部送入血管。

（7）固定导管座，松止血带，撤出针芯，放入利器盒，打开调节器。

（8）用无菌透明敷贴做封闭式固定，在敷贴上注明置管日期、时间、责任人。妥善固定延长管和输液管道。处理用物，免洗手消毒液消毒双手。

（二）操作中注意事项

（1）严格无菌操作技术原则，预防感染的发生。

（2）穿刺工具应在满足治疗的前提下选择管径最细、长度最短、管腔最小的导管。穿刺时动作轻、稳、准，避免反复穿刺造成血管及周围组织损伤。

（3）穿刺工具和输液设备最好为螺口连接。

（4）在儿科患者中，可不按成人常规更换外周静脉留置针，患儿仅在有临床指征的时候才更换，但要及时观察其留置针的情况，并严格按照产品说明书执行。

（5）不得在置有外周静脉留置针的一侧肢体上端用血压袖带和止血带。

（6）喜爱活动的患儿应避免将静脉留置针保留于下肢，以免由于重力作用造成回血，堵塞导管。

（7）粘贴透明贴膜时以穿刺点为中心，去除无张力粘贴透明贴膜边框时充分按压。因透明敷料便于观察，故应选择透明敷料覆盖穿刺部位。如穿刺部位有渗血或渗液，用纱布敷料覆盖穿刺部位。

（8）静脉留置针不作常规采血，对于儿童患者，难以建立静脉通路，患凝血功能障碍和需要连续检测的成人患者，考虑采用外周静脉留置短导管采血。在获得血样前2分钟，应停止输液；在采样前，丢弃1～2 mL血样。

（9）所有导管均为一次性物品，禁止重复使用，即使穿刺不成功也不得再次使用。

（10）防止穿刺部位潮湿、污染，敷贴潮湿应及时更换，留置针置管侧肢体避免剧烈运动或长时间下垂等。

（11）每次使用前评估一次导管及局部情况，每日观察导管有无滑脱，局部有无红、肿、热、痛、条状硬结等静脉炎表现，及时处理置管相关并发症。如发生静脉炎、感染或导管故障，应立即拔出导管。

（12）每次输液前先抽回血，再用无菌生理盐水冲洗导管。若无回血，冲洗有阻力，应考虑留置针导管堵塞。如堵塞，应及时拔出留置针，切忌不可用注射器推注生理盐水，以免将凝固的血栓推进血管，造成栓塞。

（13）穿刺时密切观察患儿的面色，有无发绀等全身情况。注意刚吃完奶的患儿穿刺时的体位（头偏一侧），防止呛奶的发生。

（14）穿刺成功后告知患儿家属适当约束患儿双手，以免患儿抓拽、拔除静脉留置针。

第三节　儿童静脉留置针维护规范及操作流程

一、儿童静脉留置针维护适用范围

输液完毕，对需保留留置针的患儿进行封管，不需要保留留置针的患儿撤除留置针。

二、儿童静脉留置针的封管

为了维持导管的通畅性，需在输液结束时进行封管。封管是将无菌生理盐水注入导管内，防止血液回流、凝结、堵塞导管，从而保持导管的畅通。

（一）静脉留置针封管的时机、溶液的选择

输液结束后，使用无菌生理盐水、肝素盐水或使用一次性预充式导管冲洗液。

（二）静脉留置针封管的流程

（1）推车至患者床旁，核对患儿信息。

（2）观察输液，确定输液完成，关闭输液器活塞，将输液器与无针接头分离。

（3）再次核对患儿信息，将一次性预充式的导管冲洗液与无针接头连接，一手固定无针接头，一手脉冲式注入适量生理盐水；在生理盐水未推尽时，先关闭留置针延长管上小夹子，再拔出注射器，置于黄色垃圾袋中。

（4）再次核对患者信息。

（5）免洗手消毒液消毒双手，整理患儿衣物及床单位，讲解输液间歇期留置针注意事项。

（6）免洗手消毒液消毒双手，推车回治疗室，按医疗垃圾处理原则整理用物。

（7）按七步洗手法洗手，记录。

三、儿童静脉留置针的拔除

预防静脉炎的方法之一是定期更换血管内导管，浅静脉留置针的研究显示，导管置入时间大于 72 小时，血栓性静脉炎和导管细菌定植的发生率会增加。

（一）拔除指征

（1）当患儿主诉有与导管相关的不适或疼痛时，在调整无效的情况下，应拔除导管。

（2）2014 年的标准是 72～96 小时更换。

（3）如果怀疑存在导管相关性血流感染，应拔除导管并对导管进行培养。

（二）拔除静脉留置针的流程

（1）遵医嘱停止输液，再次核对患儿信息

（2）向患者解释操作过程，协助患儿取舒适体位。

（3）移除固定留置针尾部的胶布，从留置针尾部至穿刺点方向轻轻移除留置针的敷料。

（4）轻轻拔除导管，用无菌棉签按压穿刺点止血，至无出血。在拔除时应观察患儿有无生命体征及病情变化。

（5）告知患儿及家长注意事项。

（6）免洗手消毒液消毒双手，推车回治疗室，按医疗垃圾处理原则分类处理用物。

第四章　妇科用药

第一节　雌激素类药

一、己烯雌酚（Diethylstilbestrol）

（一）商品名或别名

乙底酚，雌性素，Stilbestrol，Stilbol。

（二）药物概述

本品为人工合成的非甾体类雌激素，口服作用为雌二醇的2～3倍。主要作用为促使女性器官及副性征正常发育；促使子宫内膜增生和阴道上皮角化；减轻妇女更年期或妇科手术后因性腺功能不足而产生的全身性紊乱；增强子宫收缩，提高子宫对催产素的敏感性；小剂量刺激而大剂量抑制腺垂体促性腺激素及催乳激素的分泌；对抗雄性激素作用。

（三）药动学

口服吸收好，不易被肝破坏，代谢物主要以葡萄糖醛酸化合物形式从尿和粪便排泄。

（四）用药指征

（1）补充体内雌激素不足，如萎缩性阴道炎、女性性腺发育不良、绝经期综合征、老年性外阴干枯症及阴道炎、卵巢切除后、原发性卵巢缺如。

（2）乳腺癌、绝经后及男性晚期乳腺癌不能进行手术治疗者。

（3）不能手术治疗的前列腺癌晚期患者。

（4）预防产后泌乳、退（回）乳。

（五）用法用量

1. 治疗卵巢功能不全或垂体功能异常引起的闭经

口服宜小剂量，每日量不超过0.25 mg。

2. 用于人工月经周期

口服每日0.25 mg，连服20日，待有月经后再用同法治疗，共3个周期。

3. 用于月经周期延长及子宫发育不全

口服每日0.1～0.2 mg，持续半年，经期停服。

4. 治疗功能失调性子宫出血

每晚服0.5～1 mg，持续20日。

5. 用于绝经期综合征

口服每日0.25 g，症状控制后改为每日0.1 mg（如同时每日舌下含服甲睾酮5～10 mg，效果更好）。

6. 老年性阴道炎

阴道塞药，每晚塞入1～2片（0.2 mg），共用7日，可使阴道上皮增生，并加强局部的抗菌力。

7. 配合手术用于前列腺癌

每日 6～10 mg，3 次分服，连用 2～3 个月。

8. 用于因子宫发育不良及子宫颈分泌物黏稠所致不育症

以小剂量促使宫颈黏液稀薄，精子易透入，于月经后每日口服 0.1 mg，共 15 日，一个疗程为 3～6 个月。

9. 用于稽留流产（怀孕 7 个月以内死胎，经 2 个月或以上仍未娩出）

口服每次 5 mg，每日 3 次，5～7 日为一个疗程，停药 5 日。如无效可重复一个疗程。

10. 退乳

口服每次 5 mg，每日 2～3 次，连服 3 日；或肌内注射，每日 1 次，每次 4 mg，连用 3～5 日，同时紧束双乳，少进液体。

11. 用于补充体内雌激素不足

每日 0.25～0.5 mg，21 天后停药 1 周，周期性服用，一般可用 3 个周期（自月经第 5 天开始服药）。

12. 用于乳腺癌

每日 15 mg，6 周内无改善则停药。

13. 用于前列腺癌

开始时每日 1～3 mg，依据病情递增而后递减；维持量每日 1 mg，连用 2～3 个月。

（六）药物相互作用

（1）氢化可的松：可使氢化可的松在肝内代谢减少，抗炎作用增强。

（2）α－干扰素：与 α－干扰素合用可增加阴道上皮细胞内的糖原含量，改善阴道内环境，减少阴道分泌物，降低阴道 pH 值，可使损伤修复，调节机体免疫力，提高抗病力。

（3）环孢素：可降低环孢素的肝脏排泄，增加其血药浓度。

（4）与卡马西平、苯巴比妥、苯妥英、扑米酮、利福平等同时使用，可降低本品的效应。

（5）口服抗凝血药：可能提高依赖维生素 K 的凝血因子的水平，减弱口服抗凝血药（如华法林等）的抗凝作用。

（6）三环类抗抑郁药：能使丙米嗪类的毒性反应发生率增高。

（7）己烯雌酚与口服降血糖药（甲苯磺丁脲、氯磺丙脲、醋环己脲、妥拉磺脲）合用可致血糖水平发生难以估计的波动，因雌激素可使血糖升高，同时又能增强降血糖药的作用，故需监测血糖并调整剂量。

（8）本品与甲丙氨酯联用，可诱导肝微粒体酶，加快己烯雌酚的代谢，使己烯雌酚作用降低。

（9）抗高血压药：可降低抗高血压药的作用。

（七）禁忌证

（1）孕妇禁用（可能引起第二代女性阴道腺病及腺癌发生率升高，男性生殖道异常及精子异常发生率增加）。

（2）哺乳期妇女禁用。

（3）与雌激素有关的肿瘤患者及未确诊的阴道不规则流血患者禁用。

（4）有垂体肿瘤、血栓栓塞性疾病或有既往史，心血管疾病包括高血压、冠状血管病变、瓣膜病变、血栓源性心律紊乱者禁用。

（八）不良反应

（1）可有不规则的阴道流血、子宫肥大、尿频或小便疼痛。

（2）有时可引发血栓症以及心功能不正常。

（3）有时引起肝功能异常、高脂血症、钠潴留。

（4）引起恶心、呕吐、厌食症状，还有头痛、头晕等精神症状。

（5）少数患者有心前区疼痛、性欲增强。

（6）长期大量应用可诱发生殖系统恶性肿瘤。

（7）妊娠期使用可使后代发生性器官发育异常及生殖功能缺陷，如女性的宫颈及子宫异常、不孕症和流产率增加；男性则出现附睾囊肿、睾丸萎缩，并影响精子的总数及活动力。

（九）用药指导

（1）下列患者慎用：心功能不全、癫痫、糖尿病、肝肾功能障碍、精神抑郁者等。

（2）长期使用应定期检查血压、肝功能、阴道脱落细胞，每年 1 次宫颈防癌刮片。

（3）诊断干扰：①减低美替拉酮试验。②增加去甲肾上腺素导致的血小板凝集试验。③磺溴酞钠（bromsulfadiene sodium pigment，BSP）试验滞留增加。

（4）老年患者易引起钠潴留和高钾血症，应慎用。

（5）应按指定方法服药，中途停药可导致子宫出血。

（6）口服反应较重时可加服维生素 B_6 或改用注射剂。

（十）药物评价

老年性阴道炎是绝经妇女的常见病，为探讨治疗老年性阴道炎的最佳方案，提高临床治愈率，有报道应用己烯雌酚和干扰素联合经阴道给药，并与己烯雌酚和甲硝唑阴道给药相对照。结果己烯雌酚和干扰素应用 8 日后临床治愈率为 80%，己烯雌酚和甲硝唑的治愈率为 40%，两者相比有极显著性差异（$P < 0.01$）。提示该治疗经阴道给药，方法简便，药物通过黏膜吸收，作用直接，经济安全，无不良反应，患者易于接受和掌握，故临床疗效好。

药物流产后阴道出血时间过长是目前临床迫切需要解决的问题。文献报道，当完整绒毛球排出后，及时缩宫抗炎，再辅以小剂量己烯雌酚口服，可有效减少术后出血，缩短出血时间。

（十一）制剂与规格

片剂：0.1 mg、0.5 mg、1 mg、2 mg、3 mg。针剂：0.5 mg、1 mg、2 mg、3 mg。

（十二）贮藏

遮光，密封保存。

二、苯甲雌二醇（Estradiol Benzoate）

（一）商品名或别名

苯甲酸雌二醇、苯甲酸求偶二醇、雌二醇苯甲酸酯、Benztrone。

（二）药物概述

其为人工合成的甾体类雌激素。主要作用为可使子宫内膜增生，增强子宫平滑肌收缩，促使乳腺发育增生；大剂量抑制催乳素释放，对抗雄激素作用，并能增加钙在骨中沉着；促进和调节女性生殖器官和副性征的正常发育。雌二醇是育龄妇女体内卵巢分泌的受体水平活性最高的雌激素。绝经后，卵巢功能衰竭，雌二醇的生成几乎停止，从而引起血管功能障碍，体温调节不稳定，临床表现为潮热、出汗、睡眠障碍、泌尿生殖系统萎缩及骨质疏松等症状。

（三）药动学

用药 12～24 小时后开始起作用，停药后 2 天作用消失。在血液内，部分与 β- 球蛋白结合，游离的雌二醇被组织利用。部分被肝脏破坏，或经胆汁排泄，再被肠道吸收，形成肝肠循环。其代谢产物多与硫酸或葡萄糖醛酸结合成酯后从尿中排出。

（四）用药指征

本药适用于与绝经有关的症状的对症治疗，如潮热、多汗、阴道干燥等。

（1）补充雌激素不足，如萎缩性阴道炎、女性性腺的功能不良、外阴干枯症、绝经期血管舒缩症状、卵巢切除、原发卵巢功能衰竭等。

（2）闭经、月经异常、功能失调性子宫出血、子宫发育不良。

（五）用法用量

1. 用于绝经期综合征

肌内注射：每次 1～2 mg，1 周 2～3 次。

2. 子宫发育不良

每次 1～2 mg，每 2～3 日肌内注射 1 次。

3. 功能失调性子宫出血

每日肌内注射 1～2 mg，至血净后酌情减量，后期择日用黄体酮撤退。

4. 退奶

每日肌内注射 2 mg，不超过 3 天后减量或改小量口服药至生效。

（六）药物相互作用

参见“已烯雌酚”部分。

（七）禁忌证

（1）对本品过敏者、患有血栓栓塞性疾病（静脉炎、肺栓塞等）及肝肾疾病者禁用。

（2）与雌激素有关的肿瘤患者（如乳腺癌、阴道癌、子宫颈癌、卵巢癌患者）禁用，晚期前列腺癌患者禁用。

（3）孕妇及哺乳期妇女禁用，用于回奶时需停止哺乳。

（4）儿童用药易引起早熟，应禁用。

（八）不良反应

不良反应有恶心、头痛、乳房胀痛，偶有血栓症、皮疹、水钠潴留等。

（九）用药指导

（1）用药期间定期进行妇科检查。

（2）注射前充分摇匀，或加热摇匀。

（3）与孕激素类药物合用，能抑制排卵。

（4）子宫肌瘤、心脏病、癫痫、糖尿病及高血压患者慎用。

（5）如果遗漏用药，请勿加倍使用剂量来弥补遗漏的剂量。

（十）制剂与规格

针剂：1 mg、2 mg。

（十一）贮藏

遮光，阴凉处密闭保存。

三、尼尔雌醇（Nilestriol）

（一）商品名或别名

戊炔雌醇、维尼安、戊炔雌三醇、Nylestriol、Weinian。

（二）药物概述

尼尔雌醇为雌激素类药，为雌三醇的衍生物，具有口服长效和强效的优点。在雌三醇第三位碳原子上引入环戊醚基后，增加了亲脂性，有利于肠道吸收，并储存在脂肪组织中起长效作用。其可选择性地作用于阴道和子宫颈管，对子宫体和子宫内膜影响很小，有较强的雌激素分化作用，适用于围绝经期妇女的雌激素替代疗法，以原药、炔雌三醇和雌三醇 3 种形式从尿中排泄。大剂量动物实验证实无致畸、致突变作用，不影响肝脏功能。本品口服的雌激素活性是炔雌醚的 3 倍，是目前临床雌激素类药物中雌激素活性最强的药物。本品尚能升高白细胞，改善放疗辐射后造血功能，具有减轻淋巴细胞溶酶体膜及染色体损伤的防护作用。

（三）药动学

口服易吸收，在体内多功能氧化酶作用下，其活性减低。达峰时间为 3 小时，半衰期为 20 小时左右，维持时间 4.6 天，在体内代谢为乙炔雌三醇和雌三醇，缓慢从尿中排泄。尿中排出量原药最多，其余依次为乙炔雌三醇和雌三醇。

（四）用药指征

（1）临床用于雌激素缺乏引起的绝经期或更年期综合征的激素治疗，如潮热、出汗、头痛、目眩、疲劳、烦躁易怒、神经过敏、外阴干燥、老年性阴道炎等。

（2）取节育器前用药。

（3）治疗急性放射病。

（五）用法用量

1. 更年期妇女激素替代治疗

口服：每次 5 mg，每月 1 次；或每次 2 mg，每 2 周 1 次。症状改善后维持量为每次 1～2 mg，每月 2 次，3 个月为一个疗程。有子宫者，每 3～6 个月给予孕激素 10～14 天，孕激素停用后可产生撤药性子宫出血。

2. 取节育器前用药

绝经妇女取环前 7 天，口服 4 mg，7 天后取环。

3. 治疗急性放射病

可于照射后 1 天内尽早口服 20 mg；照射前预防和照射后结合治疗时，可于照射前 2 天至照射前即刻服用 20 mg，照射后 1 天内再服用 10 mg。

（六）药物相互作用

（1）增加钙剂吸收。

（2）加重三环类抗抑郁药的不良反应，并降低其疗效。

（3）卡马西平、苯巴比妥、苯妥英、扑米酮、利福平可降低本品疗效。

（4）降低抗凝药疗效。

（5）降低抗高血压药的疗效。

（6）可降低他莫昔芬的疗效。

（七）禁忌证

（1）雌激素依赖性疾病（如乳腺癌、子宫内膜癌、宫颈癌、较大子宫肌瘤等）病史者禁用。

（2）孕妇及哺乳期妇女禁用。

（3）再生障碍性贫血患者禁用。

（4）血栓栓塞性疾病患者。

（5）高血压患者。

（6）子宫内膜异位患者。

（7）原因不明的阴道出血者。

（8）严重肝肾功能不全患者。

（八）不良反应

（1）轻度胃肠道反应，表现为恶心、呕吐、腹胀，其他可有头痛、头晕。

（2）突破性出血。

（3）乳房胀痛，白带增多。

（4）偶有肝功能损害。

（九）用药指导

（1）本品的雌激素活性虽较低，但仍有使子宫内膜增生的危险，故应每 2 个月给予孕激素 10 日以抑制雌激素的内膜增生作用，一般孕激素停用后可产生撤药性子宫出血。

（2）如使用者已切除子宫，则不需加用孕激素。

（3）应在医生严密观察下用药及随访。

（4）哮喘、糖尿病、甲状腺病，以及心、肝、肾疾病患者慎用。

（5）治疗前应做全面检查，长期用药妇女至少每年体检 1 次，包括血压、乳腺、腹腔与盆腔器官、宫颈细胞学检查。

（十）药物评价

绝经后妇女激素替代疗法是近年来妇科预防医学的重要进展，是预防和治疗更年期综合征的主要方法。文献报道，100 例女性更年期综合征患者口服小剂量尼尔雌醇，在服药后 1～2 周症状开始缓解。其中以潮热、多汗、失眠、疲乏、阴道干燥的改善较为突出，服药 1 月后症状明显改善且持续维持。不良反应：随访 100 例服用尼尔雌醇的患者 3 个月，出现 6 例恶心病例，加服维生素 B_6 后缓解。所有患者服药后均未发现乳腺包块、血压升高、体重增加，无因不良反应而终止治疗者。

尼尔雌醇能有效改善绝经后妇女围绝经期综合征，如潮热、出汗、骨关节痛、情绪波动等症状和泌尿生殖道萎缩症状，改善血脂，防治骨质疏松等，且具有服用方便、物美价廉的优点。作为国内激素替代治疗（hormone replacement therapy，HRT）（雌激素、孕激素替代治疗）的主要药物之一，其长期应用的有效性和安全性研究，尤其是对子宫内膜影响的临床研究报道不多。为了观察绝经后长期应用尼尔雌醇（5 年以上）对妇女生殖系统包括阴道、宫颈、子宫及卵巢的影响，有研究把68例绝经期妇女分为服药组（n=35）和对照组（n=33），采用化学发光免疫分析法、宫颈刮片、经阴道彩色多普勒超声检查和免疫组化法测定激素水平、子宫卵巢各项指标。结果，2 组患者的血生殖激素水平均为绝经状态，服药组略低于对照组（$P < 0.05$）；2 组患者的阴道上皮成熟值有显著性差异（$P < 0.001$）；子宫内膜厚度有显著性差异（$P < 0.05$）；但 2 组患者的雌二醇（estradiol，E2）水平、子宫体积、子宫动脉阻力指数（resistance index，RI）和增殖细胞核抗原指数无统计学差异（$P > 0.05$）。在随访的 2 年期间，2 组患者的子宫体积和相应的肌瘤体积都无明显增大趋势，甚至略微缩小（$P > 0.05$）。研究提示，绝经后妇女服用尼尔雌醇（5 年以上）对生殖系统是安全的。

（十一）制剂与规格

片剂：1 mg、2 mg、5 mg。

（十二）贮藏

密封，在干燥处保存。

四、戊酸雌二醇（Estradiol Valerate）

（一）商品名或别名

补佳乐，协坤，Progynova。

（二）药物概述

本品为长效雌二醇衍生物，是长效避孕药的组成部分。用于月经失调、激素替代治疗。具有雌激素的药理作用，能促进和调节女性生殖器官和副性征的正常发育，参与卵巢轴功能的调节。本品外用对扁平疣有良效。

（三）药动学

本品为天然 17 β- 雌二醇戊酸酯，在体内经酶脱去戊酸后，即以 17 β- 雌二醇的形式发挥作用。其 2 mg 相当于己烯雌酚 1 mg 的效能。口服峰值时间为 4～6 小时，维持 2～3 天。1 次肌内注射可维持作用 2～4 周。

（四）用药指征

（1）补充雌激素不足，如萎缩性阴道炎、女性性腺功能不全、外阴干枯症、绝经期血管舒缩症状、卵巢切除及原发卵巢功能衰竭等。

（2）晚期前列腺癌。

（3）与孕激素合用，作为避孕药。

（五）用法用量

口服。

1. 青春期用药

（1）雌激素缺乏：每日 1～2 mg，服用 21 天，后 10 天每日加用甲羟孕酮 6～10 mg。

（2）功能失调性子宫出血：2～4 mg，8 小时用药 1 次，血止后 3 天减量，以后每隔

3 天减量 1/3 直至维持量 1 mg，至血止后 20 天。

（3）调整周期：每日 1～2 mg，服 20～22 天，后 10 天每日加服甲羟孕酮 6～10 mg。

2. 生育期用药

（1）卵巢功能减退或下丘脑闭经：每日 1～2 g，服 21 日，后 10 日每日加服甲羟孕酮 6～10 mg。

（2）回奶：每次 3 mg，每日 3 次，连服 5～7 日。

（3）子宫内膜异位症治疗时的“反添加”治疗：每日 2 mg，服 20～22 日，后 10 日每日加服炔诺酮 1 mg。

3. 围绝经期及绝经后

（1）有子宫者：①周期序贯疗法：每日 1～2 mg，服 21 日，后 10 日每日加服甲羟孕酮 6～10 mg，再停药 7 日。②连续联合疗法：每日 1～2 mg 加甲羟孕酮 2 mg。

（2）子宫已切除者：每日 1～2 mg。

（3）绝经后泌尿系统感染及萎缩性阴道炎：可连续用药 2～3 周。

（六）药物相互作用

（1）增加钙剂的吸收。

（2）肝酶诱导药物如巴比妥类、利福平、卡马西平、乙内酰脲类、甲丙氨酯等可影响本品的作用。

（3）可降低抗凝血药的抗凝血效应。

（4）可增强三环类抗抑郁药的不良反应。

（5）降低抗高血压药物作用。

（6）降低他莫昔芬的治疗效果。

（7）对降糖药有影响，并用时应注意调整降糖药的剂量。

（七）禁忌证

（1）严重的肝功能异常、黄疸、妊娠期间持续瘙痒史、慢性特发性黄疸综合征（Dubin-Johnson syndrome，DJS）、特发性高胆红素综合征（rotor syndrome，RS）、曾患或正患肝脏肿瘤患者禁用。

（2）曾患或正患血栓栓塞性疾病（如中风、心肌梗死）、镰状细胞贫血患者禁用。

（3）患有或疑有子宫或乳房的激素依赖性肿瘤、子宫内膜异位症患者禁用。

（4）严重糖尿病、脂肪代谢的先天性异常、耳硬化症史等患者禁用。

（5）妊娠期妇女禁用。

（八）不良反应

少数病例可有乳房胀感、胃部不适、恶心、头痛、体重和性欲改变、不规则阴道出血。

（九）用药指导

（1）开始治疗前，应进行全面彻底的内科及妇科检查（包括乳房检查及宫颈细胞涂片）等。

（2）出现以下情况应立即停药，第一次发生偏头痛或频繁发作少见的严重头痛、突发性感觉障碍（如视觉或听觉障碍）、血栓性静脉炎或血栓栓塞的前发指征（如异常的腿痛或腿肿、不明原因的呼吸或咳嗽时的刺痛感）、胸部疼痛及紧缩感、黄疸、肝炎、全身瘙痒、癫痫发作次数增加、血压显著增高。

（3）用药过程中如发生子宫出血，须咨询医生以明确病因。

（4）糖尿病、高血压、静脉曲张、耳硬化症、多发性硬化、癫痫、卟啉症、手足抽搐、小舞蹈病以及有静脉炎病史的患者，须在临床严密监护下用药。

（5）更年期患者长期的非对抗性雌激素治疗，可能增加子宫内膜癌的发病率，故子宫内膜增生应避免实施非对抗性的雌激素治疗，而应另外给予孕激素类药物；患者应遵从医嘱，并定期进行妇科复查。

（6）手术前（提前 6 周）及肢体固定术（如事故后）时应停用本品。

（7）宜饭后用水吞服，遵医嘱可酌情增减，按周期序贯疗法，每经过 21 日的治疗后，须停药至少 1 周。

（十）制剂与规格

片剂：1 mg，2 mg。

（十一）贮藏

遮光，密闭保存。

第二节　孕激素类药

一、黄体酮（Progesterone）

（一）商品名或别名

安胎针，保孕素，安琪坦，Utrogestan，Agolutin。

（二）药物概述

黄体酮是由卵巢黄体分泌的一种天然孕激素，可介入排卵性月经周期，使基于雌激素作用的增生期子宫内膜转为分泌期内膜；维持妊娠的继续；促进乳腺的发育；降低妊娠子宫的兴奋性，抑制其活动；在体内对雌激素激发过的子宫内膜有显著形态学影响，为维持妊娠所必需。其药理作用是在月经周期后期，使子宫黏膜内腺体生长，子宫充血，内膜增厚，为受精卵植入做好准备。受精卵植入后则使之产生胎盘，减少妊娠子宫的兴奋性，抑制其活动，使胎儿安全生长。黄体酮与雌激素共同作用，促使乳房充分发育，为产乳做准备。可使子宫颈口闭合，黏液减少而变稠，使精子不易穿透。大剂量应用本品时通过对下丘脑的负反馈作用，抑制垂体促性腺激素的分泌，从而抑制排卵。

（三）药动学

本品口服吸收迅速，1～3 小时达到血药浓度峰值。在肝脏迅速代谢，约 12% 代谢转化为孕烷二醇；代谢物与葡萄糖醛酸及硫酸盐结合，随胆汁和尿液排出。其中随胆汁排出的代谢物进入肝肠循环或随粪便排出。部分药物以原形由乳汁排出。肌内注射后迅速吸收，6～8 小时血药浓度达峰值，以后逐渐下降，可持续 48 小时，72 小时消失。故一般采用注射给药，舌下含服或经阴道、直肠给药亦可吸收，经黏膜吸收迅速，2～6 小时达血药浓度峰值。

（四）用药指征

（1）先兆和习惯性流产、原发性痛经、功能失调性子宫出血或血崩症、子宫内膜异位症、子宫内膜增生过长和子宫内膜癌、闭经的治疗。

（2）作为宫内节育器内的缓释孕激素药物。

（五）用法用量

1. 口服给药

每日 200～300 mg，每日 1～2 次。每次剂量不得超过 200 mg，服药时间最好远隔进餐时间。

2. 肌内注射

（1）习惯性流产：肌内注射每次 10～20 mg，每日 1 次或每周 2～3 次，一直用到妊娠第 4 个月。

（2）痛经：在月经之前 6～8 日每日注射 5～10 mg，共 4～6 日，疗程可重复若干次。对子宫发育不全所致的痛经，可与雌激素配合使用。

（3）功能失调性子宫出血：黄体酮每日 10～20 mg，肌内注射共 5～7 天，停药后使子宫内膜脱落彻底，亦称药物性刮宫。

（4）闭经：如已有雌激素影响，给每日 10～20 mg，肌内注射，连用 3～5 天。如雌激素低下，按人工周期，先补充雌激素 21 天，从第 12～14 天起每日加用黄体酮 10 mg，共 8～10 天，2 种药物同时停用。

（5）子宫内膜癌：黄体酮 400 mg，每周服 3 次，连服 3 周；或黄体酮每日 40 mg，连服 5 日后改为每周服 2 次，总量可达 3.6 g；如病情好转则改为每月服黄体酮 400～1000 g，长期维持治疗至肿瘤完全消退。

3. 阴道给药

每次不超过 200 mg，置于阴道深处。

（六）药物相互作用

（1）维生素 K_1：二者联用，通过扩张输尿管平滑肌，可有效缓解上尿路结石所引发的肾绞痛。

（2）雌激素：能有效治疗经雄激素治疗无效、60 岁以上的乳癌患者。

（3）吩噻嗪类：能使黄体酮效应增强。

（4）哚美辛：口服 25 mg，每日 3 次，配合黄体酮 20 mg，肌内注射，每日 2 次，治疗输尿管结石有相互补充作用，提高疗效。

（5）苯巴比妥：可诱导肝脏微粒体酶加速孕酮类化合物灭活，从而降低黄体酮的作用。

（6）环孢素：黄体酮可抑制环孢素代谢，提升环孢素血药浓度水平，出现环孢素中毒现象。

（7）保泰松：可使黄体酮效应降低。

（8）郁金：二者存在药理性拮抗。

（9）姜黄：二者存在药理性拮抗。

（10）莪术：其致早期流产作用可被黄体酮所拮抗。

（11）酶诱导剂如利福平、巴比妥类、抗癫痫药、抗组胺药可降低黄体酮的疗效，不宜合用。

（七）禁忌证

（1）心血管疾病和高血压。

（2）血栓性疾病（如血栓性静脉炎、脑梗死等）及有血栓性疾病史（治疗晚期肿瘤除外）。

（3）糖尿病。

（4）肾功能损伤。

（5）肝功能损伤或肝脏疾病。

（6）胆囊疾病。

（7）哮喘。

（8）偏头痛。

（9）未明确诊断的阴道出血。

（10）癫痫。

（11）已知或可疑的乳房或生殖器官恶性肿瘤。

（12）稽留流产。

（13）对本药、花生油过敏者。

（八）不良反应

（1）偶见恶心、呕吐。大剂量可致水钠潴留。

（2）孕期用药可致女胎男性化。

（3）头痛、头晕、恶心、胃肠道不适、水肿、痤疮、黄褐斑、皮疹、嗜睡或失眠、精神抑郁、乳房胀痛、月经周期改变或不规测出血。

（4）长期应用可引起肝功能异常、缺血性心脏病发生率上升。

（九）用药指导

（1）对精神抑郁者，一旦发现病情加重，应立即停药。

（2）密切注意突破性出血及阴道不规则出血。

（3）大多数妇女的流产是由卵子发育不全造成的，不应盲目保胎。

（4）水肿、有肾脏疾病患者慎用。

（十）药物评价

妇女更年期综合征已成为影响妇女健康的严重问题。为提高更年期妇女的生命质量，激素替代疗法已经被越来越多人所熟悉和接受。但长期单纯用大量雌激素会增加子宫内膜癌的危险性，且雌激素对某些患者禁忌，这使得雌激素在临床上的推广应用受到一定的限制。在国外，临床对于妇女更年期综合征，大部分用黄体酮软膏来减轻各类症状。2%黄体酮软膏可以擦在身体的任何部位，也可以将含有4%或8%天然黄体酮的软膏用于阴道。雷恩（Wren）等研究显示，这种经皮肤吸收的生理特异性激素替代治疗方案能提供适宜的血液激素水平，保护子宫，防止内膜过度增生，防止大量出血，可有效缓解更年期综合征。

功能失调性子宫出血是妇科常见病，约85%的病例属无排卵性功血。为评价黄体酮阴道凝胶治疗功能失调性子宫出血的疗效和安全性，有研究者进行了随机单盲平行对照临床试验，试验组 61 例，对照组 65 例，分别于月经周期第 15 日开始，隔日 1 次分别给予黄体酮阴道凝胶和黄体酮栓剂，治疗 3 个月经周期。分别于每次月经来潮干净后 3～7 日，随访上个月经周期的经期、经量、周期、痛经和白带变化；第 3 周期月经第 25～28 日进行子宫内膜病理学检查。结果，治疗 3 个月经周期后，试验组和对照组月经经期均能明显缩短，减少月经量和血块，对痛经有较好疗效，其临床有效率分别为 83.61% 和 73.85%。2 组疗效比较无显著性差异（$P > 0.05$）。2 组药物不良反应发生率分别为 3.28% 和 4.62%。研究提示，黄体酮阴道凝胶治疗功能失调性子宫出血安全有效。

（十一）制剂与规格

针剂：10 mg、20 mg。胶丸剂：100 mg。复方黄体酮注射液：含黄体酮 20 mg 和苯甲酸雌二醇 20 mg。

（十二）贮藏

避光、密闭，阴凉干燥处保存。

二、炔诺酮（Norethisterone）

（一）商品名或别名

妇康片，去甲脱氢羟孕酮，Norethindrone。

（二）药物概述

本品为口服孕激素，是 19- 去甲基睾酮的衍生物，其孕激素作用为炔孕酮的 5 倍，有轻度雄激素和雌激素活性。能抑制下丘脑促黄体释放激素的分泌，并作用于垂体前叶，降低其对黄体激素释放激素的敏感性，从而阻断促性腺激素的释放，产生抑制排卵的作用。主要与炔雌醇合用，作为短效口服避孕药。较大剂量单独应用时，能使宫颈黏液黏稠度增加，防止精子穿透受精。同时抑制子宫内膜腺体生长发育，影响孕卵着床，故可作为速效探亲避孕药。

（三）药动学

本品口服易吸收，0.5～4 小时达血药浓度峰值，表现为双相药动学性质，初始的分布相后是一延长的消除相。$t_{1/2}$ 5～14 小时，血浆蛋白结合率约为 80%，作用时间在 24 小时以上，平均生物利用度为 64%。经肝脏代谢，给药剂量的 50%～80% 从尿中排泄。

（四）用药指征

（1）避孕。

（2）治疗功能失调性子宫出血、女性不孕症、痛经、闭经、子宫内膜异位症、子宫内膜增生过度等。

（五）用法用量

1. 短效口服避孕药

从月经周期第 5 日开始服药，每日 1 片，晚饭后服用为宜（上夜班者早饭后服），不间断连服 22 日，服完等月经来后的第 5 日继续服药。

2. 探亲避孕药

探亲避孕丸，于同居当晚开始服用，每晚 1 丸（5 mg），同居 10 日之内，必须连服 10 丸；同居半个月，连服 14 丸；超过半个月者，服完 14 丸后接着改服短效口服避孕药，直至探亲期结束。

3. 治疗功能失调性子宫出血

每 8 小时服 1 片炔诺酮片（2.5 mg）（紧急情况下每 3 小时服药 1 次，待出血明显减少后改为每 8 小时 1 次），然后逐渐减量，直至维持量每日 1 次 1 片，再连服 20 日；也可在出血停止后，每日加服炔雌醇 0.05 mg 或己烯雌酚 1 mg，共 20 日。

4. 不孕症

口服炔诺酮 2.5 mg 和炔雌醇 0.05 mg，每日 1 次，连服 20 日，共 3 个周期。

5. 痛经、子宫内膜异位症

于月经第 5～7 日开始，每日口服 1 次 2.5 mg，连服 20 日。

（六）药物相互作用

（1）维生素 C：能增强避孕效果。

（2）利福平：可使避孕药代谢增加，月经周期失去控制，引起突破性出血，导致避孕失败。

（3）抗癫痫药：与炔诺酮联用，可使突破性出血发生率增加，导致避孕失败。

（4）苯妥英：与炔诺酮联用，可引发体液潴留，导致癫痫病复发。

（5）解热镇痛药：对乙酰基氨基酚及吡唑酮类镇痛药（保泰松）等与炔诺酮联用，可加速后者在体内的代谢，使突破性出血发生率增加，导致避孕失败。

（6）口服抗凝血药：炔诺酮可降低口服抗凝血药（华法林、双香豆素）的药效。

（7）降压药：炔诺酮可降低降压药（利舍平、甲基多巴）的药效。

（8）口服降糖药：炔诺酮可降低口服降糖药的药效。

（9）三环类抗抑郁药：炔诺酮可使三环类抗抑郁药代谢减慢，血药浓度升高，易发生毒性反应。

（10）三硅酸镁：可减低炔诺酮及其制剂口服避孕药的生物利用度，从而降低其疗效。

（七）禁忌证

（1）对本药过敏。

（2）心血管疾病（尤其是高血压）。

（3）血栓性疾病（如血栓性静脉炎、脑梗死等）及有血栓性疾病史（治疗晚期肿瘤除外）。

（4）糖尿病、哮喘、癫痫、偏头痛。

（5）肝肾功能不全。

（6）未明确诊断的阴道出血。

（7）乳房肿块，或已知或可疑的乳房或生殖器官恶性肿瘤（晚期肿瘤除外）。

（八）不良反应

（1）恶心、呕吐、食欲不振、头昏、乏力、疲倦、嗜睡等类早孕反应，乳房肿胀、闭经、不规则出血、皮疹、痤疮、多毛、肝功能损害等。

（2）偶见过敏反应。

（3）可见血糖升高。

（九）用药指导

（1）吸烟妇女服避孕药时，心血管疾病并发症较不吸烟者多。

（2）漏服或迟服药物，避孕会失败，故必须每日定时服药。如漏服，应在 24 小时内补服 1 次。

（3）哺乳妇女服药后，可能乳汁减少，故应禁服。

（4）人工流产者应在每次月经第 5 日开始用药，服药期间可能发生突破性出血，一般会有经量减少、经期偏短现象，不必处理。

（5）服药 22 日后，一般过 3～4 日即来月经，若第 7 日仍未来月经，应开始服用下 1 个月的药物。若连续发生 2～3 个月闭经，应予停药，或加服炔雌醇。

（6）子宫肌瘤、高血压患者慎用。

（十）药物评价

大多数短效避孕药是由孕激素和雌激素配伍组成，主要作用是抑制排卵。目前常用的短效口服避孕药有：复方炔诺酮片（口服避孕片 1 号）、复方甲地孕酮片（口服避孕片 2 号）、复方 18- 甲基炔诺酮片（口服避孕片）、复方左炔诺孕酮片等。

子宫内膜增生患者常伴有月经过多。有学者应用炔诺酮治疗子宫内膜增生，结果发现，170 例患者在治疗期间及停药后均获得有效止血，总有效率 100%，其中 62 例（36.47%）月经恢复正常，49 例（28.82%）月经稀少，57 例（33.53%）于 6 个月内绝经，2 例（1.76%）于停药后 3 个月复发，改为子宫内膜切除术治愈，总治愈率 98.82%。用药期间均无明显不良反应，复查肝肾功能及 B 超未见异常。炔诺酮对控制月经效果好，递减法止血效果快，每日剂量 2.5 mg 递减，可在 3～5 日内止血；递增法克服了孕激素突破性出血的缺点，较普通法控制月经的效果好。

功能失调性子宫出血是指由调节生殖的神经内分泌机制失常引起的异常子宫出血，是常见的一种妇科病，占妇科门诊患者的 20% 以上；又分为有排卵型和无排卵型功能失调性出血，以无排卵型多见。炔诺酮是 19- 去甲睾酮衍生物，孕激素作用为黄体酮的 60 倍，并有一定的抗雌激素作用，抑制子宫内膜过度增生，能使子宫内膜转化为蜕膜样变，对下丘脑促黄体释放激素的分祕有较强的抑制作用，从而阻断促性腺激素的释放。在每次月经第 5 日开始服药，患者便于记忆掌握；采用每月递减法可在不影响止血、调整周期的情况下，减轻药物的不良反应，并达到逐渐诱导患者闭经的目的。该药价廉、不良反应轻，宜在基层医院应用。

（十一）制剂与规格

片剂：0.625 mg、2.5 mg、3 mg、5 mg。膜剂：0.625 mg、2.5 mg。复方炔诺酮片（避孕片 1 号）：含炔诺酮 0.625 mg、炔雌醇 0.035 mg。复方炔诺酮膜（口服避孕膜 2 号）：每一小格含药同上。

（十二）贮藏

遮光，密闭，置阴凉处保存。

三、甲地孕酮（Megestrol）

（一）商品名或别名

去氢甲孕酮，妇宁，佳迪，梅格施，Megace。

（二）药物概述

本品为高效孕激素，作用机制与甲羟孕酮相似。口服本品孕激素作用约为黄体酮的

75 倍，注射剂约为 50 倍。无雌激素和雄激素活性。具有显著的抑制排卵作用，能影响宫颈黏液黏稠度和子宫内膜的正常发育，从而阻止精子穿透，使孕卵不易着床。本品对子宫内膜癌及乳腺癌的抗癌机制尚不明了。

（三）药动学

本品口服吸收迅速，正常剂量口服后血浆药物浓度达峰时间为 2～3 小时。血浆半衰期为 15～20 小时。血浆蛋白结合率达 85% 以上，经肝脏代谢，主要以葡萄糖醛酸结合物的形式从尿液中排出（57%～58%），8%～30% 随粪便排出。

（四）用药指征

（1）主要用于避孕、痛经、闭经、功能失调性子宫出血、子宫内膜异位症。

（2）用于晚期乳腺癌和子宫内膜癌的姑息性治疗，对肾癌、前列腺癌和卵巢癌也有一定疗效，可改善晚期肿瘤患者的食欲、恶病质。

（五）用法用量

1. 短效口服避孕药

从月经周期第 5 日起，每日口服 1 片复方甲地孕酮片，连服 22 日为 1 个周期，停药后 2～4 日来月经；然后于第 5 日继续服下一个月的药。

2. 探亲避孕药

在探亲当日中午口服 1 片甲地孕酮探亲避孕片 1 号，当日晚上加服 1 片（以后每日晚上加服 1 片，直至探亲结束），次日再服 1 片。

3. 治疗功能失调性子宫出血

口服甲地孕酮片，每 8 小时 1 次 2 mg（严重情况下，每 3 小时 1 次，待出血明显减少后再改为 8 小时 1 次），然后每 3 日递减 1 次剂量，直至维持量每日 4 mg，连服 20 日；出血停止后，每日加服炔雌醇 0.05 mg 或己烯雌酚 1 mg，共 20 日。

4. 闭经

每次口服 1 片甲地孕酮片和炔雌醇 0.05 mg，每月服 20 日，连服 3 个月。

5. 痛经和子宫内膜增生过度

于月经第 5～7 日开始，每日口服 1 片甲地孕酮片，共 20 日。

6. 子宫内膜异位症

甲地孕酮片，每次 1 片（4 mg），每日 2 次，共 7 日；然后每日 3 次，每次 1 片，共 7 日；再后每日 2 次，每次 2 片，共 7 日；最后每日 20 mg，共 6 周。

7. 子宫内膜腺癌

口服每日 4 mg，逐渐增至每日 30 mg，共 6 周；或每日服 2 次，每次 4 mg，共 20 日。

8. 乳腺癌

口服，每次 40 mg，每日 4 次，每日量 160 mg，连续 2 个月为 1 个疗程。

（六）药物相互作用

（1）氢化可的松：可增强氢化可的松的抗炎效应。

（2）丙米嗪：二者联用，可增强催乳素释放，导致乳房胀大与溢乳。同时改变丙米嗪的体内处置，使其药动学参数发生相应改变，长期服用避孕药的妇女，在加用丙米嗪时，宜将其剂量减少 2/3。

（3）对乙酰氨基酚：复方甲地孕酮可促进对乙酰氨基酚自体内排出，需适当增加用量。

（4）双香豆素：可导致双香豆素抗凝血作用降低。

（5）氯贝丁酯：复方甲地孕酮可升高血胆固醇与三酰甘油水平，故能减弱氯贝丁酯的降血脂作用。

（6）降压药：减弱胍乙啶、甲基多巴等抗高血压药的降压作用。

（7）甲状腺素：可增加血清甲状腺素结合球蛋白，从而降低游离甲状腺素浓度。

（8）降低维生素 C、维生素 B_6、维生素 B_{12}、叶酸的血药浓度。

（9）吩噻嗪类：复方甲地孕酮增强吩噻嗪类刺激催乳素的释放，可致乳房胀大与溢乳。

（10）利舍平：二者联用，增强催乳素的释放，可致乳房胀大与溢乳。

（11）甲基多巴：与复方甲地孕酮联用，增强催乳素的释放，可致乳房胀大与溢乳。

（12）三乙酰竹桃霉素：二者联合应用可引起黄疸与瘙痒。

（13）苯巴比妥：由于苯巴比妥的酶诱导作用，口服避孕药的肝脏代谢加速，避孕效果降低，甚至造成避孕失败。

（14）抗癫痫药：如苯妥英、扑米酮、卡马西平，可加速口服本品在肝脏的转化作用，使其血药浓度降低，从而减弱口服避孕药的作用；同时避孕药致体液潴留，亦可诱发癫痫发作。

（15）利福平：在利福平的酶诱导作用下，其肝内羟化代谢加快，药效降低。利福平对口服避孕药还有促其排泄的作用，合用时会导致避孕失败。

（16）灰黄霉素、保泰松、磺吡酮、复方新诺明、青霉素 V、阿莫西林、红霉素等药物减弱口服避孕药的作用，可使避孕失败。

（17）四环素：可致突破性出血并减弱避孕效果。

（18）克林霉素与头孢氨苄：口服避孕药、克林霉素与头孢氨苄三药合用，可致避孕失败。

（19）乙琥胺：与口服避孕药合用，使避孕药的代谢加速，避孕作用减弱，甚至失败。

（七）禁忌证

（1）严重血栓栓塞性疾病、血栓性静脉炎。

（2）严重肝肾功能损害、胆囊疾病，因骨转移产生的高钙血症。

（3）糖尿病、高血压、心血管疾病。

（4）哮喘、癫痫、偏头痛。

（5）未明确诊断的阴道出血、子宫肌瘤。

（6）对本品过敏者。

（八）不良反应

（1）应用甲地孕酮治疗癌症时，易发生体重增加、食欲增加、水肿、恶心、呕吐、腹泻、便秘、胃肠道综合征、顽固性呃逆、子宫痉挛、类库欣综合征等不良反应。

（2）少数患者可出现高血压、血栓栓塞、心肌梗死、卒中、血栓性静脉炎、肺栓塞、头痛、呼吸困难、药物性肝炎、双眼白内障、阴道出血、月经失调、皮疹、血小板减少、男性阳痿等。

（九）用药指导

（1）禁用于妊娠诊断试验。

（2）接受本品治疗的患者应进行常规密切监测，包括乳腺、盆腔、宫颈细胞学、肝功能等。

（3）长期使用本品应按 28 日周期计算用药日期。

（4）停药 7 日仍未行经时，可开始服下一周期药。连服 2 个周期仍未行经者，应查明闭经原因，排除妊娠。

（5）出现下列症状时应停药：怀疑妊娠、血栓栓塞性疾病、视觉障碍、不明原因的头痛或偏头痛、高血压、肝功能异常、精神抑郁、缺血性心脏病等。

（6）一般在睡前服药，类早孕的不良反应可减轻。

（7）每日服用避孕药的时间应相同，以免血药浓度波动大，影响避孕效果。

（8）注射剂临用时应将药液充分摇匀，并抽尽后注射，以防剂量不足而影响避孕效果，注射时应在臀部肌肉深处注射。

（十）药物评价

晚期肿瘤的治疗原则，近年来有很大改变，治疗目标已经从控制肿瘤转变为控制疾病，更加重视提高患者的生存质量，尽可能缓解临床症状，延长生存时间，而不是单纯控制病灶。因此，如何减少放化疗毒性，减少并发症的发生，提高晚期肿瘤患者的生存质量越来越受到重视。考夫曼（Kaufmann）等选择他莫昔芬（三苯氧胺，tamoxifen，TAM）治疗失败的进展期乳腺癌 769 例，随机分为芳香化酶抑制剂组（依西美坦，Exemestance，EXE）366 例和甲地孕酮（megesterone，MA）组 403 例，完全反应率 EXE 组 15.0%，MA 组 12.4%；内脏转移发生率 EXE 组 13.5%，MA 组 0.5%；肿瘤进展时间分别为 60.1 周和 49.1 周，P=0.025。比较来说，MA 在减轻疼痛、缓解临床症状、生活质量评分方面改善明显，3 级或 4 级体重增加 MA 组 17.1%，EXE 组 7.6%，P=0.001；中位生存期 MA 组 123.4 周，EXE 组更长（未测得）。作者认为这 2 种药物都是 TAM 治疗失败的进展期乳腺癌的良好选择。总之，甲地孕酮对晚期进展期乳腺癌、子宫内膜癌、前列腺癌有较好的治疗作用，可明显地改善肿瘤患者的食欲，纠正恶病质，提高晚期癌症患者的生存质量，减少化疗的不良反应，延长生存期。如能合理应用，不失为肿瘤治疗有效的辅助药物。

长期广泛的实践证明，女用复方短效口服避孕药、女用复方避孕针剂和皮下埋植剂作为女用避孕药的代表，在正确使用时，其效果并不逊于男性绝育术、女性绝育术和先进的宫内节育器，应当属于高效的避孕方法。近半个世纪以来，国外进行过多次大规模的流行病学研究，国内也积累了近 40 年的经验，对于女用短效口服避孕药，特别是在乳腺癌、子宫内膜癌、子宫颈癌、卵巢癌等患者的研究最深入、最广泛，但争论仍多，肯定的结论仍少。总体来讲，根据已有资料，对于激素致癌、避孕药致癌的顾虑正在逐步消减。

（十一）制剂与规格

片剂：1 mg、4 mg。膜剂：1 mg、4 mg。甲地孕酮探亲避孕片 1 号：含甲地孕酮 2 mg。复方甲地孕酮片（口服避孕片 2 号）：含甲地孕酮 1 mg 和炔雌醇 0.035 mg。

复方甲地孕酮膜（口服避孕膜 2 号）：每一小格含甲地孕酮 1 g 和炔雌醇 0.035 g。复方甲地孕酮纸片（薄型口服避孕片 2 号）：每一小格含甲地孕酮 1 mg 和炔雌醇 0.035 mg。甲醚抗孕膜（或丸）：含甲地孕酮 0.5 mg 和奎孕酮（醋炔醚）0.8 mg。复方甲地孕酮注射液（美尔伊避孕注射液）：含甲地孕酮 25 mg 和雌二醇 3.5 mg。微囊复方甲地孕酮避孕注射液：含甲地孕酮 1 mg 和戊酸雌二醇 5 mg。

（十二）贮藏

避光、密闭，阴凉干燥处保存。

四、甲羟孕酮（Medroxyprogesterone）

（一）商品名或别名

甲孕酮，安宫黄体酮，普维拉，Provera，Farlutal，DMPA。

（二）药物概述

甲羟孕酮为作用较强的孕激素，是黄体酮的衍生物，无雌激素活性，口服和注射均有效。适量本品可抑制垂体分泌促性腺激素，继而抑制卵泡的成熟，抑制育龄妇女的排卵功能，可用于改善绝经妇女的血管舒缩症状。孕激素的活性在皮下注射时为黄体酮的 20～30 倍，口服时为炔孕酮 10～15 倍。肌内注射有长效作用。其主要作用为促进子宫内膜增殖分泌，完成受孕准备，有保护胎体作用。能增加宫颈黏液黏稠度和抑制排卵等。用于激素失衡引起的功能失调性出血、闭经、子宫内膜异位症。绝经期激素替代治疗中加用本品以对抗雌激素对子宫内膜的增殖作用。大剂量具有抗肿瘤作用，主要通过细胞内的雌激素受体，抵消雌激素促进肿瘤细胞生长的效应，用于子宫内膜癌辅助疗法。还可通过增强 E2 脱氢酶的活性从而降低细胞内雌激素的水平，诱导肝脏 5α－还原酶使雄激素不能转变为雌激素等。大剂量注射有避孕作用。

（三）药动学

本品口服吸收率平均为 5.7%，腹腔注射生物利用度优于口服及肌内注射，且耐受性良好。口服后 $t_{1/2}$ 为 14 小时，经肝脏代谢，1～2 日内主要以硫酸盐和葡萄糖醛酸盐形式从尿液中排泄。肌内注射后储存于局部组织中缓慢释放，2～3 日达血药浓度峰值，作用可维持 2～4 周以上，剂量较大时可达 3 个月之久。

（四）用药指征

本药用于痛经、功能性闭经、功能失调性子宫出血、子宫内膜异位症，以及对激素敏感的肿瘤如乳腺癌、子宫内膜癌、前列腺癌和肾上腺癌等的姑息治疗等。大剂量可用作长效避孕药。

（五）用法用量

1. 痛经

月经周期于第 6 日开始，每日口服 1 次 2～4 mg，连服 20 日；或用于月经第 1 日，每日 3 次，连服 3 日。

2. 功能性闭经

每日服 4～8 mg，连用 5～10 日。

3. 内膜异位症

从每日 6～8 mg 开始，逐渐加量至每日 20～30 mg，连用 6～8 周。

4. 功能失调性子宫出血、闭经

每日 4～10 mg，共 7～10 天，周期性用药。

5. 激素替代治疗

在用雌激素的基础上，加用本品 12～14 天，每日 4～8 mg。

6. 子宫内膜癌辅助治疗

每次 100 mg，每日 3 次，每周 400～1000 mg，或用注射剂。

7. 避孕

月经来潮第 2～7 日内，肌内注射 150 mg，1 次可避孕 3 个月，以后每 3 个月肌内注射 1 次。

（六）药物相互作用

基本同“黄体酮”。甲羟孕酮与氨鲁米特联用，可显著抑制氨鲁米特的生物利用度。

（七）禁忌证

（1）肝脏或肾脏功能不全、血栓性静脉炎、血栓栓塞性疾病禁用。

（2）高钙血症禁用。

（3）过期流产、子宫出血、孕妇禁用。

（4）凝血功能障碍者禁用。

（5）对本品过敏者禁用。

（八）不良反应

（1）乳房痛、溢乳、闭经、子宫颈糜烂或宫颈分泌改变。

（2）中枢神经系统症状，如紧张、失眠、嗜睡、疲倦、抑郁、眩晕等。

（3）类皮质激素反应，如体重增加、头痛、情绪改变、手颤、出汗、夜间小腿痉挛、体液潴留、阻塞性黄疸等。

（4）过敏性和类过敏性反应，荨麻疹、瘙痒、红疹、多毛、脱发等。

（5）部分妇女有不规则出血等反应。

（6）偶有恶心、呕吐及头痛等不良反应。

（7）有一定雄激素作用，妊娠期久用可导致女性胎儿男性化。

（九）用药指导

（1）服用大剂量（0.5 g 以上）时，取坐位或立位，饮足量水。必要时可将药片分为 2 次服。

（2）肌内注射应用长的粗针头做深部注射，可减少局部无菌性脓肿或炎性浸润的发生。

（3）注射剂只能单独使用，用前必须摇匀，不得与其他药品混合。

（4）使用本品的患者如需做子宫内膜或子宫颈组织病理检查，应告知病理检验师。

（5）心脏病、糖尿病、抑郁症、偏头痛、哮喘、癫痫、肝病、肾炎患者慎用。

（十）药物评价

甲羟孕酮在妇科疾病的治疗（如流产、功血、痛经、子宫内膜异位症等）中占主导地位，但近几年文献报道，甲羟孕酮可提高激素依赖性肿瘤如乳腺癌、子宫内膜癌、前列腺癌、肾癌等的化疗疗效，对非激素依赖性肿瘤的化疗也有增效减毒作用；能提高放疗患者的生活质量及增强对放、化疗耐受性；在提高癌症患者生活质量方面，如改善恶病质、预防化疗引起的消化道反应、改善潮热症状、缓解转移性骨痛等有较好的效果。但应注意甲羟孕酮所引起的不良反应。

使用避孕剂量或相对大剂量的DMPA，避孕效果非常显著，主要作用机制有：①抑制排卵功能。②抑制精子的穿透力。③子宫内膜发生改变从而阻止植入。④宫颈黏液的改变。实验结果表明，使用DMPA的妇女，血清雌二醇浓度早期即保持在一个相当高的水平（50～300 pmol/L）。DMPA在临床上使用非常有效、安全、方便，可由妇女自己加以控制并决定什么时候停用。此外，DMPA的避孕优点优于口服避孕药，原因是不需要随时调整剂量。

子宫内膜异位症与生殖和避孕有密切关系，人工流产等计划生育手术是常见的发病原因，多发于20～50岁的育龄妇女，严重危害妇女的身心健康和家庭生活。DMPA作为长效避孕剂，已在计划生育中广泛应用，能抑制垂体促性腺激素的分泌，从而用于卵巢子宫内膜异位囊肿、子宫肌腺症的治疗，结果痛经好转，经量减少，包块缩小，有效率近100%。

塔尼帕尼库尔（Taneepanichskul）等对60例35岁以上的妇女1年用药的追踪发现，持续使用DMPA者占20%，终止用药的主要原因是不规则出血。如果妇女用DMPA有明显不适，应改用其他避孕方法。持续出血应排除下生殖道感染和肿瘤。埃斯佩（Espey）等调查了持续应用DMPA 1年或2年的172例妇女，发现用药1年以上的妇女体重平均增加2.7 kg，2年以上的妇女平均增加5 kg。

Mantovani等证实DMPA可抑制外周血单核细胞产生肿瘤坏死因子（tumor necrosis factor-α，TNF-α）。

（十一）制剂与规格

片剂：2 mg、4 mg、10 mg、100 mg。粉针剂：100 mg、150 mg。

（十二）贮藏

避光、密闭，阴凉干燥处保存。

五、孕三烯酮（Gestrinone）

（一）商品名或别名

内美通，强诺酮，18-甲三烯炔诺酮，2323，Dimetrose，Methylnorgestrienone，Nemestran。

（二）药物概述

本品为中等强度孕激素，具有较强的抗孕激素和抗雌激素活性，亦有很弱的雌激素和雄激素作用。动物实验表明它能抑制孕激素分泌，也具有黄体酮对子宫内膜的作用，使子宫内膜及异位病灶细胞失活、退化，从而导致异位病灶萎缩，其抗生育作用机制可能是抑制排卵及子宫内膜发育、改变宫颈黏液性质，影响卵子运行速度及拮抗内膜孕酮受体，从而干扰孕卵着床。用于子宫内膜异位症。

（三）药动学

本品口服吸收快，T_{max}为2.8～3小时，$t_{1/2}$为24小时，长期用药体内无药物蓄积现象。主要是通过羟基作用进行重要的肝内代谢，血浆半衰期约为24小时，由肾脏排出。

（四）用药指征

临床用作探亲避孕或事后避孕。对早期妊娠，如与前列腺素并用，可提高引产成功率。本药还可用于治疗子宫内膜异位症。

（五）用法用量

1. 子宫内膜异位症

一般为每次 2.5 g，每周 2 次，第 1 次于月经第 1 天服用，3 天后服用第 2 次，以后每周在相同时间服药。

2. 探亲避孕

探亲当天服 3 mg，以后每次房事时服 1.5 mg。

3. 事后避孕

从月经第 5～7 天开始服药，每周 2 次（间隔 3～4 天），每次 2.5 mg；如每个周期服药 8 次以上，则避孕成功率高。

4. 抗早孕

中止孕期为 49 日内的妊娠，每日 9 mg（分 2～3 次服），连服 4 天，停药后 2 天于阴道后穹隆处放置卡前列素薄膜，每次 2 mg，每 2.5 小时 1 次，共 4 次，经 2.5 小时后肌内注射 1.5～2 mg 卡前列素，此为一个疗程，如无组织物排出，隔一天后重复疗程。

（六）药物相互作用

（1）抗癫痫药：联用可加速孕三烯酮的代谢，导致避孕失败。

（2）利福平：联用可加速孕三烯酮的代谢，导致避孕失败。

（七）禁忌证

（1）孕期、哺乳期妇女禁用。

（2）严重的心力衰竭，肝或肾功能不全者禁用。

（3）既往使用雌激素或孕激素治疗时发生代谢或血管疾病者禁用。

（八）不良反应

（1）头痛、头昏、乏力、胃部不适、痤疮、体重增加。

（2）月经周期缩短或延长、闭经、经量减少、不规则出血。

（九）用药指导

服药期间定期检查肝功能。氨基转移酶轻度升高者服用保肝药，可继续治疗。如氨基转移酶明显升高且服保肝药无效，则应停用孕三烯酮。

（十）药物评价

目前推行的紧急避孕药物包括孕激素左炔诺孕酮（levonorgestrel，LNG）和抗孕激素米非司酮（mifepristone，RU-486），虽然避孕效果很好，但下次月经延迟的发生率较高，会给服药妇女造成不必要的担忧。孕三烯酮曾被欧美国家作为 1 周 1 次口服避孕药进行临床试用，证明能有效预防妊娠而不引起月经的明显紊乱和糖代谢、脂代谢异常等不良反应，失败率与低剂量孕激素和宫内节育器相似。根据世界卫生组织的报告，传统的尤兹佩（Yuzpe）方案可以预防大约 75% 的妊娠，LNG 方案和 RU-486 治疗可以防止 85% 的预期妊娠；国内的研究结果表明，LNG 方案避孕有效率为 59.16%～86%，10 mg 或 25 mg RU-486 的有效率为 67.3%～93.8%。以上研究对性交服药时间要求 72～120 小时不等，但均严格限制服药后本周期内的再次无保护性生活。

120 名要求紧急避孕的妇女，单次口服 5 mg 孕三烯酮后进行随访，观察用药后的不良反应和月经情况，按迪克森（Dixon）法推算其避孕有效率。结果：120 名受试者的总预期妊娠数为 9.014，实际妊娠 1 例，避孕有效率为 88.9%，失败率为 0.83%。10% 的受试妇女有轻微头痛、腹痛、恶心、呕吐等不良反应，无须特殊处理，对下次月经无明显影响。由于孕三烯酮避孕基本上可达到高效、方便、低剂量、低不良反应的标准，因此本品有可能成为一种新的高效紧急避孕药物，使人们有更多的选择。

在子宫内膜异位症的治疗方面，孕三烯酮能抑制下丘脑 - 垂体轴生成促卵泡素黄体生成素，引起卵巢分泌功能抑制，降低血清孕激素和雌激素水平，从而抑制异位病灶的生长。其次可与血液中的雄激素蛋白结合，使体内游离雄激素水平升高，直接抑制异位子宫内膜，使其萎缩甚至吸收。孕三烯酮通过羟基作用在肝内代谢形成成对结合的代谢产物而失去活性。一组研究报道，A 组（30 例）患者给予甲地孕酮每日 40 g，B 组（31 例）患者给予孕三烯酮 2.5 mg，每周 2 次，疗程共 6 个月，观察治疗前后症状、体征、病灶大小及不良反应。结果，A 组总主观症状评分于治疗 3 个月及 6 个月下降 61% 及 84%，B 组下降 37% 及 90%（$P < 0.05$）；A 组病灶分别于 3 个月、6 个月缩小 37%、41%，B 组分别缩小 46%、54%（$P < 0.05$）。研究提示：孕三烯酮和甲地孕酮能有效治疗子宫内膜异位症，但孕三烯酮疗效更确切，不良反应轻，使用方便。有学者探讨了重度子宫内膜异位症术后应用孕三烯酮和达那唑后复发率及不良反应比较，子宫内膜异位症术后应用孕三烯酮和达那唑能有效防止内膜异位症复发，提高妊娠率，但孕三烯酮不良反应轻，使用方便。近期有文献报道，孕三烯酮治疗子宫内膜异位症可降低雌二醇水平和骨密度，对血脂代谢有不利影响，故不宜长期使用。停药 6 个月后各指标基本恢复。

（十一）制剂与规格

片剂：1.5 mg、2.5 mg。

（十二）贮藏

密闭、避光，干燥处保存。

第三节　阴道炎局部用药

一、硝呋太尔 + 制霉菌素（Nifuratel+Nystatin）

（一）商品名或别名

朗依。

（二）药物概述

成分：硝呋太尔 500 mg + 制霉菌素 20 万 U。硝呋太尔对导致妇女生殖系统感染的细菌、原虫和念珠菌等发挥强烈、有效的杀灭作用，而却很少产生急 / 慢性不良反应。可用于各种单一和混合妇科阴道感染。无须病原学诊断即可治疗宫颈炎、阴道炎。治疗妇科混合感染，无须联合用药。保护乳酸杆菌，促进阴道酸性环境恢复，有效减少复发。外用治疗，局部药物浓度高，疗效更好。不被人体吸收，无全身不良反应，安全性高，孕妇可安全使用。

（三）药动学

尚无人体内药代动力学研究资料。体外实验表明本品不透过皮肤和黏膜。

（四）用药指征

治疗由细菌、滴虫、念珠菌引起的外阴、阴道感染和白带增多。

（五）用法用量

如阴道给药，于晚上临睡前清洗外阴后，将本品放入阴道后穹隆处，每日 1 次，连用 6 天，建议使用 2 个疗程。

（六）药物相互作用

尚不明确。

（七）禁忌证

对硝呋太尔或制霉菌素过敏者禁用。

（八）不良反应

轻度外阴灼热、阴道干涩和恶心。

（九）用药指导

（1）为获得良好疗效，请尽量将本品置入阴道深部，第二天清晨应进行阴道清洗。

（2）为防止本品拆碎，请小心拿放，并用剪刀沿线剪开包装材料。

（3）治疗期间应避免性生活。

（4）使用硝呋太尔治疗期间请勿饮用酒精饮料，酒精会引起不适或恶心，但这种反应会自行消失。

（十）制剂与规格

胶囊剂：硝呋太尔 500 mg、制霉菌素 20 万 U。

（十一）贮藏

避光、密封，阴凉干燥处保存。

二、环丙沙星（Ciprofloxacin Lactate）

（一）药物概述

本品为合成的第三代喹诺酮类抗菌药物，具有广谱抗菌作用，尤其对需氧革兰氏阴性杆菌的抗菌活性高，对下列细菌，在体外具良好抗菌作用：肠杆菌科的大部分细菌，包括枸橼酸杆菌属、产气肠杆菌等肠杆菌属、大肠埃希菌、克雷白菌属、变形杆菌属、沙门菌属、志贺菌属、弧菌属、耶尔森菌等；常对多重耐药菌也具有抗菌活性；对青霉素耐药的淋病奈瑟菌、产酶流感杆菌和莫拉菌属均具有高度抗菌活性；对铜绿假单胞菌等假单胞菌属的大多数菌株具抗菌作用；本品对甲氧西林敏感葡萄球菌具抗菌活性，对肺炎链球菌、溶血性链球菌和粪肠球菌仅具中等抗菌活性；对沙眼衣原体、支原体、军团菌具良好抗微生物作用，对结核杆菌和非典型分枝杆菌也有抗菌活性；对厌氧菌的抗菌活性差。环丙沙星为杀菌剂，通过作用于细菌 DNA 螺旋酶的 A 亚单位，抑制 DNA 的合成和复制，导致细菌死亡。

（二）药动学

局部用药，只有少量经黏膜吸收。

（三）用药指征

本药用于敏感菌引起的细菌性阴道炎。

（四）用法用量

阴道给药：每日 1 次，于每晚临睡前清洁外阴后，将本品 0.1 g 放入阴道后穹隆处，连用 7 日。

（五）药物相互作用

长期大量使用经局部吸收后，可产生与全身用药相同的药物相互作用：

（1）环孢素与本品合用，可使前者的血药浓度升高，必须监测环孢素血浓度，并调整剂量。

（2）本品与抗凝血药华法林合用时可增强后者的抗凝血作用，合用时应严密监测患者的凝血酶原时间。

（3）丙磺舒可减少本品自肾小管分泌约 50%，合用时可因本品血浓度增高而产生毒性。

（4）尿碱化剂可减低本品在尿中的溶解度，导致结晶尿和肾毒性。

（5）本品与茶碱类合用时，可能由于与细胞色素 P450 结合部位的竞争性抑制，导致茶碱类的肝清除明显减少，使其消除半衰期延长，血药浓度升高，出现茶碱中毒症状，如恶心、呕吐、震颤、不安、激动、抽搐、心悸等，故合用时应测定茶碱类血药浓度和调整剂量。

（6）本品干扰咖啡因的代谢，从而导致咖啡因清除减少，使其消除半衰期延长，并可能产生中枢神经系统毒性。

（六）禁忌证

（1）对本品及其他喹诺酮类药过敏的患者。

（2）本品可引起未成年动物关节病变，故孕妇禁用。

（3）18 岁以下患者禁用。

（七）不良反应

（1）个别患者可出现过敏反应及局部刺激反应等，表现为刺激、阴道瘙痒、红肿等。

（2）本品在婴幼儿及 18 岁以下青少年的安全性尚未确立。但本品用于数种幼龄动物时，可致关节病变。

（3）动物实验未证实喹诺酮类药物有致畸作用，但对孕妇用药所做研究尚无明确结论。哺乳期妇女应用本品时应暂停哺乳。

（八）用药指导

（1）使用过程中若出现过敏反应或明显刺激反应，应立即停药。

（2）长期大量使用本药，经黏膜吸收后，也可产生与全身用药相似的不良反应。因此肝肾功能减退者应慎用。

（3）老年患者常有肾功能减退，因本品部分经肾排出，故老年患者需减量应用。

（九）制剂与规格

栓剂：0.1 g。

（十）贮藏

30 ℃以下，阴凉干燥处，遮光密闭贮放。若因温度偏高，略有变形，冷却后可继续使用，不影响疗效。

三、替硝唑（Tinidazole）

（一）商品名或别名

比适，替消唑，替诺康，Fadazole，Fasigyn，Tri-Colam。

（二）药物概述

本品为硝基咪唑衍生物，非处方药，具有抗厌氧菌及抗原虫感染的作用，其体内外抗厌氧菌及原虫的活性较甲硝唑高，起效时间快，且不良反应比甲硝唑低。对滴虫和大多数厌氧菌有抑制或杀灭作用。

（三）药动学

本品阴道给药迅速崩解。口服后吸收迅速，服药后 2 小时内血药浓度达峰值，体内消除半衰期为 12～24 小时。

（四）用药指征

用于滴虫性阴道炎。

（五）用法用量

阴道给药。将本品置于阴道后穹隆部，每晚 1 片，连用 7 日为 1 个疗程。

（六）药物相互作用

（1）不宜与乙醇及含乙醇饮料合用（双硫仑样作用如发热、潮红、恶心、呕吐、腹部绞痛、心动过速、头痛、异味感）。

（2）不宜与双硫仑合用（谵妄性发作、精神错乱状态）。

（3）与口服抗凝血药合用需经常监测凝血酶原含量，联合应用时和停药后 8 天内，需调整华法林用量（口服抗凝血效果和出血危险性均增加）。

（4）与氟尿嘧啶合用使氟尿嘧啶清除率减少而毒性增加。

（5）阴道内局部用药可能破坏杀精子剂的局部避孕作用。

（七）禁忌证

妊娠头 3 个月内妇女及哺乳期妇女禁用。慢性乙醇中毒者禁用。

（八）不良反应

不良反应轻微，个别可出现恶心、呕吐、胃部不适等，偶见阴道局部灼热感、皮疹、荨麻疹、潮红、瘙痒等。偶有头痛、眩晕。

（九）用药指导

（1）用药期间避免房事或使用避孕套。

（2）无性生活史的女性应在医生指导下使用。

（3）使用本品时应避开月经期。

（4）给药时应洗净双手，或戴手套、指套。

（5）肝肾功能不全者慎用。

（6）用药期间注意个人卫生，防止重复感染。

（7）本品仅供阴道给药，切忌口服。

（8）用药期间不宜饮酒。

（9）如出现过敏反应、局部疼痛、头痛、眩晕等不良反应，应停药就医。

（十）制剂与规格

片剂：200 mg。

（十一）贮藏

遮光、密封，在阴凉干燥处保存。

四、克霉唑（Clotrimazole）

（一）商品名或别名

凯妮汀，三苯甲咪唑，Canesten。

（二）药物概述

本品为咪唑类广谱抗真菌药，对多种真菌尤其是白色念珠菌具有较好抗菌作用，亦能杀灭阴道滴虫，对革兰氏阴性细菌及阳性菌也有效。其作用机制是抑制真菌细胞膜的合成，以及影响其代谢过程。

（三）药动学

药片塞入阴道后，迅速崩解，使用3天后阴道液中的药物浓度仍维持在杀真菌浓度。克霉唑阴道吸收极少，其血浆药物浓度在0.01 g/mL以下。

（四）用药指征

克霉唑用于念珠菌性阴道炎。

（五）用法用量

阴道给药。睡前1片，1片即为1个疗程。将药片置于阴道深处。一般用药1次即可，必要时可在4天后进行第二次治疗。

（六）药物相互作用

本品不得与其他抗真菌药同用，同用可降低其抗真菌药效果，如制霉菌素、两性霉素B等。

本品辅料可损伤乳胶制品，故使用避孕套或阴道隔膜时需注意。

本品可能破坏杀精子剂的局部避孕作用。

（七）禁忌证

对本品过敏者禁用，过敏体质者慎用。

（八）不良反应

偶见局部刺激，如瘙痒或烧灼感、红肿。

（九）用药指导

（1）孕妇、哺乳期妇女及无性生活史的女性应在医生指导下使用。

（2）使用本品时应避开月经期。

（3）用药部位如有烧灼感、红肿等情况应停药，并将局部药物洗净，必要时咨询医生。

（4）用药期间注意个人卫生，防止重复感染，使用避孕套或避免房事。

（5）给药时应洗净双手，或戴指套、手套。

（6）本品仅供阴道治疗，切忌口服。

（7）如与其他药物同时外用，可能会发生药物相互作用，详情请咨询医生或药师。

（九）制剂与规格

片剂：500 mg。

（十）贮藏

密闭、干燥。

五、制霉菌素（Nystatin）

（一）商品名或别名

米可定泡腾片，Mycostatin。

（二）药物概述

制霉菌素是从链丝菌或金黄色放线菌的培养液中提取的四烯族抗真菌药，难溶于水。其抗真菌原理为制霉菌素与霉菌细胞膜上的固醇部分相结合，因而改变细胞膜的渗透性，使细胞内钾和其他成分漏出，菌体被破坏而达到抗菌作用。本品具有广谱抗真菌作用，对念珠菌最敏感，对隐球菌、曲霉菌、毛霉菌、小孢子菌和滴虫也有抑制作用。其抑菌最低浓度为 1.56～3.12 μg/mL，低浓度有抑菌，高浓度有杀菌作用。

（三）药动学

局部用药皮肤和黏膜不吸收，治疗念珠菌病，用药后 24～72 h 达最大效应。

（四）用药指征

用于念珠菌性外阴阴道病。

（五）用法用量

外用。每次 1 片，每日 1～2 次，疗程一般为 2 周。患者洗净手及外阴部，采取平卧体位，将药片送入阴道深处，月经期治疗不受影响。

（六）药物相互作用

本品辅料可损伤乳胶避孕套和子宫帽。

（七）禁忌证

有制霉菌素过敏史者禁用，过敏体质者慎用。

（八）不良反应

偶有过敏反应，灼烧感、红肿及发痒。

（九）用药指导

（1）用药 1 个疗程后，症状未缓解，应咨询医生或药师。

（2）本品仅供阴道给药，切忌口服。

（3）用药部位如有烧灼感、红肿等情况应停药，并将局部药物洗净，必要时向医生咨询。

（4）孕妇及哺乳期妇女需在医生指导下用药。

（5）无性生活史的女性应在医生指导下用药。

（6）用药期间注意个人卫生，防止重复感染，使用避孕套或避免房事。

（7）给药时应洗净双手，或戴指套、手套。

（十）制剂与规格

片剂：10 万 U。栓剂：10 万 U。

（十一）贮藏

密闭、干燥处保存。

六、结合雌激素（Conjugated Estrogens）

（一）商品名或别名

倍美力，Premarin。

（二）药物概述

白色软膏，外用。

（三）药动学

阴道局部用药后，全身吸收较少。

（四）用药指征

倍美力阴道软膏适用于治疗萎缩性阴道炎、性感不快和外阴干皱。

（五）用法用量

本品周期性使用，仅供短期治疗；适用于治疗萎缩性阴道炎，性感不快及障碍或外阴干皱。严重萎缩性阴道炎患者应该首先接受短期口服治疗（结合雌激素，每天 1.25 mg，10 天左右），以便使阴道黏膜能够适应软膏涂敷。阴道软膏治疗应使用最低有效剂量，并定期评估雌激素治疗的需要。已经接受口服治疗的患者，鉴于阴道可能吸收软膏，因此可以减少口服剂量。萎缩程度的变化与药物吸收量有直接关系，因此应该作为药物剂量调整的依据。每天 2～4 g，涂于阴道内或局部表面，根据症状严重程度予以调整。药物使用应呈周期性（如连续使用 3 周，然后停药 1 周）。

（六）药物相互作用

尚不明确。

（七）禁忌证

（1）活动性肝脏功能障碍或疾病患者（尤其是阻塞性肝病患者）禁用。

（2）有乳癌或子宫内膜癌病史的患者（除非在特殊情况下）禁用。

（3）子宫内膜增生患者（除非同时使用孕激素药物）禁用。

（4）下列几种患者不可使用结合雌激素：尚未确诊的阴道出血患者；有脑血管意外病史、冠状动脉血栓形成史或有传统性偏头痛的患者；血栓性静脉炎和血管栓塞性疾病史的患者；曾因眼血管病而导致半失明、全失明，或者复视的患者；可能已怀孕的患者。

（八）不良反应

1. 胃肠系统

恶心（厌食、呕吐、腹部痉挛、气胀）、胆汁淤积性黄疸以及体重增加。

2. 生殖泌尿系统

水钠潴留、突破性出血、点状出血、撤药性出血、子宫颈黏液增多、子宫内膜增生、子宫内膜异位再发（类似膀胱炎的症候群）。

3. 内分泌与新陈代谢系统

乳房肿胀，血糖增高，耐糖量降低；在男性可出现女性型乳房，性能力减退和女性化。

4. 中枢神经系统

头痛、性欲增长或减退（忧郁、压抑、神经过敏、头晕、疲劳，以及急躁易怒）。

5. 皮肤过敏

过敏反应、皮疹、褐黄斑（脱发、突然出血、瘙痒、结节性红斑与多形性红斑、皮肤色素沉着）。

6. 心血管

容易患高血压症者血压可能会增高，偏头痛可能会加重。

（九）用药指导

本品有可能与某些预防性病传染或避孕器具上的乳液橡胶（如阴道隔膜和避孕套）起反应。使用剂量过大可能导致恶心、呕吐、腹部痉挛、头痛、头晕与全身不舒服等症状。若有发生，应停止使用并对症治疗。

（十）制剂与规格

软膏剂：1 g；口服片剂：0.625 mg。

（十一）贮藏

储藏于 15～30 ℃温度处。

七、地瑞舒林（Dicresulene）

（一）商品名或别名

爱宝疗，聚甲酚磺醛，Albothyl。

（二）药物概述

本品为高效防腐药，具有杀灭病原微生物，清除变性、坏死组织，促进创面愈合、止血，维持酸性环境，减轻炎症反应等作用。

（三）用药指征

（1）妇科用于治疗宫颈糜烂、宫颈炎、各类阴道感染（如细菌、滴虫和霉菌引起的白带增多）、外阴瘙痒、使用子宫托造成的压迫性溃疡。

（2）外科与皮肤科用于皮肤伤口与病变的局部治疗，能够加速坏死组织的脱落，止血和促进愈合过程。

（3）耳鼻喉科用于治疗口腔黏膜和齿龈的炎症，口腔溃疡及扁桃体切除后的止血。

（四）用法用量

1. 阴道栓外用

隔日 1 枚。如果采用地瑞舒林浓缩液病灶烧灼，则于 2 次烧灼间隔日放入 1 枚栓剂。为了使用方便，患者最好取仰卧位，先将栓剂用水浸湿，然后插入阴道深部。通常以晚间睡前用药为宜。

2. 宫颈糜烂

1∶80～1∶100 稀释的浓缩液行阴道冲洗，然后将浸有浓缩液的长棉签伸入宫颈管，转动 1～2 分钟后取出。将浸有浓缩液的棉片贴于糜烂面，至黏膜变白，通常每周 1～2 次。2 次用药间隔：隔日上阴道栓剂 1 枚，上栓剂前用 1∶80～1∶100 稀释的浓缩液冲洗阴道。

3. 尖锐湿疣

将浸有浓缩液的棉片直接贴于疣体，一般 5～10 分钟，到疣体变白。最后应在根部加压涂擦。每日 1 次，直到疣体完全脱落。

4. 阴道炎

隔日上栓剂 1 枚，置于阴道深部。用前先用 1∶80～1∶100 稀释的浓缩液冲洗阴道。

5. 外科与皮肤科

为了终止伤口出血，可将浸有浓缩液的纱布块压在出血部位 1～2 分钟，止血后最好擦干残留药液。治疗局部烧伤、褥疮和肢体溃疡也可采用同样方法，以使其坏死组织易于脱落。

（五）药物相互作用

地瑞舒林只能局部应用，由于不能排除与其他药物的相互影响，故同一部位避免同时使用两种以上的药物。

（六）禁忌证

（1）妊娠尤其是最后 3 个月禁用。

（2）哺乳期妇女。

（七）不良反应

（1）用药后偶有局部刺激症状（如烧灼感或疼痛），通常可耐受，并会很快消失。

（2）当治疗口腔病变时，应注意其高酸性可能损伤牙釉质。

（八）用药指导

（1）本品为外用药，切忌内服。

（2）本品应避免与眼睛接触。

（3）本品会加速和增强修复过程，如果用药后出现坏死组织从病灶处脱落，有时甚至大片脱落，无须惊恐。

（4）经期停止治疗，治疗期间避免性生活。不要使用刺激性肥皂清洗患处。

（5）配合使用卫生带，防止污染衣物和被褥。棉织物及皮革与该药液接触后，须在制剂未干前立即用水洗净。

（6）阴道栓剂上的斑点是其基质产生的自然现象，不影响药物的使用及疗效，也不影响其耐受性。

（7）怀孕期间，特别是妊娠晚期，应避免使用。

（九）制剂与规格

栓剂：90 mg。浓缩液：10 mL，36 g；100 mL，36 g。

（十）贮藏

密闭、干燥。

八、益康唑（Econazole）

（一）商品名或别名

益汝栓，氯苯咪唑，Pevaryl。

（二）药物概述

本品为吡咯类抗真菌药，为咪康唑的去氯衍生物。对念珠菌属、着色真菌属、球孢子菌属、组织胞浆菌属、孢子丝菌属等具抗菌作用，对毛癣菌等亦具抗菌活性；而对曲霉霉、申克孢子丝菌、某些暗色孢科、毛霉属等作用差。作用机制为通过干扰细胞色素 P450 的活性，抑制真菌细胞膜主要固醇类麦角固醇的生物合成，损伤真菌细胞膜并改变其通透性，以致重要的细胞内物质外漏。本品可抑制真菌的三酰甘油和磷脂的生物合成，抑制氧化酶和过氧化酶的活性，引起细胞内过氧化氢积聚导致细胞亚微结构变性和细胞坏死。对白色念珠菌则可抑制其自芽孢转变为侵袭性菌丝的过程。

（三）药动学

本品为阴道给药，经过每天 1 枚、连续 12 天的阴道投药，测定患者血中和尿中浓度，其药量浓度都在 0.004 μg/L 测定限值下，即不会产生体内全身性吸收效果。

（四）用药指征

本品适用于阴道念珠菌病的治疗。

（五）用法用量

置阴道内每晚 1 次，每次 50 mg，疗程 15 日；或每次 150 mg，疗程 3 日。

（六）药物相互作用

阴道内本品局部用药可能破坏杀精子剂的局部避孕效果。

（七）禁忌证

对本品过敏者禁用。

（八）不良反应

个别患者出现局部刺激，偶见过敏反应。

（九）用药指导

（1）用药期间禁止性交。

（2）由于本品局部应用后甚少吸收入血，因此哺乳期妇女短期小面积涂用可继续哺乳。

（十）制剂与规格

栓剂：50 mg、150 mg。

（十一）贮藏

密闭，在阴凉处保存。

九、咪康唑（Miconazole）

（一）商品名或别名

达克宁栓，霉康唑，硝酸咪康唑。

（二）药物概述

咪康唑为人工合成的苯乙基咪唑衍生物，为广谱抗真菌药，对皮肤真菌、念珠菌、酵母菌，以及其他藻类、子囊菌、隐球菌等具有抑制和杀灭作用，同时对革兰氏阳性球菌和杆菌也有很强的抗菌力。其作用机制是抑制真菌细胞膜的合成，以及影响其代谢过程。咪康唑作用于菌体细胞膜，改变其通透性，阻止营养物摄取，导致其死亡。

（三）药动学

局部用药后主要停留在病变部位，甚少吸收入人体。

（四）用药指征

局部治疗念珠菌性外阴阴道病和革兰氏阳性细菌引起的双重感染。

（五）用法用量

阴道给药，清洗外阴后将栓剂置于阴道深处。每晚 1 次，每次 1 枚，连续 7 天为 1 个疗程。

也可采用3日疗法：第一日晚1枚，随后3日早、晚各1枚。即使症状迅速消失，患者也要完成治疗疗程，在月经期应持续使用。

（六）药物相互作用

（1）应避免与某些乳胶产品接触，如阴道避孕隔膜或避孕套。

（2）若与其他药物如香豆素衍生物、口服降血糖药或苯妥英同时服用，可增加其他药物的作用及不良反应。

（3）服用华法林的患者同时使用含咪康唑的阴道制剂，可能会出现出血（齿龈、鼻）和血肿。

（七）禁忌证

对本品过敏者禁用。

（八）不良反应

偶见过敏反应，多数较轻微。常见的不良反应是局部刺激、瘙痒和灼热感，尤其在治疗开始时。盆腔痉挛、荨麻疹、皮肤丘疹也偶有发生。

（九）用药指导

（1）孕妇及哺乳期妇女慎用。

（2）无性生活史的女性应在医生指导下使用。

（3）用药期间注意个人卫生，防止重复感染，避免房事。

（4）给药时应洗净双手，或戴指套或手套。

（5）用药部位如有烧灼感、瘙痒、红肿等情况，应停药，并将局部药物洗净，必要时向医生咨询。

（7）如正在使用其他药品，使用本品前请咨询医生或药师。

（8）注意卫生，控制感染及重复感染因素，配偶若有感染，也应同时进行适当治疗。

（9）过敏体质者慎用。

（十）制剂与规格

栓剂：100 mg、200 mg、400 mg。

（十一）贮藏

遮光、密闭，在30 ℃以下阴凉干燥处保存。

第五章　儿科用药

第一节　哮喘及药物治疗

一、儿童哮喘及治疗

（一）儿童哮喘特点

哮喘是一种慢性呼吸道疾病，是由多种刺激因素引起的部分或完全可逆性气道阻塞的弥漫性气道炎症性疾病。由于这种慢性炎症反应的持续存在，导致气道呈高反应状态，当接触诱因时即会反复出现症状。症状和体征包括：呼吸困难、胸闷和喘鸣。哮喘可分为三期：急性发作期、慢性持续期和临床缓解期。急性发作期是指突然发生喘息、咳嗽、气促、胸闷等症状，或原有症状急剧加重；慢性持续期是指近 3 个月内不同频度和 / 或不同程度出现过喘息、咳嗽、气促、胸闷等症状；临床缓解期系指经过治疗或未经治疗症状、体征消失，肺功能恢复到急性发作前水平，并维持 3 个月以上。

儿童哮喘是一种严重影响小儿身心健康的最常见呼吸道疾病，近年来儿童哮喘的患病率及死亡率均有上升趋势。儿童支气管哮喘急性发作表现为起病缓急和病情轻重不一，进行性加重，呼气流量降低。治疗目的是尽快缓解症状，解除气流受限和改善低氧血症。

（二）治疗原则

哮喘的治疗应根据病情和治疗反应制订个体化的治疗方案。治疗原则：长期、持续、规范、个体化的治疗原则，抗变态反应性炎症治疗应越早越好。①急性发作期的治疗原则：为快速缓解症状：抗炎、平喘；②慢性持续期和临床缓解期的治疗原则：维持控制治疗，以防止症状加重和预防复发；抗炎、降低气道高反应性、防止气道重塑、避免触发因素、做好自我管理。根据哮喘严重程度分级标准制订长期控制治疗的分级治疗方案，定期评估哮喘控制水平，调整治疗分级水平，使患者达到并能维持哮喘白天和夜间症状控制、维持正常活动和运动能力、肺功能水平尽量接近正常、预防哮喘急性发作、避免因哮喘药物治疗导致的不良反应、预防哮喘导致的死亡，这六个方面的长期控制目标。

哮喘长期控制标准：①最少或没有症状，包括夜间症状；②最少的哮喘发作；③肺功能正常或接近正常；④体力活动和运动不受限；⑤最低限度地使用缓解药物；⑥不因哮喘而急诊；⑦药物不良反应极少甚至没有。

哮喘治疗目标：①有效控制急性发作症状，并维持最轻的症状，甚至无症状；②防止症状加重或反复；③尽可能将肺功能维持在正常或接近正常水平；④防止发生不可逆的气流受限；⑤保持正常活动（包括运动）能力；⑥避免药物的不良反应；⑦防止因哮喘死亡。

（三）儿童支气管哮喘治疗策略

初次诊断和既往虽诊断，但尚未按哮喘规范治疗的患儿，应根据儿童支气管哮喘严重程度分级标准评判严重程度，并确定起始治疗方案，并在1～3个月内评估对治疗的反应性来验证分级治疗的适宜性。治疗可分为：

1. 非药物干预

非药物干预主要是哮喘教育和环境控制。哮喘是一种慢性疾病，通过对患儿及家长进行哮喘基本防治知识的教育，调动其对哮喘防治的主观能动性，提高其依从性，避免各种触发因素，巩固治疗效果，提高生活质量。同时，加强对医护人员的教育，并更新其哮喘防治知识，也是哮喘防治中不可缺少的环节之一。

2. 药物治疗

缓解症状药物：速效 β_2 受体激动药，按需使用。控制症状药物，选用以下任一种治疗：①低剂量吸入糖皮质激素（inhaled corticosteroids，ICS）；②白三烯受体拮抗药（leukotriene receptor antagonist，LTRA）；③吸入型长效 β_2 受体激动药（long-acting beta-agonist，LABA）；④中高剂量 ICS；⑤低剂量 ICS 加 LTRA；⑥中高剂量 ICS 加 LABA；⑦中高剂量 ICS 加 LABA 或缓释茶碱；⑧中高剂量 ICS/LABA 加 LTRA 或缓释茶碱；⑨中高剂量 ICS/LABA 和 / 或缓释茶碱加口服最小剂量的糖皮质激素；⑩中高剂量 ICS/LABA 加 LTRA 和 / 或缓释茶碱，大于等于 12 岁可加抗 IgE 治疗。

二、哮喘治疗药物

平喘药是指能作用于哮喘发病的不同环节，以缓解或预防哮喘发作的药物。一般可分为以下六类：① β 肾上腺素受体激动药；②糖皮质激素；③黄嘌呤类药物；④抗胆碱药；⑤白三烯受体拮抗药；⑥过敏介质阻释药。

给药途径主要有：

（1）吸入：药物直接进入气道，且比口服药物剂量小，不良反应较少。压力型定量手控吸入器有效便捷，储物罐装置能提高给药效率，尤其对于 15 岁以下儿童和使用压力型定量手控吸入器有困难的患者；储雾罐还能减少糖皮质激素引起的局部不良反应。其他有效的药物吸入装置还有呼吸激活型吸入器和干粉型吸入器。溶液雾化器适用于急性重症哮喘的治疗，通常在医院使用。

（2）口服：当患者无法吸入给药时，可采取口服给药。口服给药的不良反应发生率比吸入途径多，包括 β_2 受体激动药、茶碱、糖皮质激素及白三烯受体拮抗药。

（3）注射：在急性重症哮喘的治疗中，β_2 受体激动药、糖皮质激素和氨茶碱等可静脉注射给药，用于雾化吸入药物不适宜或者不够量时。急性重症患者应紧急转移到综合性医院救治，不建议在基层社区医院接受治疗。β 受体激动药静脉给药时不良反应较多，多数情况下不推荐选择。近年来的发展趋势是将上述几类药物制成吸入型制剂或配伍制成复方制剂，以增强呼吸道局部疗效，并减少全身用药的不良反应。

（一）肾上腺素 β_2 受体激动药

选择性 β_2 受体激动药，如沙丁胺醇、特布他林等，通过激动呼吸道的 β_2 受体激活腺苷酸环化酶，使细胞内的环磷腺苷（cyclic adenosine monophosphate，cAMP）含量增加，游离 Ca^{2+} 减少，从而松弛支气管平滑肌，抑制炎性细胞释放过敏反应介质，增强纤毛运动与黏液清除，降低血管通透性，减轻呼吸道水肿，而发挥平喘作用。本类药物扩张支气管作用强大而迅速，疗效确实，已成为治疗急性哮喘的一线药物。吸入给药是缓解轻度至中度急性哮喘的首选药物，也用于运动性哮喘的预防。

短效 β_2 受体激动药用于迅速缓解症状，轻、中度哮喘对吸入短效 β_2 受体激动药反应快速，如沙丁胺醇或特布他林。规则吸入短效 β_2 受体激动药的效果比按需用药差，不适于做长期、单一使用。在运动前即刻吸入短效 β_2 受体激动药可减少运动诱发哮喘，但是，频繁发生的运动性哮喘可能反映总的控制不佳，需要对哮喘治疗重新评估。

长效 β_2 受体激动药，如福莫特罗和沙美特罗是吸入性长效 β_2 受体激动药，与吸入性糖皮质激素联合规则应用控制长程哮喘，对夜间哮喘也有作用；沙美特罗不作为缓解哮喘急性发作使用。福莫特罗起效的速度和沙丁胺醇相似，用于缓解短程症状和预防运动诱发支气管痉挛。注意：长效 β_2 受体激动药多和标准剂量糖皮质激素联合应用；不能初始用于快速恶化的急性哮喘发作；要低剂量应用，在治疗无益时应停用。

低选择性的 β_2 受体激动药，如肾上腺素应尽可能避免应用。肾上腺素具有激动 α 和 β 肾上腺素受体的特性，可用于过敏性反应的紧急治疗。

（二）M 胆碱受体拮抗药

M 胆碱受体拮抗药是儿童危重哮喘联合治疗的组成部分，对于 β_2 受体激动药疗效不佳的重症患儿应尽早联合治疗。

迷走神经在维持呼吸道平滑肌张力上具有重要作用。呼吸道的感受器如牵张感受器、刺激感受器的传入和传出神经纤维均通过迷走神经。呼吸道内迷走神经支配的 M 胆碱受体分为三个亚型：①主要位于副交感神经节及肺泡壁内的 M1 受体，对平滑肌收缩张力的影响较小；②位于神经节后纤维末梢的 M2 受体，主要通过抑制末梢释放递质乙酰胆碱而起负反馈调节作用；③位于呼吸道平滑肌、气管黏膜下腺体及血管内皮细胞的 M3 受体，兴奋时可直接收缩平滑肌，使呼吸道口径缩小。哮喘患者 M3 受体功能亢进，使气管平滑肌收缩、黏液分泌，血管扩张及炎性细胞聚集，从而导致喘息发作；而 M2 受体功能低下，负反馈失调，胆碱能节后纤维末梢释放乙酰胆碱增加，更加剧呼吸道内平滑肌收缩痉挛。但迄今尚未寻找到理想的选择性 M3 受体拮抗药。最早应用的非选择性 M 胆碱受体拮抗药阿托品虽能解痉止喘，但对呼吸道内 M1、M2 及 M3 受体的拮抗无选择性，对全身其他各组织的 M 胆碱受体亦具有非选择性拮抗作用，可产生广泛而严重的不良反应，使其应用受限。目前所用抗胆碱平喘药均为阿托品的衍生物（如异丙托溴铵等），对呼吸道 M 胆碱受体具有一定的选择性拮抗作用，但对 M 受体各亚型无明显选择性。

异丙托溴铵对于慢性持续期哮喘，可短期缓解症状，但与短效 β_2 受体激动药相比，后者因起效更快而作为首选。对于威胁生命的哮喘，或标准治疗无效的急性哮喘，异丙托溴铵雾化溶液可用于其他标准治疗。轻度慢性阻塞性肺疾病患者，如未使用长效抗胆碱药，异丙托溴铵气雾剂可用于短期缓解症状。其最大效应发生于给药后 30～60 分钟，作用持续 3～6 小时，一日给药 3 次通常能保持支气管舒张。噻托溴铵为长效抗胆碱支气管舒张药，能有效治疗慢性阻塞性肺疾病，不适用于缓解急性支气管痉挛。

（三）黄嘌呤类药物

茶碱及其衍生物均能松弛支气管平滑肌，但其作用机制仍未完全阐明。体外试验证明，茶碱能抑制磷酸二酯酶（phosphodiesterase，PDE）活性，使 cAMP 破坏减少，细胞中的 cAMP 水平增高。黄嘌呤类药物通常用于支气管哮喘和稳定期慢性阻塞性肺疾病（chronic obstructive pulmonary disease，COPD）。

茶碱的药理作用表现为：①松弛支气管平滑肌，也能松弛肠道、胆道等多种平滑肌。对支气管黏膜的充血、水肿有缓解作用。②增加心排血量，扩张入球和出球肾小动脉，增加肾小球滤过率和肾血流量，抑制肾小管重吸收钠离子和氯离子，具有利尿作用。③可改善 COPD 患者膈肌收缩力，减少呼吸肌疲劳。茶碱虽然被列为支气管扩张药，但其支气管扩张效应较弱。对于气流受限性疾病的治疗作用，茶碱可能主要通过非支气管扩张效应而发挥作用。

茶碱在肝脏内代谢，茶碱的血浆浓度变异较大，尤其是在吸烟人群、肝功能损伤及心力衰竭的患者中。在心力衰竭、肝硬化、病毒感染、服用抑制茶碱代谢的药物时，茶碱的血浆浓度可增加。吸烟、慢性酒精中毒和诱导肝代谢药物可降低茶碱血浆浓度。由于茶碱的中毒剂量与其治疗剂量相当接近，应注意茶碱与其他药物的相互作用。在大部分人群中，茶碱血浆浓度在 10～20 mg/L 时，可获满意的支气管舒张效应。当然，茶碱血浆浓度在 10 mg/L（或小于 10 mg/L）时，可能也有治疗作用。茶碱浓度在 10～20 mg/L 时，也可能发生不良反应。但如浓度高于 20 mg/L，则茶碱不良反应发生的频率和程度明显增加。近年来的研究结果提示，5～10 mg/L 的茶碱低血药浓度也可收到较好疗效，故茶碱用量有减少的趋势。

茶碱的注射剂型为氨茶碱，是茶碱和乙烯双胺（ethylenediamine）的复合物，其溶解度比茶碱高 20 倍。静脉滴注氨茶碱是儿童危重哮喘附加治疗的选择，应缓慢静脉给药（至少超过 20 分钟）。氨茶碱肌内注射刺激性大。测定茶碱血药浓度相当有益，尤其对于已经服用氨茶碱治疗的患者，当需要再注射氨茶碱治疗时，必须测定，因为氨茶碱严重的不良反应，惊厥和心律失常可以先于其他不良反应发生。

（四）过敏介质阻释药

以色甘酸钠为代表的抗过敏平喘药，其主要作用是稳定肺组织肥大细胞膜，抑制过敏介质释放，对多种炎性细胞如巨噬细胞、嗜酸性粒细胞及单核细胞活性亦有抑制作用。此外，尚可阻断引起支气管痉挛的神经反射，降低哮喘患者的气道高反应性。

（五）肾上腺糖皮质激素

肾上腺糖皮质激素是目前最为有效的抗变态反应炎症药物，已作为一线平喘药物用于临床。其平喘作用机制包括：①抑制参与炎症反应的免疫细胞如 T 淋巴细胞或 B 淋巴细胞、巨噬细胞、嗜酸性粒细胞的活性和数量；②干扰花生四烯酸代谢，减少白三烯和前列腺素的合成；③抑制炎性细胞因子如白细胞介素（IL-1 β）、肿瘤坏死因子（TNF-α）及干扰素（IFN-γ）等的生成；④稳定肥大细胞溶解体膜，减少细胞黏附分子、趋化因子等炎性介质的合成与释放；⑤增强机体对儿茶酚胺的反应性，减少血管渗出及通透性。此外，还可能与抑制磷酸二酯酶、增加细胞内 cAMP 含量、增加肺组织中 β 受体的密度、黏液溶解作用等有关。

根据哮喘患者病情，糖皮质激素类给药方式可有以下两种：①全身用药：当严重哮喘或哮喘持续状态经其他药物治疗无效时，可通过口服或注射给予糖皮质激素控制症状，待症状缓解后改为维持量，直至停用。常用泼尼松、泼尼松龙及地塞米松。②局部吸入：为避免长期全身用药所致的严重不良反应，目前多采用局部作用强的肾上腺糖皮质激素如倍氯米松、布地奈德、氟替卡松等气雾吸入。因上述两种方式给药后均需一潜伏期，在哮喘急性发作时不能立即奏效，故应作为预防性平喘用药或与其他速效平喘药联合应用。

糖皮质激素全身给药作为儿童重症哮喘发作的一线药物，早期应用可减轻疾病的严重程度，给药后 3～4 小时即可起效。可口服泼尼松，重症患儿可静脉注射氢化可的松或甲泼尼龙。大剂量吸入糖皮质激素对儿童哮喘发作的治疗有一定帮助，如雾化吸入布地奈德，但病情严重的患儿不能替代全身糖皮质激素的治疗。

（六）抗白三烯类药物

抗白三烯类药物包括白三烯受体拮抗药（如扎鲁司特、孟鲁司特等）和 5- 脂氧酶活性抑制药（如齐留通）。前者通过与位于支气管平滑肌等部位上的半胱氨酰白三烯（cysteinyl leukotrienes，CysLTs）受体选择性结合，竞争性地阻断 LTs 的作用，进而阻断器官对 LTs 的反应；后者则通过花生四烯酸的 5- 脂氧酶（5-lipoxygenase，5-LOX）途径而抑制 LTs 的合成。LTs 是花生四烯酸（arachidonic acid，AA）经 5-LOX 途径代谢产生的一组强效炎症介质，包括 LTC4、LTD4、LTE4，由肥大细胞和嗜酸性粒细胞等多种细胞释放。它们与分布于人体的气道（包括气道平滑肌细胞和气道巨噬细胞）和其他的前炎症细胞（包括嗜酸性粒细胞和某些骨髓干细胞）的 CysLTs 受体结合。I 型半胱氨酰白三烯（CysLT1）受体分布于人体的气道（包括气道平滑肌细胞和气道巨噬细胞）和其他的前炎症细胞（包括嗜酸性粒细胞和某些骨髓干细胞）。LTs 对人体支气管平滑肌的收缩作用较组胺、血小板活化因子（platelet activat factor，PAF）强约 1000 倍，而且作用持续时间较长。它尚可刺激黏液分泌，增加血管通透性，促进黏膜水肿形成。LTs 还是中性粒细胞的强趋化药与激活药，可吸引嗜酸性粒细胞和中性粒细胞向肺内迁移聚集，增加中性粒细胞黏附到血管内皮、脱颗粒和释放溶酶体酶。LTs 在哮喘时的气道炎症反应过程中起着重要作用。CysLTs 还与哮喘和过敏性鼻炎的病理生理过程相关。

白三烯受体拮抗药对运动诱发的哮喘和哮喘伴鼻窦炎有效，但对于已接受大剂量其他药物治疗的哮喘患者，作用有限。

三、儿童用药注意事项

（一）根据患儿特点选择适宜的药物和给药途径

婴儿哮喘很难诊断，常误诊误治。经验性吸入支气管扩张药和消炎药可有助于诊断治疗。给药装置为雾化器或带储雾罐的定量雾化器（metered dose inhaler，MDI），有或无面罩。

（二）注重提高治疗的依从性

5 岁以上的儿童和青少年哮喘患者，治疗与成人相似。但要鼓励他们坚持体育活动、锻炼和运动。青少年肺功能试验预期标准值与儿童（不是成人）相近。青少年和发育成熟的儿童应参与自己的哮喘治疗方案和建立提高依从性治疗目标。教师和学校医生应了解儿童的治疗计划，以确保急救时可靠和迅速用药。色甘酸钠和奈多罗米常用于这类患儿，但是作用不如吸入糖皮质激素。长效制剂可避免在学校用药。

（三）关注药物治疗对生长发育的影响

儿童生长迟缓与口服糖皮质激素相关。但使用推荐剂量的吸入糖皮质激素时，生长受抑制现象并不明显。初期的生长速度可能延缓，但并不影响正常成人身高。建议对长期接受糖皮质激素治疗的患儿进行身高的监测。当出现生长缓慢时，建议专科就诊。5岁以下患儿吸入糖皮质激素应使用大容积储雾罐装置，也适用于年龄较大儿童，尤其是需要较大的药物剂量时。储雾罐装置能提高药物在气道的沉积，还能减少药物在口咽部的沉积，减少糖皮质激素引起的局部不良反应。

四、常用药物

（一）沙丁胺醇（Salbutamol）

1. 其他名称

舒喘灵，嗽必妥，万托林，爱纳灵。

2. 用法用量

（1）吸入：①气雾剂：儿童缓解症状或运动及接触过敏原之前 10～15 分钟给药，一次 100～200 μg；在急性发作时第 1 小时内可每 20 分钟给药 1 次，共连续 3 次，此后按需每 2～4 小时给药。②溶液：主要用来缓解急性发作症状。12 岁以下儿童的最小起始剂量为一次 2.5 mg，用氯化钠注射液 1.5～2 mL 稀释后，由驱动式喷雾器吸入。在急性发作时第 1 小时内可每 20 分钟给药 1 次，共连续 3 次。此后按需每 2～4 小时给药。

（2）口服。① 1 个月至 2 岁一次 0.1 mg/kg，一日 3～4 次，一次最大剂量不超过 2 mg。② 2～6 岁一次 1～2 mg，一日 3～4 次。③ 6～12 岁，一次 2 mg，一日 3～4 次。④ 12～18 岁一次 2～4 mg，一日 3～4 次。

3. 药动学

本品因不易被消化道的硫酸酯酶和组织中的儿茶酚氧位甲基转移酶破坏，故口服有效，作用持续时间较长。口服生物利用度为 30%，服后 15～30 分钟生效，2～4 小时作用达高峰，持续 6 小时以上。气雾吸入的生物利用度为 10%，吸入后 1～5 分钟生效，1 小时作用达高峰，可持续 4～6 小时，维持时间亦为同等剂量异丙肾上腺素的 3 倍。本品大部在肠壁和肝脏代谢，进入循环的原形药物少于 20%，主要经肾排泄。

4. 不良反应

常见不良反应为肌肉震颤，亦可见恶心、心率加快或心律失常，偶见头晕、头痛、目眩、口舌发干、烦躁、高血压、失眠、呕吐、面部潮红、低钾血症等。

5. 安全用药须知

①对本品及其他肾上腺素受体激动药过敏者禁用。高血压、冠状动脉供血不足、心血管功能不全、糖尿病、甲状腺功能亢进症等慎用。②肝肾功能不全的患儿需减量。③本品仅有支气管扩张作用，作用持续时间约 4 小时，不能过量使用，哮喘症状持续不能缓解者要及时就医。④可能引起严重低钾血症，进而可能使洋地黄化者出现心律失常。⑤本品久用易产生耐受性，使药效降低。此时患儿对肾上腺素等扩张支气管作用的药物也同样产生耐受性，使支气管痉挛不易缓解，哮喘加重。⑥少数患儿同时接受雾化沙丁胺醇及异丙托溴铵治疗时可能发生闭角型青光眼，故合用时不要让药液或雾化液进入眼中。

（二）特布他林（Terbutaline）

1. 其他名称

间羟叔丁肾上腺素，间羟舒喘灵，间羟舒喘宁，博利康尼。

2. 用法用量

（1）吸入：①气雾剂：一次 0.25～0.5 mg（1～2 揿），一日 3～4 次，24 小时内的总量不应超过 6 mg（24 喷）。②雾化液：20 kg 以上儿童一次 5 mg，一日 3 次。20 kg 以下儿童一次 2.5 mg，一日 3 次，不应超过 4 次。③粉雾剂：一次 0.25～0.5 mg，每 4～6 小时 1 次，严重者可增至一次 1 mg，一日最大剂量不超过 4 mg，需要多次吸入时，每吸间隔时间 2～3 分钟。

（2）口服：儿童按体重一次 0.065 mg/kg（一次总量不应超过 1.25 mg），一日 3 次。

3. 药动学

生物利用度为 15%±6%，约 30 分钟出现平喘作用，有效血浆浓度为 3 μg/mL，血浆蛋白结合率为 25%。因不易被儿茶酚氧位甲基转移酶、单胺氧化酶或硫酸酯酶代谢，故作用持久。2～4 小时作用达高峰，可持续 4～7 小时。皮下注射或气雾吸入后 5～15 分钟生效，0.5～1 小时作用达高峰，作用维持 1.5～4 小时。

4. 不良反应

震颤、头痛、恶心、强直性痉挛、心动过速、心悸、胃肠道障碍、皮疹及低钾血症等。

5. 安全用药须知

①对本品及其他肾上腺素受体激动药过敏者或处方中其他成分过敏者禁用。②对其他肾上腺素受体激动药过敏者，对本品也可能过敏。③甲状腺功能亢进症、冠心病、高血压、糖尿病等慎用。④ β_2 受体激动药可能会引起低钾血症，若与黄嘌呤衍生物、糖皮质激素、利尿药合用，可能增加低钾血症的发生。因此，在这种情况下需监测血清钾浓度。⑤大剂量应用可使有糖尿病史的患儿发生酮症酸中毒。⑥长期应用可产生耐受性，疗效降低。⑦不良反应的程度取决于剂量和给药途径，从小剂量逐渐加至治疗量常能减少不良反应。

（三）福莫特罗（Formoterol）

1. 其他名称

安咳通，安通克，奥克斯都保。

2. 用法用量

吸入：常用量一次 4.5～9 μg，一日 1～2 次，早晨和晚间用药；或一次 9～18 μg，一日 1～2 次，一日最高剂量 36 μg。哮喘夜间发作，可于晚间给药 1 次。多用于 6 岁以上儿童。

3. 药动学

口服吸收迅速，0.5～1 小时血药浓度达峰值。口服 80 μg，4 小时后支气管扩张作用最强。吸入后约 2 分钟起效，2 小时达高峰，单剂量吸入后作用持续 12 小时左右。本品与血浆蛋白结合率为 50%。通过葡萄糖醛酸化和氧位去甲基代谢后，部分经尿排泄，部分经胆排泄，提示有肠肝循环。

4. 不良反应

常见头痛、心悸、震颤；偶见烦躁不安、失眠、肌肉痉挛、心动过速；罕见皮疹、荨麻疹、房颤、室上性心动过速、期外收缩、支气管痉挛、低钾血症或高钾血症。个别病例有恶心、味觉异常、眩晕、心绞痛、心电图 QTc 间期延长、过敏反应、血压波动，还有血中胰岛素、游离脂肪酸、血糖、尿酮体水平升高。

5. 安全用药须知

①对本品过敏者禁用。②下列情况慎用：甲状腺功能亢进症、嗜铬细胞瘤、梗阻性肥厚型心肌病、严重高血压、颈内动脉－后交通动脉瘤、其他严重的心血管病（如心肌缺血、心动过速或严重心力衰竭）、严重肝硬化患儿。③可能造成低钾血症。哮喘急性发作时，应更加注意。联合用药也可能增加血钾降低的作用。因此，在上述情况下，建议监测血钾浓度。④本品能引起 QTc 间期延长，因此伴有 QTc 间期延长的患儿及使用影响 QTc 间期的药物治疗者慎用。⑤可影响血糖代谢，糖尿病患者用药初期应注意血糖的控制。⑥本品可能引起气道痉挛，哮喘急性发作时的缺氧会增加此危险性。

（四）沙美特罗（Salmeterol）

1. 其他名称

祺泰，司多米。

2. 用法用量

①粉雾剂胶囊：粉雾吸入，根据《英国国家处方集（儿童版）》（British National Formulary for Children，BNFC）（2010—2011 年）推荐仅用于 5 岁以上儿童，一次 25 μg，一日 2 次。②气雾剂：用法用量同粉雾吸入。

3. 药动学

单次吸入本品 50 μg 或 400 μg 后，5～15 分钟达血药峰浓度。用药后 10～20 分钟出现支气管扩张作用，持续 12 小时。

4. 不良反应

可见震颤、心悸及头痛等；偶见心律失常、肌痛、肌肉痉挛、水肿、血管神经性水肿；罕见口咽部刺激。

5. 安全用药须知

①对本品过敏者、对牛奶过敏的患者禁用。下列情况慎用：肺结核、甲状腺功能亢进症、对拟交感胺类有异常反应、有低钾血症倾向、已患有心血管疾病、有糖尿病史者。②本品不适用于缓解急性哮喘发作。③治疗可逆性阻塞性气道疾病应常规遵循阶梯方案，并应通过观察临床症状及测定肺功能来监测患儿对治疗的反应。为避免哮喘急性加重的风险，不可突然中断使用本品治疗。

（五）异丙托溴铵（Ipratropine Bromide）

1. 其他名称

异丙阿托品，溴化异丙托品，爱全乐，爱喘乐，Atrovent。

2. 用法用量

①雾化吸入：1 个月至 6 岁一次 20 μg，一日 3 次。6～12 岁一次 20～40 μg，一日 3 次。12～18 岁一次 20～40 μg，一日 3～4 次。急性发作的患儿病情稳定前可重复给药。单剂量小瓶中每 1 mL 雾化吸入液可用氯化钠注射液稀释至终体积 2～4 mL。剂量应按患儿个体需要做适量调节；在治疗过程中患儿应在医疗监护之下。②吸入粉剂：12～18 岁一次 40 μg，一日 3～4 次。③气雾剂：6 岁以下一次 20 μg；6 岁以上一次 20～40 μg，一日 3 次。

3. 药动学

本品为季铵盐，口服不易吸收。气雾吸入后 5 分钟左右起效，30～60 分钟作用达峰值，维持 4～6 小时。

4. 不良反应

常见头痛、恶心和口干；少见心动过速、心悸、眼部调节障碍、胃肠动力障碍和尿潴留等抗胆碱能不良反应；可能引起咳嗽、局部刺激；罕见吸入刺激产生的支气管痉挛，变态反应如皮疹，舌、唇和面部血管性水肿，荨麻疹，喉头水肿。

5. 安全用药须知

①对本品及阿托品及其衍生物过敏者禁用，使用本品后可能会立即发生过敏反应。②应避免使眼睛接触到本品，如果在使用中不慎污染眼睛，引起眼睛疼痛或不适、视物模糊、结膜充血和角膜水肿并视物有光晕或有色成像等闭角性青光眼的征象，应首先使用缩瞳药并立即就医。③患囊性纤维化患者可能会引起胃肠道蠕动的紊乱。④有尿道梗阻的患者，使用时尿潴留危险性增高。

（六）茶碱（Theophylline）

1. 其他名称

迪帕米，Etipramid。

2. 用法用量

口服：①片剂：3 岁以上可以按 0.1 g 开始治疗，一日最大剂量不应超过 10 g/kg。②茶碱缓释片：不可压碎或咀嚼，12 岁以上起始剂量为 0.1～0.2 g，一日 2 次，早、晚用温开水送服。剂量视病情和疗效调整。③茶碱控释胶囊：1～9 岁一次 0.1 g，9～16 岁一次 0.2 g。整体吞服，或将胶囊中小丸倒在半食匙温水或流体食物中吞服。

3. 药动学

口服后在胃肠内吸收慢，约 5 小时达血药浓度峰值。作用持续 12 小时，血药浓度平稳持久。

4. 不良反应

常见不良反应有头痛、恶心、呕吐和失眠；少见消化不良、震颤和眩晕。血药浓度较高时可见发热、失水、惊厥等，严重者甚至呼吸、心脏搏动停止。

5. 安全用药须知

①下列情况禁用：对茶碱不能耐受的患者；未治愈的潜在癫痫患者；严重心功能不全患者及急性心肌梗死伴有血压降低者。②下列情况慎用：有消化性溃疡、任何原因引起的心力衰竭、持续高热、低氧血症、高血压、新生儿。③本品的缓释制剂不可咀嚼服用。本品不适用于哮喘持续状态或急性支气管痉挛发作的患者。④可致心律失常和使原有的心律失常恶化，应注意监测。⑤应定期监测血清茶碱浓度，以保证最大的疗效而无血药浓度过高的危险。⑥肝肾功能不全的患者，应酌情调整用药剂量或延长给药间隔。⑦吸烟者茶碱的肝代谢加强，需增加用药剂量。

（七）氨茶碱（Aminophylline）

1. 其他名称

茶碱乙二胺盐。

2. 用法用量

（1）口服：儿童，按体重一日 3～5 mg/kg，分 2～3 次服。

（2）静脉注射：儿童按体重一次 2～4 g/kg。

（3）静脉滴注：①一般用量，一次 2～3 mg/kg，以 5% 葡萄糖注射液 500 mL 稀释后缓慢滴注。②根据 BNFC 推荐：新生儿呼吸暂停，负荷量为 4～6 mg/kg，12 小时后给予维持量，一次 1.5～2 mg/kg，一日 2～3 次，且静脉注射时间大于 20 分钟。

3. 药动学

茶碱口服吸收完全，其生物利用度为 96%。用药后 1～3 小时血浆浓度达峰值，有效血药浓度为 10～20 μg/mL。血浆蛋白结合率约 60%。80%～90% 的药物在体内被肝脏的混合功能氧化酶代谢。本品的大部分代谢物及约 10% 原形药均经肾排出。正常人 $t_{1/2}$ 为（9.0±2.1）小时，早产儿、新生儿、肝硬化、充血性心功能不全、肺炎、肺心病等 $t_{1/2}$ 延长，如肝硬化患者为 7～60 小时，急性心功能不全患者 $t_{1/2}$ 为 3～80 小时。

4. 不良反应

恶心、呕吐、易激动、失眠；心动过速、心律失常；发热、失水、惊厥甚至呼吸、心脏骤停致死。

5. 安全用药须知

①对本品过敏的患者、活动性消化道溃疡和未经控制的惊厥性疾病患者禁用。②高血压、非活动性消化道溃疡病史患者、新生儿慎用。③肾功能或肝功能不全的患者，应酌情调整用药剂量或延长给药间隔。④茶碱制剂可致心律失常和 / 或使原有的心律失常恶化；患者心率和 / 或节律的任何改变均应进行监测和研究。⑤应定期监测血清茶碱浓度，以保证最大的疗效而不发生血药浓度过高的危险。

（八）多索茶碱（Doxofylline）

1. 其他名称

枢维新，Ansimar。

2. 用法用量

口服：成人一次 0.2～0.4 g，一日 2 次，餐前或餐后 3 小时服用。儿童用药剂量酌减或遵医嘱。

3. 不良反应

少见心悸、窦性心动过速、上腹不适、食欲缺乏、恶心、呕吐、兴奋、失眠。如过量服用，可出现严重心律失常、阵发性痉挛。

4. 安全用药须知

①对本品或黄嘌呤衍生物类药物过敏者、急性心肌梗死患者禁用。严重心、肺功能异常者，甲状腺功能亢进症、活动性胃十二指肠溃疡等症、肾功能不全、肝功能不全者慎用。②本品剂量要视个体病情变化选择最佳剂量和用药方法。必要时检测血药浓度。③本品不得与其他黄嘌呤类药同时服用。④服药期间不要饮用含咖啡因的饮料或食品。

（九）倍氯米松（Beclomethasone）

1. 其他名称

倍氯松，必可酮。

2. 用法用量

吸入。

（1）4 岁以下儿童：一日总剂量 100～400 μg，分次用药。

（2）5～12 岁儿童：一日 200～1000 μg。

（3）12 岁以上儿童：①轻微哮喘，一日 200～400 μg 或以上，分 2～4 次用药；②中度哮喘，一日 600～1200 μg，分 2～4 次用药；③严重哮喘，一日 1000～2000 μg，分 2～4 次用药。

3. 药动学

本品气雾吸入方式给药后，进入呼吸道并经肺吸收入血，其生物利用度为 10%～20%。另有部分沉积于咽部，咽下后在胃肠道吸收，40%～50% 经肝首关效应灭活。本品在循环中由肝连续代谢而逐渐减少。因其含有亲脂性基团，有利于透过肝细胞膜，更易与细胞色素 P450 药物代谢酶结合，故具有较高清除率，较口服用药的糖皮质激素类高 3～5 倍，因此全身不良反应较小。$t_{1/2}$ 为 3 小时，肝脏疾病时可延长。其代谢产物 70% 经胆汁排泄，10%～15% 经尿排泄。

4. 不良反应

常见口腔及喉部的念珠菌病、声音嘶哑、喉部刺激；偶见免疫系统失调，如皮疹、风疹、瘙痒症及红斑；罕见异常支气管痉挛，眼、脸部、嘴唇和喉部的水肿，呼吸困难，支气管痉挛和过敏反应，白内障、青光眼，库欣综合征、肾上腺抑制、儿童和青少年生长发育迟缓、骨矿物质密度减少等内分泌失调，以及焦虑、睡眠紊乱、行为改变，包括活动过度、易激怒（主要见于儿童）等精神失调。

5. 安全用药须知

①过敏性鼻炎等过敏反应，可合用抗组胺药物或局部用制剂（包括局部使用的糖皮质激素）进行治疗。②对本品过敏或本品中其他附加成分过敏者禁用。③患有活动期和静止期的肺结核者慎用。④长期使用糖皮质激素的儿童和青少年，应密切随访其生长状况。⑤从口服糖皮质激素转为吸入糖皮质激素时，患者在很长时间内仍然存在肾上腺储备功能受损的风险，应定期监测肾上腺皮质功能。⑥对可逆性阻塞性气道疾病（包括哮喘）的处理，应常规遵循阶梯方案，并应由临床症状及通过肺功能测定监测患者的反应。⑦本品不用于缓解急性哮喘症状，如有需要，急性哮喘症状应使用快速短效的支气管扩张药（如沙丁胺醇）。⑧在急救或易导致应激的选择情况下，应考虑采用适当的糖皮质激素治疗。⑨本品不适用于患有重度哮喘的患者，不用于哮喘的初始治疗，应个体化用药。⑩不可突然中断治疗。

（十）布地奈德（Budesonide）

1. 其他名称

普米克，英福美，Pulmicort。

2. 用法用量

吸入用药。

（1）气雾剂：严重哮喘和停用或减量使用口服糖皮质激素的患者，开始使用布地奈德气雾剂的剂量如下：① 2～7 岁一日 200～400 μg，分 2～4 次吸入。② 7 岁以上一日 200～800 μg，分 2～4 次吸入。

（2）粉吸入剂：6 岁和 6 岁以上儿童治疗哮喘。原未使用口服糖皮质激素，一次

200～400 μg，一日 1 次，或一次 100～200 μg，一日 2 次；原使用口服糖皮质激素，一次 200～400 μg，一日 1 次；儿童的最高推荐剂量为一次 400 μg，一日 2 次。当哮喘控制后，应减至最低剂量。

（3）治疗哮喘维持剂量的范围：儿童一日 100～800 μg。

（4）吸入用混悬液：一次 0.25～0.5 mg，一日 2 次。

3. 药动学

本品是局部应用的不含卤素的肾上腺皮质激素类药物。因与糖皮质激素受体的亲和力较强，故局部消炎作用更强，约为丙酸倍氯米松的 2 倍、氢化可的松的 600 倍。其肝脏代谢清除率亦高，成人消除 $t_{1/2}$ 约为 2 小时，儿童约为 1.5 小时，因此几乎没有全身肾上腺皮质激素作用。

4. 不良反应

轻度喉部刺激、舌部和口腔刺激、咳嗽、口干、溃疡、声音嘶哑、咽部疼痛不适；味觉减弱；口咽部念珠菌感染；头痛、头晕；恶心、腹泻、体重增加、疲劳；速发或迟发的过敏反应，包括皮疹、接触性皮炎、荨麻疹、血管性水肿和支气管痉挛；精神症状，包括紧张、不安、抑郁和行为障碍等；罕见皮肤淤血、肾上腺功能减退和生长缓慢。

5. 安全用药须知

①鼻炎、湿疹等过敏性疾病，可使用抗组胺药及局部制剂进行治疗。②对本品过敏者禁用。肺结核、鼻部真菌感染和疱疹患者慎用。③长期接受吸入治疗的儿童应定期测量身高。④由口服糖皮质激素转为吸入布地奈德或长期高剂量治疗的患者应特别小心，可能在一段时间内处于肾上腺皮质功能不全的状况中，建议进行血液学和肾上腺皮质功能的监测。⑤不适用于快速缓解支气管痉挛。⑥在哮喘加重或严重发作期间，或在应急择期手术期间，应给予全身性糖皮质激素。⑦应避免合用酮康唑、伊曲康唑或其他强 CYP3 A4 抑制药。若必须合用上述药物，则用药间隔时间应尽可能长。⑧每次用药后用水漱口。⑨ 2 岁以下儿童慎用或不用。

（十一）氟替卡松（Fluticasone Propionate）

1. 其他名称

辅舒酮，辅舒良。

2. 用法用量

吸入用药。

（1）4～16 岁一次 50～100 μg，一日 2 次。

（2）16 岁以上儿童一次 100～1000 μg，一日 2 次。一般初始剂量：①轻度哮喘一次 100～250 μg，一日 2 次；②中度哮喘一次 250～500 μg，一日 2 次；③重度哮喘一次 500～1000 μg，一日 2 次。

3. 药动学

本品吸入后 30 分钟作用达高峰，起效较布地奈德快 60 分钟。口服生物利用度仅为 21%，分别是布地奈德的 1/10 和倍氯米松的 1/20。肝清除率亦高，吸收后大部分经肝脏首关效应转化成为无活性代谢物，消除半衰期为 3.1 小时。

4. 不良反应

全身不良反应在常规剂量下很少。常见口腔及喉部的念珠菌病、声音嘶哑；偶见免疫系统失调、皮肤过敏反应；罕见血管神经性水肿（主要为面部和口咽部水肿）、呼吸困难或支气管痉挛和过敏样反应，异常支气管痉挛，眼、脸部、嘴唇和喉部水肿，白内障、青光眼，以及库欣综合征、肾上腺素抑制、儿童和青少年生长发育迟缓、骨矿物质密度减少等内分泌失调，焦虑、睡眠紊乱，行为改变，包括活动过度、易激怒（主要见于儿童）等精神失调。极罕见消化不良和关节痛。

5. 安全用药须知

①对本品过敏者禁用，活动期或静止期肺结核患者、有糖尿病史的患者等慎用。②儿童如长期接受吸入性糖皮质激素治疗，应定期监测身高。③哮喘的治疗应按照阶梯治疗原则进行，患者的病情应通过临床和肺功能试验进行监测。④本品不用于快速缓解急性哮喘症状。⑤长期大剂量接受吸入性糖皮质激素会引起肾上腺皮质抑制；另外，在紧急情况下或择期手术中，应考虑附加给予全身糖皮质激素治疗。⑥不可突然中断治疗。⑦一次用药后用水漱口。

（十二）孟鲁司特（Montelukast）

1. 其他名称

蒙泰路特纳，蒙鲁司特，顺尔宁，Singulair。

2. 用法用量

口服：① 1～5 岁儿童一次 4 mg，一日 1 次。② 6～14 岁儿童一次 5 mg，一日 1 次。③ 15 岁以上儿童一次 10 mg，一日 1 次。睡前服用。

3. 药动学

本品口服吸收迅速而完全。成人空腹服用 10 mg 薄膜包衣片后，于 3 h 达到峰血浆浓度。平均口服生物利用度为 64%。普通饮食对口服生物利用度和血药峰浓度（maximum concentration，Cmax）无影响。99% 的本品与血浆蛋白结合。本品几乎被完全代谢，细胞色素 $P450_{3A4}$ 和 $P450_{2C9}$ 与其代谢有关。本品及其代谢物几乎全由胆汁排泄，在健康受试者，本品平均血浆半衰期为 2.7～5.5 小时。

4. 不良反应

不良反应较轻微，通常不需中止治疗。临床试验中，本药治疗组有大于等于 1% 的患者出现与用药有关的腹痛和头痛。

5. 安全用药须知

①口服本品不用于急性哮喘发作。②在医师的指导下可逐渐减少合并使用的吸入糖皮质激素剂量，但不应突然停用糖皮质激素。③在减少全身用糖皮质激素剂量时，偶见嗜酸性粒细胞增多症、血管性皮疹、肺部症状恶化、心脏并发症和神经病变。因此，患者在减少全身糖皮质激素剂量时，应加以注意并做适当的临床监护。

（十三）扎鲁司特（Zafirlukast）

1. 其他名称

安可来，Accolate。

2. 用法用量

口服。①成人及 12 岁以上儿童：起始剂量一次 20 mg，一日 2 次。维持剂量，一次 20 mg，一日 2 次。根据临床反应，剂量可逐步增加至一次最大量 40 g，一日 2 次时疗效更佳。② 7～11 岁儿童：一次 10 mg，一日 2 次。

3. 药动学

口服扎鲁司特后约 3 小时达到峰值，消除半衰期约 10 小时，血浆结合率为 99%。扎鲁司特在哮喘青年和成人的药动学与健康成人相似，药物代谢无性别差异。与食物同服，将增加本药生物利用度的差异性，大部分患者（75%）的生物利用度降低，下降幅度可达 40%。扎鲁司特代谢完全，通过放射性核素标记证实，尿排泄为口服剂量的 10%，粪排泄为 89%，但尿中难以测得扎鲁司特。扎鲁司特的药动学在正常人群和肾损害患者之间无显著差异。

4. 不良反应

头痛、胃肠道反应、皮疹、过敏反应（荨麻疹和血管性水肿）、轻微的肢体水肿（极少）、挫伤后出血障碍、粒细胞缺乏症、丙氨酸氨基转移酶（Alanine Aminotransferase，ALT）及天门冬氨酸氨基转移酶（Aspartate Transaminase，AST）升高、高胆红素血症，罕见肝衰竭。

5. 安全用药须知

①如发生血清氨基转移酶升高等肝功能不全症状或体征，应对患者进行相应处理。②对本产品及其组分过敏、肝功能不全者禁用。③若出现系统性嗜酸性粒细胞增多，有时临床体征表现为系统性脉管炎，与嗜酸性肉芽肿性多血管炎的临床特点相一致，常与减少口服糖皮质激素的用量有关。④本品不适用于解除哮喘急性发作时的支气管痉挛。⑤不宜用本品突然替代吸入或口服的糖皮质激素治疗。⑥对于易变性哮喘或不稳定性哮喘的治疗效果尚不明确。

第二节　上呼吸道感染及药物治疗

一、儿童上呼吸道感染特点

急性上呼吸道感染是指喉部及以上部位的感染，是儿童时期最常见的呼吸系统疾病，基本症状为发热及上呼吸道卡他症状，如流涕、鼻塞、咳嗽、咽痛等。年幼患儿全身症状较重，可伴有高热、呕吐、腹泻、惊厥等。急性上呼吸道感染主要指鼻、咽、扁桃体的感染，如急性鼻炎、急性咽炎、急性扁桃体炎等。如果局部感染定位不确切，则统称上呼吸道感染。儿童期上呼吸道感染给予及时诊断和适当处理，预后良好。

上呼吸道感染特点：①本病多为病毒感染引起。尚无针对病原体的有效抗病毒治疗。②病程多为自限性。③主要为对症治疗。④疑有细菌感染者，如合并中耳炎、鼻窦炎、化脓性扁桃体炎等，可用 β 内酰胺类抗菌药物治疗。

二、药物治疗

本病主要是对症治疗。

（一）退热

①物理降温，如温水浴、冰袋等。②药物：体温超过 38.5 ℃时给予布洛芬、对乙酰氨基酚，口服或直肠给药。每 4～6 小时给药 1 次，24 小时内不超过 4 次。小于 3 个月的婴儿原则上不用退热药。儿童期应慎用阿司匹林，10 岁左右患儿在水痘、流感急性期禁用阿司匹林，以避免雷耶综合征。

（二）其他对症治疗

①减轻鼻充血：盐酸伪麻黄碱（1%）滴鼻。②抗过敏：可用第一代抗组胺药或第二代抗组胺药如氯雷他定、西替利嗪等。③镇咳：仅在咳嗽频繁、剧烈，影响患儿病情时才使用。2 岁患儿一般不建议使用中枢性镇咳药，2～6 岁应慎用。④解痉和镇静：用于高热惊厥患儿。

第三节　支气管炎和肺炎的药物治疗

一、儿童支气管炎及药物治疗

儿童支气管炎指支气管发生炎症，由于病变主要发生在肺部的细小支气管，也就是毛细支气管，病名为毛细支气管炎，通常是由普通感冒、流行性感冒等病毒性感染引起的并发症，也可能由细菌感染所致，是儿童期常见的一种急性上呼吸道感染。毛细支气管炎的病原：主要为呼吸道合胞病毒（80% 或更多），其他依次为腺病毒、副流感病毒、鼻病毒、流感病毒等，少数可由肺炎支原体引起，也可由病毒与细菌混合感染所致。另外，气温突变、空气污浊，小儿呼吸道解剖及生理特点、过敏因素及免疫功能低下，均为本病诱因。

毛细支气管炎也可以被认为是肺炎的一种特殊类型。毛细支气管炎不同于一般的气管炎或支气管炎，临床症状像肺炎，但以喘憋为主，多发生在 2.5 岁以下的小儿，80% 发生在1岁以内，多数是6个月以下的小儿。典型的毛细支气管炎常发生在上呼吸道感染 2～3 天后，出现持续性干咳和发热，体温以中、低度发热为常见，发作喘憋为其特点。毛细支气管炎的愈后良好，病程一般为 5～9 天。大部分病例治疗后均可缓解，极少发生死亡。身体健壮的小儿少见并发症，但营养不良、免疫功能低下、先天性呼吸道畸形、慢性鼻咽炎、佝偻病等患儿，易患支气管炎，或易并发肺炎、中耳炎、喉炎及副鼻窦炎。有毛细支气管炎患病史的小儿日后易发哮喘，因此应积极防治，以减少哮喘的发生。

治疗：①以对症支持治疗为主，保持气道通畅。②补液，可静脉或口服补液。③雾化吸入短效 β_2 受体激动药和胆碱能受体拮抗药。④糖皮质激素，根据病情酌情使用。

二、儿童肺炎及药物治疗

（一）儿童肺炎

儿童肺炎是小儿时期最常见的一种呼吸道疾病，四季均易发生，3 岁以内的婴幼儿在冬、春季节较多见。如治疗不彻底，本病易反复发作，引起多种重症并发症，影响儿童发育。儿童肺炎多为细菌和病毒引起，临床表现为发热、咳嗽、气促、呼吸困难和肺部细湿啰音，也有不发热而咳喘重者。小儿肺炎有典型症状，也有不典型的，新生儿肺炎尤其不典型。目前可通过疫苗预防。

（二）肺炎的药物治疗

1. 抗菌药物

根据不同的病原菌选用敏感药物，早期治疗、足疗程，根据病情选择治疗方案。常用青霉素类或青霉素－酶抑制药复方制剂，如阿莫西林或阿莫西林克拉维酸，第一、第二代头孢菌素和/或大环内酯类抗菌药物。重症肺炎患儿可选用第二、第三代头孢菌素，可联合大环内酯类治疗。危重症患儿可酌情选用碳青霉烯类。

2. 抗病毒药物

目前临床上尚无特效抗病毒药，可酌情选用利巴韦林。

3. 对症处理

对症处理同上呼吸道感染，如吸氧、退热、镇静（异丙嗪口服或肌内注射）、镇咳等。

第四节　镇咳药

一、儿童期咳嗽和治疗原则

咳嗽是由多种原因所产生的一种临床症状，是一种保护性反射活动。咳嗽可将呼吸道内的黏液和异物排出，在排出后咳嗽症状多减轻或缓解。只有在无痰或少痰而咳嗽频繁、剧烈时应用镇咳药；若痰液较多，如慢性支气管炎、支气管扩张等，单用镇咳药可使痰液滞留在气道，不仅无益反而有害。

引起咳嗽的常见原因：急性或慢性支气管炎、支气管哮喘、胃食管反流病、鼻炎等；某些药物如血管紧张素转换酶抑制剂；吸烟、环境污染、不良生活习惯也可引起咳嗽症状，应针对不同原因治疗以缓解咳嗽症状。

咳嗽可分为急性咳嗽和慢性咳嗽两种，后者指咳嗽的持续时间超过4周。儿童期慢性咳嗽的病因在不同年龄段是不同的，常见于呼吸道感染和感染后咳嗽、气管和肺发育异常、胃食管反流、肺结核、咳嗽变应性哮喘、气管异物、支气管扩张、心因性咳嗽等。

治疗原则：针对病因采取不同的处理原则。如病因未明，可经验性对症治疗。镇咳药物不宜用于婴儿。含可待因或其他阿片类的镇咳制剂，一般不宜用于儿童，1岁以下儿童应完全不用。

二、镇咳药分类和治疗要点

药物抑制咳嗽反射的任一环节均可产生镇咳作用。目前常用的镇咳药，按其作用部位可分为：①中枢性镇咳药：此类药直接抑制延脑咳嗽中枢而产生镇咳作用，多用于无痰的干咳。其中吗啡类生物碱及其衍生物如可卡因、羟蒂巴酚等因具有成瘾性，又称为依赖性或成瘾性镇咳药。此类药物作用强而迅速，还具有镇痛作用。不良反应包括便秘、呼吸抑制和药物依赖性。右美沙芬、福尔可定、喷托维林等属于非成瘾性或非依赖性中枢镇咳药，镇咳作用较强，在治疗剂量下对呼吸中枢的抑制作用不明显，不良反应较小。②外周性（末梢性）镇咳药：凡抑制咳嗽反射弧中感受器、传入神经、传出神经以及效应器中任何一环节而镇咳者，均属此类，如甘草流浸膏、糖浆可保护呼吸道黏膜；祛痰药可减少痰液对呼吸道的刺激而止咳；平喘药可缓解支气管痉挛而止咳；那可丁、苯佐那酯的局麻作用可麻醉呼吸道黏膜上的牵张感受器而发挥镇咳作用等。有些药如苯丙哌林兼具中枢性及外周性镇咳作用。

三、儿童用药注意事项

镇咳药一般只在咳嗽频繁、剧烈，影响儿童病情和休息时才被应用。通常镇咳药不宜用于婴儿。一些中枢性镇咳药可抑制呼吸，对呼吸中枢产生严重后果，2 岁以下儿童多不主张使用，2～6 岁儿童也应慎用。

四、常用药物

（一）可待因（Codeine）

1. 其他名称

甲基吗啡，Methylmorphine，Paveral。

2. 用法用量

儿童口服：①镇痛：一次 0.5～1 mg/kg，一日 3 次，最大剂量每日不超过 240 mg。②镇咳：用量按镇痛量的 1/3～1/2。

3. 药动学

口服吸收快而完全，其生物利用度为 40%～70%。一次口服后，约 1 小时血药浓度达高峰，$t_{1/2}$ 为 3～4 小时。易于透过血脑屏障及胎盘，主要在肝脏与葡萄糖醛酸结合，约 15% 经脱甲基变为吗啡，其代谢产物主要经尿排泄。

4. 不良反应

常见幻想，呼吸微弱、缓慢或不规则，心率或快或慢；少见惊厥、耳鸣、震颤或不能自控的肌肉运动，还有荨麻疹、瘙痒、皮疹或脸肿等过敏反应；长期应用产生依赖性，常用量引起依赖性的倾向较其他吗啡类为弱。典型症状为食欲减退、腹泻、牙痛、恶心、呕吐、流涕、寒战、打喷嚏、打呵欠、睡眠障碍、胃痉挛、多汗、衰弱无力、心率增速、情绪激动或原因不明的发热。

5. 安全用药须知

①本品可透过胎盘使婴儿成瘾，引起新生儿的戒断症状，如过度啼哭、打喷嚏、打呵欠、腹泻、呕吐等。②禁用于对本品过敏的患者；多痰患者，以防因抑制咳嗽反射，使大量痰液阻塞呼吸道，继发感染而加重病情。婴幼儿、未成熟新生儿若有下列情况应慎用，如支气管哮喘、急腹症；在诊断未明确时，可能因掩盖真相造成误诊；胆结石可引起胆管痉挛；原因不明的腹泻，可使肠道蠕动减弱、减轻腹泻症状而误诊；颅脑外伤或颅内病变时，本品可引起瞳孔变小，模糊临床体征；前列腺肥大病者因本品易引起尿潴留而加重病情。③重复给药可产生耐药性，久用有成瘾性。④本品为国家特殊管理的麻醉药品，必须严格遵守国家对麻醉药品的管理条例使用和管理。⑤磷酸可待因缓释片必须整片吞服，不可截开或嚼碎。

（二）福尔咳定（Pholcodine）

1. 其他名称

吗啉吗啡，福可定。

2. 用法用量

口服：①成人一次 5～15 mg，一日 3 次。极量一日 60 mg。②儿童 1～5 岁，一次 2～2.5 mg，一日 3 次；5 岁以上，一次 2.5～5 mg，一日 3 次。

3. 药动学

福尔咳定口服吸收良好，生物利用度约为 40%，血浆蛋白结合率约为 10%，代谢及消除缓慢，消除半衰期约为 37 小时。

4. 不良反应

偶见恶心、嗜睡，与吗啡类药品类似。

5. 安全用药须知

①可致依赖性。②新生儿和儿童易于耐受此药，不引起便秘和消化紊乱。

（三）喷托维林（Pentoxyverine）

1. 其他名称

维静宁，咳必清，托克拉斯。

2. 用法用量

口服：一次 0.5～1 mg/kg，一日 2～3 次，常用于 5 岁以上儿童。

3. 药动学

口服吸收，在 20～30 分钟内起效，每次给药作用持续 4～6 小时。吸收后部分由呼吸道排出。

4. 不良反应

偶有便秘，还可能有轻度头痛、头晕、嗜睡、口干、恶心、腹胀。

5. 安全用药须知

对本品过敏者，青光眼、心力衰竭患者禁用。痰多者，心功能不全伴有肺淤血、咳嗽的患儿，5 岁以下儿童慎用。

（四）苯丙哌林（Benproperine）

1. 其他名称

咳快好，咳哌宁，二苯哌丙烷。

2. 用法用量

口服：成人一次 20～40 mg，一日 3 次。儿童用量酌减或遵医嘱。

3. 药动学

本品口服易吸收，服后 15～20 分钟即生效，镇咳作用可持续 4～7 小时。本品不抑制呼吸，不引起胆道及十二指肠痉挛或收缩，不引起便秘，未发现耐受性及成瘾性。

4. 不良反应

偶见口干、胃部灼烧感、头晕、嗜睡、食欲缺乏、乏力和药疹等。

5. 安全用药须知

①对本品过敏者禁用。②服用时需整粒吞服，切勿嚼碎，以免引起口腔麻木。③本药无祛痰作用，如咳痰症状明显则不宜使用。

（五）右美沙芬（Dextromethorphan）

1. 其他名称

美沙芬，右甲吗喃。

2. 用法用量

口服：① 2 岁以下儿童不宜用。② 2～6 岁一次 2.5～5 mg，一日 3～4 次。③ 6～12 岁一次 5～10 mg，一日 3～4 次。

3. 药动学

口服吸收好，15～30 分钟起效，作用可维持 36 小时。血浆中原形药物浓度很低。其主要活性代谢产物 3– 甲氧吗啡烷在血浆中浓度高，$t_{1/2}$ 为 5 小时。

4. 不良反应

头晕、头痛、嗜睡、易激动、嗳气、食欲缺乏、便秘、恶心、皮肤过敏，停药后上述反应可自行消失。过量可引起神志不清、支气管痉挛、呼吸抑制。

5. 安全用药须知

①有精神病史者、对本品过敏者禁用。②过敏体质者，肝肾功能不全者及哮喘、痰多者慎用。③用药 7 日，如症状未缓解，应停药就医。

第六章　中枢神经系统药

第一节　抗癫痫药

一、苯妥英钠

（一）其他名称

大仑丁。

（二）药理作用

本品为抗癫痫药、抗心律失常药，治疗剂量不引起镇静催眠作用。

（1）动物实验证明，本品对超强电休克、惊厥的强直相有选择性对抗作用，而对阵挛相无效或反而加剧，故其对癫痫大发作有良效，而对失神性发作无效。其抗癫痫作用机制尚未阐明，一般认为是增加细胞钠离子外流，减少钠离子内流，而使神经细胞膜稳定，提高兴奋阈，减少病灶高频放电的扩散。

（2）本品缩短动作电位间期及有效不应期，还可抑制钙离子内流，降低心肌自律性，抑制交感中枢，对心房、心室的异位节律点有抑制作用，提高房颤与室颤阈值。

（3）可稳定细胞膜及降低突触传递，具有抗神经痛及骨骼肌松弛作用。

（4）本品可抑制皮肤成纤维细胞合成或分泌胶原酶。还可加速维生素 D 代谢。可引起淋巴结肿大，有抗叶酸作用，对造血系统有抑制作用。此外，本品可引起过敏反应，有酶诱导作用，静脉用药可扩张周围血管。

（三）适应证

（1）用于治疗全身强直－阵挛性发作、复杂部分性发作（精神运动性发作、颞叶癫痫）、单纯部分性发作（局限性发作）和癫痫持续状态。

（2）用于治疗三叉神经痛、隐性营养不良性大疱性表皮松解、发作性舞蹈手足徐动症、发作性控制障碍（包括发怒、焦虑和失眠等行为障碍疾患）、肌强直症及三环类抗抑郁药过量时心脏传导障碍等。

（3）用于洋地黄中毒所致的室性及室上性心律失常，对其他各种原因引起的心律失常疗效较差。

（四）用法用量

1. 片剂

（1）抗癫痫：成人常用量为开始时每次 100 mg，每日 2 次，1～3 周内增加至每次 250～300 mg，分 3 次口服；极量为一次 300 mg，一日 500 mg。由于个体差异及饱和药动学特点，用药需个体化。应用达到控制发作和血药浓度达稳态后，可改用长效（控释）制剂，一次顿服。小儿常用量为开始每日 5 mg/kg，分 2～3 次服用，按需调整，以每日不超过 250 mg 为度；维持量为 4～8 mg/kg 或 250 mg/m^2，分 2～3 次服用。

（2）抗心律失常：成人常用量，100～300 mg，一次或分 2～3 次服用，或第一日 10～15 mg/kg，第 2～4 日 7.5～10 mg/kg；维持量 2～6 mg/kg。小儿常用量，开始 5 mg/kg，分 2～3 次口服，根据病情调整，每日量不超过 300 mg；维持量 4～8 mg/kg，或 250 mg/m^2，分 2～3 次口服。

（3）胶原酶合成抑制：成人开始每日 2～3 mg/kg，分 2 次服用，在 2～3 周内，增加到患者能够耐受的用量，血药浓度至少达 8 μg/mL，一般每日 100～300 mg。

2. 注射剂

加入 5% 葡萄糖注射液 20～40 mL 缓慢静脉注射。

（1）抗惊厥：成人常用量，150～250 mg，每分钟不超过 50 mg，必要时 30 分钟后可再次静注 100～150 mg，一日总量不超过 500 mg。小儿常用量，静注 5 mg/kg 或 250 mg/m^2，1 次或分 2 次注射。

（2）抗心律失常：成人常用量为终止心律失常以 100 mg 缓慢静注 2～3 分钟，根据需要每 10～15 分钟重复一次至心律失常终止，或出现不良反应为止，总量不超过 500 mg。

（五）不良反应

（1）常见齿龈增生，儿童发生率高，应加强口腔卫生和按摩齿龈。

（2）长期服用后或血药浓度达 30 μg/mL 可能引起恶心、呕吐甚至胃炎，饭后服用可减轻。

（3）神经系统不良反应与剂量相关，常见眩晕、头痛，严重时可引起眼球震颤、共济失调、语言不清和意识模糊，调整剂量或停药可消失。较少见的神经系统不良反应有头晕、失眠、一过性神经质、颤搐、舞蹈症、肌张力不全、震颤、扑翼样震颤等。

（4）可影响造血系统，致粒细胞和血小板减少，罕见再障；常见巨幼红细胞性贫血，可用叶酸加维生素 B_{12} 防治。

（5）可引起过敏反应，常见皮疹伴发热，罕见严重皮肤反应，如剥脱性皮炎、多形性红斑、系统性红斑狼疮和致死性肝坏死、淋巴系统霍奇金病等。一旦出现症状则立即停药并采取相应措施。

（6）小儿长期服用可加速维生素 D 代谢，造成软骨病或骨质异常。

（7）孕妇服用偶致畸胎。

（8）可抑制抗利尿激素和胰岛素分泌使血糖升高。

（9）有致癌的报道。

（六）禁忌

（1）对乙内酰脲类药有过敏史者禁用。

（2）阿－斯综合征、Ⅱ～Ⅲ度房室传导阻滞、窦房结阻滞、窦性心动过缓等心功能损害者禁用。

（七）注意事项

（1）对乙内酰脲类中一种药过敏者，对本品也可能过敏。

（2）本品有酶诱导作用，可对某些诊断产生干扰，如地塞米松试验、甲状腺功能试验，使血清碱性磷酸酶、丙氨酸氨基转移酶、血糖浓度升高。

（3）用药期间需检查血象、肝功能、血钙、口腔、脑电图、甲状腺功能，并经常检测血药浓度，防止毒性反应。妊娠期每月测定一次、产后每周测定一次血药浓度以确定是否需要调整剂量。

（4）下列情况应慎用：嗜酒，使本品的血药浓度降低；贫血，增加严重感染的危险性；心血管病（尤其老人）；糖尿病，可能升高血糖；肝肾功能损害，改变本药的代谢和排泄；甲状腺功能异常者。

（5）本品能通过胎盘，可能致畸，但有医生认为癫痫发作控制不住致畸的危险性大于用药的危险性，应权衡利弊。凡用本品能控制发作的患者，孕期应继续服用，并保持有效血浓，分娩后再重新调整。产前 1 个月应补充维生素 K，产后立即给新生儿注射维生素 K 以减少出血危险。FDA 对本药的妊娠安全性分级为 D 级。本品可分泌入乳汁，一般主张服用苯妥英的母亲避免母乳喂养。

（6）小儿由于分布容积与消除半衰期随年龄而变化，因此应经常做血药浓度测定。新生儿或婴儿期对本品的药动学较特殊，临床对中毒症状评定有困难，一般不首先采用。学龄前儿童肝脏代谢强，需多次监测血药浓度以决定用药次数和用量。

（7）老年人应用本品时须慎重，用量应偏低，并经常监测血药浓度。

（八）药物相互作用

（1）长期应用对乙酰氨基酚患者应用本品可增加肝脏中毒的危险，并且疗效降低。

（2）与皮质激素、洋地黄类（包括地高辛）、口服避孕药、环孢素、雌激素、左旋多巴、奎尼丁、土霉素或三环类抗抑郁药合用时，可降低这些药物的效应。

（3）长期饮酒可降低本品的浓度和疗效，但服药同时大量饮酒可增加血药浓度；与氯霉素、异烟肼、保泰松、磺胺类合用可能降低本品代谢，使血药浓度增加，增加本品的毒性；与抗凝剂合用，开始增加抗凝效应，持续应用则降低。

（4）与含镁、铝药物或碳酸钙等合用时可能降低本品的生物利用度，两者应相隔 2～3 小时服用。

（5）与降糖药或胰岛素合用时，因本品可使血糖升高，需调整后两者用量。

（6）原则上用多巴胺的患者，不宜用本品。

（7）本品与利多卡因或普萘洛尔合用，可能加强心脏的抑制作用。

（8）虽然本品消耗体内叶酸，但增加叶酸反可降低本品浓度和作用。

（9）苯巴比妥或扑米酮对本品的影响变化很大，应经常监测血药浓度；与丙戊酸类合用有蛋白结合竞争作用，应经常监测血药浓度，调整本品用量。

（10）与卡马西平合用，后者血药浓度降低。如合并用大量抗精神病药或三环类抗抑郁药可能使癫痫发作，需调整本品用量。

（九）规格

片剂：50 mg，100 mg。注射剂：100 mg，250 mg。

二、卡马西平

（一）其他名称

痛惊宁，酰胺咪嗪。

（二）药理作用

本品为抗惊厥药和抗癫痫药。卡马西平的药理作用表现为抗惊厥、抗癫痫、抗神经性疼痛、抗躁狂－抑郁症、改善某些精神疾病的症状、抗中枢性尿崩症，产生这些作用的机制可能分别为：①阻滞各种可兴奋细胞膜的钠离子通道，故能明显抑制异常高频放电的发生和扩散，②抑制T型钙通道。③增强中枢的去甲肾上腺素能神经的活性。④促进抗利尿激素（antiduiuretic hormone，ADH）的分泌或提高效应器对ADH的敏感性。

（三）适应证

（1）癫痫：①部分性发作，如复杂部分性发作、简单部分性发作和继发性全身发作。②全身性发作，如强直、阵挛、强直－阵挛发作。

（2）抗神经性疼痛：用于三叉神经痛和舌咽神经痛发作，亦用作三叉神经痛缓解后的长期预防性用药。也可用于脊髓痨和多发性硬化、糖尿病性周围神经痛、幻肢痛和外伤后神经痛以及疱疹后神经痛。

（3）预防或治疗躁狂－抑郁症：对锂剂、抗精神病药、抗抑郁药无效的或不能耐受的躁狂－抑郁症，可单用或与锂盐和其他抗抑郁药合用。

（4）中枢性部分性尿崩症：可单用或氯磺丙脲或氯贝丁酯等合用。

（5）酒精癖的戒断综合征。

（四）用法用量

1. 成人

（1）抗惊厥：初始剂量每次0.1～0.2 g，每天1～2次，逐渐增加剂量直至最佳疗效。

（2）镇痛：开始一次0.1 g，一日2次；第二日后每隔一日增加0.1～0.2 g，直到疼痛缓解；维持量每日0.4～0.8 g，分次服用。每日不超过1.2 g。

（3）尿崩症：单用时一日0.3～0.6 g，如与其他抗利尿药合用，每日0.2～0.4 g，分3次服用。

（4）抗躁狂或抗精神病：开始每日0.2～0.4 g，逐渐增加至最大量1.6 g，分3～4次服用。

2. 小儿

（1）6岁以前：开始每日按体重5 mg/kg，每5～7日增加一次用量，达每日10 mg/kg，必要时增至20 mg/kg，维持血药浓度8～12 μg/kg。

（2）6～12岁儿童：第一日0.1 g，服2次，隔周增加0.1 g，直至出现疗效；维持量调整到最小有效量，一般为每日0.4～0.8 g，不超过1 g，分3～4次服用。

（五）不良反应

（1）神经系统常见的不良反应有头晕、共济失调、嗜睡和疲劳。

（2）因刺激抗利尿激素分泌可引起水潴留和低钠血症（或水中毒），发生率10%～15%。

（3）较少见的不良反应有史蒂文斯－约翰逊（Stevens-Johnson）综合征或中毒性表皮坏死松解症、皮疹、荨麻疹、瘙痒、儿童行为障碍、严重腹泻、红斑狼疮样综合征（荨麻疹、瘙痒、皮疹、发热、咽喉痛、骨或关节痛、乏力）。

（4）罕见的不良反应有腺体病，心律失常或房室传导阻滞（老年人尤其注意），骨髓抑制，中枢神经系统中毒（语言困难、精神不安、耳鸣、震颤、幻视），过敏性肝炎，低钙血症，直接影响骨代谢导致骨质疏松，肾脏中毒，周围神经炎，急性尿紫质病，栓塞性脉管炎，过敏性肺炎，急性间歇性卟啉病，甲状腺功能减退。曾有一例合并无菌性脑膜炎的肌阵挛性癫痫患者，接受本品治疗后引起脑膜炎复发。偶见粒细胞减少、可逆性血小板减少、再障、中毒性肝炎。

（六）禁忌

（1）已知对卡马西平相关结构药物（如三环类抗抑郁药）过敏者禁用。

（2）有房室传导阻滞、血清铁严重异常、骨髓抑制、严重肝功能不全等病史者禁用。

（七）注意事项

（1）与三环类抗抑郁药有交叉过敏反应。

（2）下列情况应慎用：乙醇中毒、心脏损害、冠心病、糖尿病、青光眼、对其他药物有血液反应史（易诱发骨髓抑制）、肝病、抗利尿激素分泌异常或其他内分泌紊乱、尿潴留、肾病。

（3）一般疼痛不宜用本品。

（4）糖尿病患者可能引起尿糖增加，应注意。

（5）癫痫患者不能突然撤药。

（6）已用其他抗癫痫药的患者，本品用量应逐渐递增，避免自身诱导所致血药浓度下降。

（7）下列情况应停药：肝中毒或骨髓抑制症状出现，心血管系统不良反应或皮疹出现。

（8）用于特异性疼痛综合征止痛时，如果疼痛完全缓解，应逐渐减量至停药。

（9）饭后服用可减少胃肠反应，漏服时应尽快补服，不可一次服双倍量，可一日内分次补足。

（10）用药期间注意检查：全血细胞（包括血小板、网织红细胞及血清铁，应经常复查达 2～3 年），尿常规，肝功能，眼科情况，卡马西平血药浓度测定。

（11）本品能通过胎盘，是否致畸尚不清楚，妊娠早期需慎用。FDA 对本药安全性分级为 D 级。本品能分泌入乳汁，约为血药浓度的 60%，哺乳期妇女不宜应用。

（12）老年患者对本品敏感者多，常可引起认知功能障碍、激越、不安、焦虑、精神错乱、房室传导阻滞或心动过缓，也可引起再障。

（八）药物相互作用

（1）与对乙酰氨基酚合用，尤其是单次超量或长期大量应用，肝脏中毒的危险性增加，有可能使后者疗效降低。

（2）与香豆素类抗凝药合用，由于本品的肝酶的正诱导作用，使抗凝药的血液浓度降低，半衰期缩短，抗凝效应减弱，应测定凝血酶原时间而调整药量。

（3）与碳酸酐酶抑制药合用，骨质疏松的危险增加。

（4）由于本品的肝酶诱导作用，与氯磺丙脲、氯贝丁酯、去氨加压素、赖氨加压素、垂体后叶素、加压素等合用，可加强抗利尿作用，但合用的各药都需减量。

（5）与含雌激素的避孕药、环孢素、洋地黄类（可能地高辛除外）、雌激素、左甲状腺素及奎尼丁合用时，由于卡马西平对肝药酶的诱导，这些药的效应都会降低，用量应调整。与口服避孕药合用可能出现阴道大出血。

（6）与多西环素合用，后者的血药浓度可能降低，必要时需要调整用量。

（7）红霉素与醋竹桃霉素以及右丙氧芬可抑制卡马西平的代谢，引起后者血药浓度升高，出现毒性反应。

（8）氟哌啶醇、洛沙平、马普替林、噻吨类或三环类抗抑郁药可增强卡马西平的代谢，引起后者血药浓度升高，出现毒性反应。

（9）锂盐可以降低卡马西平的抗利尿作用。

（10）卡马西平（与三环类抗抑郁药结构相似）与单胺氧化酶（monoamine oxidase，MAO）抑制药合用，可引起高热和/或高血压危象、严重惊厥，甚至死亡，两药应用至少要间隔14天。当卡马西平用作抗惊厥剂时，MAO抑制药可以改变癫痫发作的类型。若临床情况允许，可停服单胺氧化酶抑制剂。

（11）卡马西平可以降低诺米芬辛的吸收并加快其消除。

（12）苯巴比妥和苯妥英可加速卡马西平的代谢，可将卡马西平的 $t_{1/2}$ 降至9～10小时。

（九）规格

片剂：0.1 g，0.2 g。

三、奥卡西平

（一）其他名称

氧痛惊宁。

（二）药理作用

卡马西平10–酮基结构类似物，为新型抗癫痫药。本品主要通过其活性代谢产物10–单羟基代谢物（monohydroxyderiative，MHD）发挥作用。本品和MHD能阻滞电压敏感性钠通道，稳定过度兴奋性神经细胞膜，抑制神经元重复放电，减少突触冲动传递，这些作用对防止癫痫发作在整个大脑的扩散非常重要。另外，本品可增加钾通道传导性和调节高电位激活钙通道，有助于抑制癫痫发作。本品及其活性成分MHD可防止啮齿类动物电诱导的强直–阵挛发作，对化学诱导的肌阵挛发作也有一定的保护作用，还可消除或减少恒河猴难治性癫痫发生率。

（三）适应证

本品适用于成年人和5岁以及5岁以上儿童患者的癫痫原发性全面强直–阵挛发作和部分性发作伴有或不伴有继发性全面性发作。

（四）用法用量

本品可单独或与其他抗癫痫药联合使用。应从临床有效剂量开始用药，一天内分2次给药。根据患者的临床反应增加剂量。如果本品与其他抗癫痫药联合使用，由于患者总体的抗癫痫药物剂量增加，需要减少其他抗癫痫药的剂量和/或更加缓慢地增加本品的剂量。本品可以空腹或与食物一起服用。

1. 成人

（1）单独治疗：起始剂量一天600 mg，分2次给药。为了获得理想的效果，可以每隔1周增加每天的剂量，每次增加剂量不超过600 mg。每日维持剂量为600～2400 mg，绝大多数患者对每日900 mg的剂量即有效果。

（2）联合治疗：起始剂量为一天 600 mg，分 2 次给药。为了获得理想的效果，可以每隔 1 周增加每天的剂量，每次增加剂量不超过 600 mg。每日维持剂量为 600～2400 mg。

2. 2.5 岁和 5 岁以上的儿童

起始治疗剂量为每天 8～10 mg/kg，分 2 次给药。联合治疗中，平均大约每天 30 mg/kg 的维持剂量就能获得较好的治疗效果。如果临床提示需要增加剂量，可以每隔 1 周增加每天的剂量，每次增量不要超过每天 10 mg/kg，最大剂量为每天 46 mg/kg。

3. 肝功能损害患者

中度以下患者不需要调整剂量。

4. 肾功能损害患者

肌酐清除率＜30 mL/min 的患者在服用本品时应从初始剂量的一半（300 mg/d）开始，并逐渐缓慢加量，达到所需临床疗效。有肾功能损害的患者在增加剂量时必须进行仔细的监测。

（五）不良反应

本品最常见的（发生率≥ 5%）不良反应有头晕、嗜睡、复视、疲倦、恶心、呕吐、共济失调、视力异常、腹痛、震颤、消化不良及步态障碍。

不良反应导致成人患者停药的常见症状有头晕（6.4%）、复视（5.95%）、共济失调（5.2%）、呕吐（5.1%）、恶心（4.9%）、嗜睡（3.8%）、头痛（2.9%）、疲倦（2.1%）、视力异常（2.1%）、震颤（1.8%）、步态障碍（1.7%）、皮疹（1.4%）及低钠血症（1.0%）。

不良反应导致儿童患者停药的常见症状有嗜睡（2.4%）、呕吐（2.0%）、共济失调（1.8%）、复视（1.3%）、头晕（1.3%）、疲倦（1.1%）及眼球震颤（1.1%）。

（六）禁忌

（1）对本品或其任一成分过敏的患者禁用。

（2）房室传导阻滞患者禁用。

（七）注意事项

（1）本品可引起低钠血症，服药期间应定时检查血钠。若血钠＜125 mmol/L，减量、停药或保守处理（如限制饮水）后血钠水平可恢复正常。

（2）本品可能降低激素避孕药效果，建议服用本品期间改用其他不含激素的避孕方法。

（3）应逐渐减量至停药，以最大可能地避免癫痫发作频率增加。

（4）本品可引起头晕和嗜睡，服用本品后患者不要驾驶车辆或操作机器。

（5）对卡马西平过敏的患者，只有在可能的益处大于潜在的危险时才可服用本品，如出现过敏反应迹象或临床症状，应立即停药。

（6）目前没有充分研究本品对妊娠妇女的影响。但本品结构和卡马西平相似，后者对人有致畸作用，本品可能对人也有致畸作用，因此，只有在确定本品对胎儿的益处大于潜在危险时，孕妇才可服用。

（7）本品和 MHD 可泌入母乳，对哺乳期婴儿可能有严重不良反应，因此应根据服药对患者是否必要决定哺乳母亲停止哺乳或停止用药。

（八）药物相互作用

（1）本品和 MHD 可诱导 CYP3 A 族亚类（CYP3 A4 和 CYP3 A5），后者在二氢吡啶

类钙通道拮抗剂和口服避孕药的代谢中有重要作用，从而降低这些药物的血药浓度。

（2）本品与卡马西平合用，本品代谢物 MHD 血药浓度降低。

（3）本品与苯巴比妥合用，苯巴比妥血药浓度增加，本品代谢物 MHD 血药浓度降低。

（4）本品与苯妥英钠合用，本品代谢物 MHD 的血药浓度降低，苯妥英钠的血药浓度增加，此时本品应减量。

（5）丙戊酸钠与本品合用，本品代谢物 MHD 血药浓度降低。

（6）非洛地平与本品合用，非洛地平血药浓度降低。

（7）本品与维拉帕米合用，本品代谢物 MHD 血药浓度降低。

（8）西咪替丁、红霉素和右旋丙氧芬不影响 MHD 的药代动力学。

（9）华法林与单剂或多剂本品合用时，无明显相互作用。

（九）规格

片剂：0.3 g。

四、丙戊酸钠

（一）药理作用

本品为抗癫痫药。其作用机理尚未完全阐明。实验见本品能增加 γ-氨基丁酸（γ-aminobutyric acid，GABA）的合成和减少 CABA 的降解，从而升高抑制性神经递质 GABA 的浓度，降低神经元的兴奋性而抑制发作。在电生理实验中，本品可产生与苯妥英相似的抑制钠通道的作用。

（二）适应证

本药主要用于单纯或复杂失神发作、肌阵挛发作，大发作的单药或合并用药治疗，有时对复杂部分性发作也有一定疗效。

（三）用法用量

1. 片剂、糖浆剂

①成人：每日 600～1200 mg，分次 2～3 次服。1 周后递增，至能控制发作为止。每日最大量为 30 mg/kg。②小儿：每日 15 mg/kg，分 2 ～3 次服用，按需每隔 1 周增加 5～10 mg/kg，至有效或不能耐受为止。

2. 注射剂

成人癫痫持续状态时静脉注射 400 mg，每日 2 次。

（四）不良反应

（1）常见不良反应为腹泻、消化不良、恶心、呕吐、胃肠道痉挛、月经周期改变。

（2）较少见短暂的脱发、便秘、嗜睡、眩晕、疲乏、头痛、共济失调、轻微震颤、异常兴奋、不安和烦躁。

（3）长期服用偶见胰腺炎及急性重型肝炎。

（4）可使血小板减少引起紫癜、出血和出血时间延长，应定期检查血象。

（5）对肝功能有损害，可引起血清碱性磷酸酶和氨基转移酶升高，服用 2 个月要检查肝功能。

（6）偶有过敏。

（7）偶有听力下降和可逆性听力损坏。

（五）禁忌

（1）有药源性黄疸个人史或家族史者禁用。

（2）有肝病或明显肝功能损害者禁用。

（六）注意事项

（1）有血液病、肝病史、肾功能损害、器质性脑病时慎用。

（2）用药期间避免饮酒，饮酒可加重镇静作用。

（3）停药应逐渐减量以防再次出现发作；取代其他抗惊厥药物时，本品应逐渐增加用量，而被取代药应逐渐减少用量。

（4）外科手术或其他急症治疗时应考虑可能遇到的时间延长，或中枢神经抑制药作用的增强。

（5）用药前和用药期间应定期做全血细胞（包括血小板）计数、肝肾功能检查。

（6）对诊断的干扰：尿酮试验可出现假阳性，甲状腺功能试验可能受影响。

（7）可使乳酸脱氢酶、丙氨酸氨基转移酶、门冬氨酸氨基转移酶轻度升高，并提示无症状性肝脏中毒。血清胆红素可能升高，提示潜在的严重肝脏中毒。

（8）本药能通过胎盘，动物实验有致畸的报道，孕妇应权衡利弊，慎用。FDA 对本药的妊娠安全性分级为 D 级。

（9）本品亦可分泌入乳汁，浓度为母体血药的 1%～10%。哺乳期妇女应慎用。

（10）本品可蓄积在发育的骨骼内，应注意。

（七）药物相互作用

（1）饮酒可加重镇静作用。

（2）全麻药或中枢神经抑制药与本品合用，前者的临床效应可更明显。

（3）与抗凝药如华法林或肝素等以及溶血栓药合用，出血的危险性增加。

（4）与阿司匹林或双嘧达莫合用，可由于减少血小板凝聚而延长出血时间。

（5）与苯巴比妥类合用，后者的代谢减慢，血药浓度上升，因而可增加镇静作用而导致嗜睡。

（6）与扑米酮合用，也可引起血药浓度升高，导致中毒，必要时需减少扑米酮的用量。

（7）与氯硝西泮合用防止失神发作时，曾有报道少数病例反而诱发失神状态。

（8）与苯妥英合用时，因与蛋白结合的竞争可使两者的血药浓度发生改变，由于苯妥英浓度变化较大，需经常测定。但是否需要调整剂量应视临床情况与血药浓度而定。

（9）与卡马西平合用，由于肝酶的诱导而致药物代谢加速，可使二者的血药浓度降低和半衰期缩短，故须监测血药浓度以决定是否需要调整用量。

（10）与对肝脏有毒性的药物合用时，有潜在肝脏中毒的危险。有肝病史者长期应用须经常检查肝功能。

（11）与氟哌啶醇、洛沙平、马普替林、单胺氧化酶抑制药、吩噻嗪类、噻吨类和三环类抗抑郁药合用，可以增加中枢神经系统的抑制，降低惊厥阈和丙戊酸的效应，须及时调整用量以控制发作。

（八）规格

片剂：100 mg，200 mg。糖浆剂：5 mL，200 mg；5 mL，500 mg。注射剂：0.4 g。

五、拉莫三嗪

（一）药理作用

本品为电压依从性的钠离子通道阻滞剂。在培养的神经细胞中，它反复放电和抑制病理性谷氨酸释放（这种氨基酸对癫痫发作的形成起着关键性的作用），也抑制谷氨酸诱发的动作电位的爆发。

（二）适应证

癫痫。

1. 对 12 岁以上儿童及成人的单药治疗

①简单部分性发作。②复杂部分性发作。③继发性全身强直 – 阵挛性发作。④原发性全身强直 – 阵挛性发作。

2.2 岁以上儿童及成人的加用疗法

①简单部分性发作。②复杂部分性发作。③继发性全身强直 – 阵挛性发作。④原发性全身强直 – 阵挛性发作。

本品也可用于治疗合并有伦诺克斯 – 加斯托（Lennox–Gastaut）综合征的癫痫发作。

（三）用法用量

1. 单药治疗剂量

成人及 12 岁以上儿童，初始剂量是 25 mg，每日 1 次，连服 2 周；随后用 50 mg，每日 1 次，连服 2 周。此后，每隔 1～2 周增加剂量，最大增加量为 50～100 mg，直至达到最佳疗效。通常达到最佳疗效的维持剂量为 100～200 mg/d，每日 1 次或分 2 次给药。

2. 加用疗法剂量

（1）成人及 12 岁以上儿童：①对合用丙戊酸钠的患者，不论其是否服用其他抗癫痫药，本品的初始剂量为 25 mg，隔日服用，连服 2 周；随后两周每日 1 次，每次 25 mg。此后，应每隔 1～2 周增加剂量，最大增加量为 25～50 mg，直至达到最佳的疗效。通常达到最佳疗效的维持量为每日 100～200 mg，1 次或分 2 次服用。②对合用具酶诱导作用的抗癫痫药的患者，不论是否服用其他抗癫痫药（丙戊酸钠除外），本品的初始剂量始终为 50 mg，每日 1 次，连服 2 周；随后两周每日 100 mg，分 2 次服用。此后，每隔 1～2 周增加一次剂量，最大增加量为 100 mg，直至达到最佳疗效。通常达到最佳疗效的维持量为每日 200～400 mg，分 2 次服用。

（2）2～12 岁儿童：①服用丙戊酸钠加或不加任何其他抗癫痫药的患者，本品的初始剂量是每天 0.15 mg/kg，每日服用 1 次，连服 2 周；随后 2 周每日 1 次，每次 0.3 mg/kg。此后，应每隔 1～2 周增加剂量，最大增加量为 0.3 mg/kg，直至达到最佳的疗效。达到最佳疗效的维持量通常为每天 1～5 mg/kg，单次或分两次服用。②服用具酶诱导作用的抗癫痫药的患者，不论加或不加其他抗癫痫药（丙戊酸钠除外），本品的初始剂量始终为每天 0.6 mg/kg，分两次服，连服两周；随后两周剂量为每天 1.2 mg/kg。此后，每隔 1～2 周增加一次剂量，最大增加量为 1.2 mg/kg，直至达到最佳的疗效。通常达到最佳疗效的维持量是每天 5～15 mg/kg，分 2 次服用。

若患者所服用的抗癫痫药与本品的药代动力学的相互作用尚不清楚，所增加的剂量应采用本品与丙戊酸钠合用时的推荐剂量，直至达到最佳疗效。

3. 肝功能受损患者的剂量

初始、递增和维持剂量在中度（Child-Pugh B 级）和重度（Child-Pugh C 级）肝功能受损患者通常应分别减少约 50% 和 75%。递增和维持剂量应按临床疗效进行调整。

（四）不良反应

（1）常见不良反应包括头痛、头晕、皮疹、恶心、呕吐、嗜睡、共济失调、复视、视力模糊等。

（2）较少见不良反应包括光敏性皮炎、变态反应、颜面水肿、肢体坏死、食欲缺乏、腹胀、体重减轻等。

（3）罕见致命性皮疹（Stevens-Johnson 综合征、中毒性表皮坏死松解，大部分患者停药后可恢复）、弥漫性血管内凝血和多器官功能衰竭。

（4）其他的不良反应包括失眠、疲倦、结膜炎、焦虑、精神错乱和幻觉。

（5）有以下不良反应的报道：皮疹伴发热、淋巴结病变等全身过敏性症状；精神病或精神症状（如攻击行为、焦躁、易激惹、抑郁），肌阵挛性癫痫加重，横纹肌溶解；运动紊乱（如抽搐、不安、眼球震颤和震颤等），舞蹈病，手足徐动症，出现锥体外系症状；帕金森病症状加重；中性白细胞减少症、白细胞减少、血小板减少、全血细胞减少；肝功能异常。

（6）自杀风险。

（五）禁忌

对本品过敏的患者禁用。

（六）注意事项

（1）肾衰患者、严重肝功能受损患者应慎用。

（2）FDA 对本药的妊娠安全性分级为 C 级。在动物的生殖实验中，本品不损害生育力，超过人类治疗剂量时并未有致畸作用。人类妊娠期使用的资料不足，还不能评价其安全性。妊娠期用药应权衡利弊。

（3）资料显示，拉莫三嗪能进入乳汁，其浓度通常可达到血浆浓度的 40%～60%。哺乳期妇女用药应权衡利弊。

（4）因为对儿童进行的相应的研究所获得的数据尚不充分，故无法推荐对于 12 岁以下儿童进行单药治疗的剂量。

（七）药物相互作用

（1）诱导肝药物代谢酶的抗癫痫药（例如苯妥英、卡马西平、苯巴比妥和扑米酮）会增强拉莫三嗪的代谢，需增加使用剂量。

（2）丙戊酸钠与拉莫三嗪竞争肝药物代谢酶，可降低拉莫三嗪的代谢，拉莫三嗪的平均半衰期增加近两倍。

（3）正在服用卡马西平的患者，服用拉莫三嗪之后有中枢神经系统反应的报告，包括头痛、恶心、视力模糊、头晕、复视和共济失调。这些反应在减少卡马西平的剂量后通常都会消失。

（八）规格

片剂：50 mg，100 mg。

六、托吡酯

（一）药理作用

本品可阻断神经元持续去极化导致的反复电位发放，此作用与使用本品后的时间密切相关，表明托吡酯可以阻断钠通道；本品可以增加 GABA 激活 $GABA_A$ 受体的频率，加强氯离子内流，表明本品可增强抑制性中枢神经递质的作用；本品可降低谷氨酸 AMPA 受体的活性，表明本品可降低兴奋性中枢神经递质的作用。上述作用不被苯二氮䓬类拮抗剂氟马西尼阻断，本品也不增加通道开放的持续时间。因此，托吡酯与苯巴比妥调节 $GABA_A$ 受体的方式不同。

（二）适应证

（1）用于初诊为癫痫的患者的单药治疗或曾经合并用药现转为单药治疗的癫痫患者。

（2）用于成人及 2～16 岁儿童部分性癫痫发作的加用治疗。

（三）用法用量

对成人和儿童，皆推荐从低剂量开始治疗，然后逐渐增加剂量，调整至有效剂量。

1. 加用治疗

（1）成人（17 岁及以上）：推荐日总量为 400 mg，分 2 次服用。治疗应从 50 mg/d 开始，逐渐调整到有效剂量。

（2）2～16 岁儿童患者：推荐日总量为 5～9 mg/kg，分 2 次服用。剂量调整应在第 1 周从 25 mg 开始（或更少，剂量范围每天 1～3 mg/kg），在晚间服用。然后每间隔 1 周或 2 周，每天加量 1～3 mg/kg（分 2 次给药），直至达到最佳的临床效果。剂量的调整应根据临床效果进行。

2. 单药治疗

当撤出其他合用的抗癫痫药物而转用托吡酯单药治疗时，应考虑撤药对癫痫控制的影响。除非因安全性考虑要快速撤出其他抗癫痫药物，一般情况下，应缓慢撤药，建议每 2 周减掉 1/3 的药量。

当撤出酶诱导类药物时，托吡酯血药浓度会升高，出现临床症状时，应降低托吡酯的服用量。

（1）成人（17 岁及以上）：剂量调整应从每晚 25 mg 开始，服用 1 周。随后，每周或每两周增加剂量 25～50 mg，分 2 次服用。如果患者不耐受，应调整剂量方案，或降低剂量增加量，或延长剂量调整时间间隔。剂量应根据临床疗效进行调整。单药治疗推荐日总量为 100 mg，最大为 500 mg。上述推荐的剂量适用于所有成人，包括老年人和无肾脏疾患的患者。

（2）2～16 岁儿童：剂量调整应从每晚 0.5～1 mg/kg 给药开始，服用 1 周后，每间隔 1～2 周递增每天 0.5～1 mg/kg（分 2 次服用）。如果儿童不耐受，应调整剂量方案，或降低剂量增加量，或延长剂量调整时间间隔。剂量应根据临床疗效进行调整。单药治疗推荐日总量为 3～6 mg/kg。

（3）肾功能受损患者：推荐肾功能受损的患者（肌酐清除率＜ 70 mL/min）服用成人剂量的一半。这些患者可能需要稍长的时间来达到每个剂量的稳态。

（4）进行血液透析的患者：托吡酯以正常人 4～6 倍的速度经血液透析清除，因此，延长透析时间可能会导致托吡酯浓度降至维持其抗癫痫疗效所需的浓度以下。为避免血液透析时托吡酯血浆浓度迅速下降，可能需补充托吡酯剂量。实际上，剂量调整应考虑透析时间、透析系统的清除速度、透析患者肾脏对托吡酯有效的清除率。

（四）不良反应

多数不良反应为轻中度。

成年癫痫患者的加用治疗试验中，发生率超过5%的不良反应包括嗜睡、头晕、疲乏、烦躁不安、体重下降、智力迟钝、感觉异常、复视、协调障碍、恶心、眼球震颤、昏睡、厌食症、发音困难、视力模糊、食欲下降、记忆障碍和腹泻。

儿童癫痫患者的加用治疗试验中，发生率超过5%的不良反应包括食欲下降、疲乏、嗜睡、昏睡、易怒、注意力障碍、体重下降、攻击、皮疹、行为异常、厌食症、平衡障碍、便秘。

成年癫痫患者的单药治疗试验中，发生率超过5%的不良反应包括感觉异常、体重下降、疲乏、厌食症、抑郁、记忆障碍、焦虑、腹泻、虚弱、味觉障碍、感觉迟钝。

儿童癫痫患者的单药治疗试验中，发生率超过5%的不良反应（以发生频率的降序排列）包括体重下降、感觉异常、腹泻、注意力障碍、发热、脱发。

（五）禁忌

对本品过敏者禁用。

（六）注意事项

（1）对于癫痫患者，包括本品在内的抗癫痫药物应逐渐停药以使发作频率增加的可能性减至最低。

（2）服用托吡酯时应保持足够的饮水量。足够的饮水可以减少肾结石发生的风险。

（3）在使用本品的治疗中，曾观察到情绪障碍和抑郁的发生率有所增加。

（4）包括本品在内的抗癫痫药可能增加因任何适应证而服用此类药物的患者产生自杀观念或行为的风险。

（5）某些患者，尤其是伴有潜在肾结石病因素的患者可能有增加其肾结石形成以及出现有关体征和症状如肾绞痛、肾区疼痛和侧腹疼痛的危险。

（6）肝功能受损的患者应慎用本品，因其对本品的清除能力可能下降。

（7）与所有抗癫痫药物一样，本品作用于中枢神经系统，可产生嗜睡、头晕或其他相关症状，也可能导致视觉障碍和/或视力模糊。这些不良事件均可能使患者在驾驶车辆或操纵机器时发生危险，特别是处于用药早期的患者。

（8）有报告接受托吡酯治疗的患者出现了假性近视和继发性闭角型青光眼综合征患者，症状包括突发视力下降和/或眼睛痛。

（9）伴有高氯血症的非阴离子间隙的代谢性酸中毒可能与使用托吡酯治疗有关。

（10）动物实验表明，本品具有生殖毒性。尚未在妊娠妇女中进行本品足够的、良好对照的研究。只有在潜在利益超过对胎儿可能的风险时才可在妊娠期应用本品。

（11）托吡酯可自哺乳大鼠的乳汁中排出。研究未对托吡在人乳中的排泄进行评价，对患者有限的观察显示了托吡酯会经母乳排出。由于许多药物可经人乳排泄，因此哺乳期妇女用药应权衡利弊，用药期间应停止哺乳。

（七）药物相互作用

（1）托吡酯与其他抗癫痫药物（苯妥英、卡马西平、丙戊酸、苯巴比妥、扑米酮）加用治疗时，除在极少数患者中发现托吡酯与苯妥英合用时可导致苯胺英血浆浓度增高外，托吡酯对其他药物的稳态血浆浓度无影响。

（2）苯妥英和卡马西平可降低托吡酯的血浆浓度。在托吡酯治疗时加用或停用苯胺英或卡马西平时可能需要调整托吡酯的剂量。

（八）规格

片剂：25 mg，50 mg，100 mg。胶囊剂：15 mg，25 mg。

七、加巴喷丁

（一）药理作用

加巴喷丁在结构上与神经递质 GABA 相似，抗惊厥作用的机制尚不明确，但不与 GABA 受体产生相互作用。它既不能代谢转化为 GABA 或 GABA 激动剂，也不是 GABA 摄取或降解的抑制剂。

（二）适应证

（1）疱疹感染后神经痛：用于成人疱疹后神经痛的治疗。

（2）癫痫：用于成人和 12 岁以上儿童伴或不伴继发性全身发作的部分性发作的辅助治疗，也可用于 3～12 岁儿童的部分性发作的辅助治疗。

（三）用法用量

1. 疱疹感染后神经痛

第一天一次性服用 0.3 g；第二天服用 0.6 g，分 2 次服完；第三天服用 0.9 g，分 3 次服完。随后，根据缓解疼痛的需要，可逐渐增加剂量至每天 1.8 g，分 3 次服用。

2. 癫痫

加巴喷丁可与其他抗癫痫药物合用进行联合治疗。① 12 岁以上患者：在给药第一天可采用每日 1 次，每次 0.3 g；第二天为每日 2 次，每次 0.3 g；第三天为每日 3 次，每次 0.3 g；之后维持此剂量服用。② 3～12 岁的患者：开始剂量为每天 10～15 mg/kg，分 3 次服用，在大约 3 天达到有效剂量。5 岁以上患者加巴喷丁的有效剂量为每天 25～35 mg/kg，分 3 次服用。3～4 岁患者的有效剂量是每天 40 mg/kg，分 3 次服用。如有必要，剂量可增为每天 50 mg/kg。长期临床研究表明，剂量增加到每天 50 mg/kg 耐受性良好。

两次服药之间的间隔时间最长不能超过 12 小时。为减少头晕、嗜睡等不良反应的发生，第一天用药可在睡前服用。

在治疗过程中，加巴喷丁的停药或新治疗方案的加入均需逐渐进行，时间最少为 1 周。

（四）不良反应

（1）用于疱疹感染后神经痛时：主要是眩晕、嗜睡以及周围性水肿。国外临床试验中发生的其他发生率高于 1% 并高于安慰剂对照组的不良事件包括衰弱、感染、头痛、意外外伤、腹痛、腹泻、便秘、口干、恶心、呕吐、胃肠胀气、体重增加、高血糖、共济失调、思维异常、异常步态、不配合、感觉迟钝、咽炎、皮疹、弱视、复视、结膜炎、中耳炎。

（2）用于抗癫痫时：最常见的不良事件是嗜睡、疲劳、眩晕、头痛、恶心、呕吐、体重增加、紧张、失眠、共济失调、眼球震颤、感觉异常及厌食。偶有出现衰弱、视觉障碍（弱视、复视）、震颤、关节脱臼、异常思维、健忘、口干、抑郁及情绪化倾向。

（3）加巴喷丁胶囊治疗的患者有发生出血性胰腺炎的报道。

（4）有个别病例服用加巴喷丁胶囊治疗时发生过敏反应的报道（Stevens–Johnson 综合征、多形性红斑）。

（五）禁忌

已知对该药中任一成分过敏者、急性胰腺炎患者禁服。

（六）注意事项

（1）不应突然停止服用，因为可能增加癫痫发作的频率。

（2）研究（包括对照和非对照的）表明，用加巴喷丁治疗的 2074 名患者中，有 31 名（1.5%）出现癫痫持续状态。但没有足够的资料说明加巴喷丁是否与癫痫持续状态的发生有关系。

（3）临床对照研究中，16% 的患者出现了可能有临床意义的血糖波动（$<$ 3.3 mmol/L 或者 $\geqslant$ 7.8 mmol/L）。因此糖尿病患者需经常监测血糖，如必要随时调整降糖药剂量。

（4）本品作用于中枢神经系统，可引起镇静、眩晕或类似症状，降低反应速度，使驾驶能力、操纵复杂机器的能力和在暴露环境中工作的能力受到损害，特别在治疗初期、药物加量、更换药物时或者同时饮酒时。

（5）目前尚无孕期妇女使用本品的经验，只有在充分评估利益及风险后，才可以使用本品。FDA 对本药的妊娠安全性分级为 C 级。

（6）本品在母乳中有分泌，因尚不能排除本品可致婴儿严重不良事件的可能，所以哺乳期妇女在必须使用本品时，应停止哺乳或停止使用本品。

（七）药物相互作用

（1）加巴喷丁很少代谢，也不干扰其他一般合用的抗癫痫药物的代谢。

（2）氢氧化铝可降低加巴喷丁的生物利用度。建议加巴喷丁在氢氧化铝服用后至少 2 小时服用。

（八）规格

胶囊剂：0.1 g。

八、扑米酮

（一）其他名称

扑痫酮。

（二）药理作用

本品在体内的主要代谢产物为苯巴比妥，与其共同发挥作用。体外电生理实验见其使神经细胞的氯离子通道开放，细胞去极化，似 GABA 的作用。在治疗浓度时可降低谷氨酸的兴奋作用，加强 GABA 的抑制作用，抑制中枢神经系统单突触和多突触传递，导致整个神经细胞兴奋性降低，提高运动皮质电刺激阈，使发作阈值提高，还可以抑制致痫灶放电的传播。

（三）适应证

扑米酮用于癫痫强直 – 阵挛性发作（大发作），单纯部分性发作和复杂部分性发作的单药或联合用药治疗，也用于特发性震颤和老年性震颤的治疗。

（四）用法用量

1. 成人

50 mg 开始，睡前服用，3 日后改为每日 2 次，一周后改为每日 3 次，第 10 日开始改为 250 mg，每日 3 次，总量不超过每日 1.5 g；维持量一般为 250 mg，每日 3 次。

2. 小儿

① 8 岁以下，每日睡前服 50 mg；3 日后增加为每次 50 mg，每日 2 次；一周后改为 100 mg，每日 2 次；10 日后根据情况可以增加至 125～250 mg，每日 3 次，或每日 10～25 mg/kg，分次服用。② 8 岁以上同成人。

（五）不良反应

（1）患者不能耐受或服用过量可产生视力改变、复视、眼球震颤、共济失调、认识迟钝、情感障碍、精神错乱、呼吸短促或障碍。

（2）少见者为儿童和老人异常的兴奋或不安等反常反应。

（3）偶见有过敏反应（呼吸困难、眼睑肿胀、喘鸣或胸部紧迫感）、粒细胞减少、再障，红细胞发育不良、巨幼红细胞性贫血。

（4）可发生手脚不灵活或引起步态不稳、关节挛缩、眩晕、嗜睡。少数患者出现性功能减退、头痛、食欲不振、疲劳感、恶心或呕吐，但继续服用往往会减轻或消失。可出现中毒性表皮坏死。

（六）禁忌

对本品过敏者禁用。

（七）注意事项

（1）下列情况慎用：①肝肾功能不全者（可能引起本品在体内的积蓄）。②有卟啉病者（可引起新的发作）。③哮喘、肺气肿或其他可能加重呼吸困难或气道不畅等呼吸系统疾病。④脑功能障碍患者。

（2）对巴比妥类过敏者对本品也可能过敏。

（3）对诊断的干扰：血清胆红素可能降低。酚妥拉明试验可出现假阳性，如需做此试验需停药至少 24 小时，最好 48～72 小时。

（4）个体间血药浓度差异很大，用药需个体化。

（5）停药时用量应递减，防止重新发作。

（6）用药期间应注意检查血细胞计数，定期测定扑米酮及其代谢产物苯巴比妥的血药浓度。

（7）本品能通过胎盘，可能致畸，也有胎儿发生苯妥英综合征的报道（生长迟缓，颅面部及心脏异常，指甲及指节的发育不良）。只有在充分评估利益及风险后，才可以使用本品。FDA 对本药的妊娠安全性分级为 D 级。

（8）本品分泌入乳汁可致胎儿中枢神经受到抑制或嗜睡，哺乳期妇女慎用。

（9）少数可出现认知功能障碍、烦躁不安、兴奋或嗜睡。

（八）药物相互作用

（1）饮酒、全麻药、具有中枢神经抑制作用的药、注射用硫酸镁与本品合用时可增加中枢神经活动或呼吸的抑制，用量需调整。

（2）与抗凝药、皮质激素、洋地黄、地高辛、盐酸多西环素或三环类抗抑郁药合用时，苯巴比妥对肝酶的诱导作用使这些药物代谢增快而疗效降低。

（3）与单胺氧化酶抑制药合用时，本品代谢抑制，可能出现中毒。

（4）本品可降低维生素 B_{12} 的肠道吸收，增加维生素 C 由肾排出。肝酶的诱导作用可使维生素 D 代谢加快。

（5）与垂体后叶素合用，有增加心律失常或冠脉供血不足的危险。

（6）与卡马西平合用，由于两者相互的肝酶诱导作用而疗效降低，因此应测定血药浓度。

（7）与其他抗癫痫药合用，由于代谢的变化可引起癫痫发作的形式改变，因此需及时调整用量。

（8）与丙戊酸钠合用，本品血药浓度增加，同时丙戊酸半衰期缩短，因此应调整用量，避免引起中毒。

（9）不宜与苯巴比妥合用。

（10）与苯妥英钠合用时本品代谢加快。

（11）与避孕药合用时可致避孕失败。

（九）规格

片剂：50 mg，100 mg，250 mg。

九、左乙拉西坦

（一）药理作用

左乙拉西坦是一种吡咯烷酮衍生物，其化学结构与现有的抗癫痫药物无相关性。左乙拉西坦抗癫痫作用的确切机制尚不清楚。在多种癫痫动物模型中评估了左乙拉西坦的抗癫痫作用。左乙拉西坦对电流或多种致惊厥剂最大刺激诱导的单纯癫痫发作无抑制作用，在最大刺激和阈值试验中仅显示微弱活性。但对毛果芸香碱和红藻氨酸诱导的局灶性发作继发的全身性发作观察到保护作用。左乙拉西坦对复杂部分性发作的大鼠点燃模型的点燃过程和点燃状态均具有抑制作用。体外、体内试验显示，左乙拉西坦抑制海马癫痫样突发放电，而对正常神经元兴奋性无影响，提示左乙拉西坦可能选择性抑制癫痫样突发放电的超同步性和癫痫发作的传播。左乙拉西坦在浓度高至一定值时，对多种已知受体无亲和力，如苯二氮䓬类、GABA、甘氨酸、N–甲基–D–天冬氨酶、再摄取位点和第二信使系统。体外试验显示左乙拉西坦对神经元电压门控的钠离子通道或 T 型钙电流无影响。左乙拉西坦并不直接易化 GABA 能神经传递，但研究显示本品对培养的神经元 GABA 和甘氨酸门控电流负调节子活性有对抗作用。在大鼠脑组织中发现了左乙拉西坦的可饱和的和立体选择性的神经元结合位点，但该结合位点功能目前尚不明确。

（二）适应证

本品为抗癫痫药，用于成人及 4 岁以上儿童癫痫患者部分性发作的加用治疗。

（三）用法用量

1. 成人和青少年（12～17 岁，体重≥ 50 kg 者）

起始治疗剂量为每次 500 mg，每日 2 次。根据临床效果及耐受性，每日剂量可增加至每次 1500 mg，每日 2 次。剂量的变化应每 2～4 周增加或减少每次 500 mg，每日 2 次。

2. 老年人（≥ 65 岁）

根据肾功能状况，调整剂量。

3. 4～11 岁的儿童和青少年（12～17 岁，体重≤ 50 kg 者）

起始治疗剂量为 10 mg/kg，每日 2 次。根据临床效果及耐受性，剂量可以增加至 30 mg/kg，每日 2 次。剂量变化应每 2 周增加或减少 10 mg/kg，每日 2 次。应尽量使用最低有效剂量。

4. 婴儿和小于 4 岁的儿童患者

目前尚无相关的充足的资料。

5. 肾功能受损的患者

成人肾功能受损患者，根据肾功能状况，按肌酐清除率调整日剂量。轻度异常（肌酐清除率 50～79 mL/min），每次 500～1000 mg，每日 2 次；中度异常（肌酐清除率 30～49 mL/min），每次 250～750 mg，每日 2 次；严重异常（肌酐清除率＜ 30 mL/min），每次 250～500 mg，每日 2 次；正在进行透析晚期肾病患者，500～1000 mg，每日 1 次。服用第 1 天推荐负荷剂量为左乙拉西坦 750 mg。透析后，推荐给予 250～500 mg 附加剂量。

6. 肝病患者

对于轻度和中度肝功能受损的患者，无须调整给药剂量。

（四）不良反应

（1）成人最常见的不良反应有嗜睡、乏力和头晕，常发生在治疗的开始阶段。随时间的推移，中枢神经系统相关的不良反应发生率和严重程度随之降低。左乙拉西坦不良反应没有明显的剂量相关性。

（2）儿童最常见的不良反应有嗜睡、敌意、神经质、情绪不稳、易激动、食欲减退、乏力和头痛。除行为和精神方面不良反应发生率较成人高外，总的安全性和成人相仿。

（五）禁忌

对左乙拉西坦、吡咯烷酮衍生物或者其他任何成分过敏的患者禁用。

（六）注意事项

（1）根据当前的临床实践，如需停止服用本品，建议逐渐停药。一些患者对加用左乙拉西坦治疗有效应，可以停止原合并应用的抗癫痫药物。

（2）临床研究中报告有 14% 服用左乙拉西坦的成人及儿童患者癫痫发作频率增加 25% 以上，但在服用安慰剂的成人及儿童患者中，也各有 26% 及 21% 患者癫痫发作频率增加。

（3）由于个体敏感性差异，在治疗初始阶段或者剂量增加后，会产生嗜睡或者其他中枢神经症状。因此，对于需要服用药物的患者，不推荐操作需要技巧的机器，如驾驶车辆或者操纵机械。

（七）药物相互作用

（1）体外研究数据显示，治疗剂量范围内获得的高于 C_{max} 水平的浓度时，左乙拉西坦及其主要代谢物既不是人体肝脏细胞色素 P_{450}、环氧化水解酶或尿苷二磷酸－葡萄苷酶的抑制剂，也不是它们具有高亲和力的底物。因此，本品不易出现药代动力学相互作用。另外，左乙拉西坦不影响丙戊酸的体外葡萄苷酶作用。左乙拉西坦血浆蛋白结合率低（< 10%），不易产生因与其他药物竞争蛋白结合位点所致临床显著性的相互作用。

（2）左乙拉西坦与其他抗癫痫药物间的相互作用：苯妥英与左乙拉西坦（每日 3000 mg）同用治疗难治性的癫痫患者，本品对苯妥英药代动力学特性不产生作用，苯妥英的应用也不影响本品的药代动力学特性。

丙戊酸钠与左乙拉西坦（1500 mg，每日 2 次）同用不改变健康志愿者丙戊酸钠药代动力学特性。丙戊酸钠 500 mg，每日 2 次，不改变左乙拉西坦吸收的速率或程度，或其血浆清除率，或尿液排泄，也不影响主要代谢物的暴露水平和排泄。

左乙拉西坦不影响其他抗癫痫药物（卡马西平、加巴喷丁、拉莫三嗪、苯巴比妥、苯妥英、扑米酮和丙戊酸钠）的血药浓度，这些常用的抗癫痫药物也不影响本品药代动力学特性。

（3）儿童患者抗癫痫药物的作用：同时服用酶诱导型抗癫痫药，本品体内表观总清除率增加约 22%，但无须进行剂量调整。左乙拉西坦不影响卡马西平、丙戊酸钠、托吡酯或拉莫三嗪的血浆药物浓度。

（4）其他药物相互作用：本品不影响避孕药功效。口服避孕药也不影响本品的药代学特性。地高辛与左乙拉西坦（1000 mg，每日 2 次）同用不影响每日剂量 0.25 mg 地高辛的药代动力学和药效学特性。应用地高辛亦不影响本品的药代学特性。

华法林与左乙拉西坦（1000 mg，每日 2 次）同用不影响 R 型华法林和 S 型华法林的药代动力学特性。凝血时间不受左乙拉西坦影响。应用华法林并不影响本品的药代学特性。

目前尚无左乙拉西坦合并丙磺舒用药的研究，左乙拉西坦合并应用其他主动分泌药物对药效的影响（例如非甾体消炎药、磺胺药和氨甲蝶呤）尚不明确。

（八）规格

片剂：250 mg，500 mg，1000 mg。

第二节 镇静、催眠、抗惊厥

本类药物小剂量对中枢神经系统有镇静作用，中剂量则有诱导近似生理性睡眠作用，而大剂量则能抗惊厥，且能麻醉中枢神经系统。临床上主要用于治疗各种原因所致的睡眠障碍和用作麻醉辅导药及抗惊厥药。长期服用本类药物会产生依赖性，若停用会出现反跳现象，表现为失眠、烦躁、多梦。因此要避免长期服用。

本类药物有巴比妥类、苯二氮䓬类、咪唑吡啶类及其他类（如甲丙氨酯、甲喹酮、格鲁米特、溴剂等）。目前，临床上应用最多的是苯二氮䓬类，几乎代替了原来广泛使用的巴比妥类。本节着重讨论巴比妥类及其他类镇静、催眠、抗惊厥药物。巴比妥类的镇静、催眠疗效不如苯二氮䓬类，且催眠次日早晨多有宿睡后遗不适现象，加之安全范围较苯二氮䓬类小，且易出现耐药性和依赖性，因此，本类药物现已很少用于镇静、催眠，多用于抗惊厥。

一、巴比妥类

巴比妥类为巴比妥酸的衍生物。作用性质和机制基本相同，但存在着明显的构效关系，以致作用强度、效应产生时间及持续时间各有不同。口服易吸收，注射其钠盐也易被吸收。体内消除方式相同，均主要经肝脏代谢和以原形从尿排出。部分品种可经肾小管重吸收，作用持久。临床上常依据用药后睡眠持续时间的长短将本类药物分为长效类（6～8小时），如巴比妥、苯巴比妥；中效类（4～6小时），如异戊巴比妥、戊巴比妥；短效类（2～3小时），如司可巴比妥；超短效类（0.25小时），如硫喷妥钠。本类药物的作用机制主要是抑制脑干网状结构上行激活系统。

（一）长效类

1. 苯巴比妥

（1）药理作用与应用：长效镇静、催眠、抗惊厥药，较大剂量有麻醉作用。静脉注射15分钟后或口服0.5～1小时产生作用。此外，本品能诱导肝微粒体葡萄糖醛酸转移酶活性，促进胆红素与葡萄糖醛酸结合，降低血液胆红素浓度，可用于治疗新生儿高胆红素血症及脑核性黄疸。脑卒中患者应用本品能减轻脑水肿和脑血管痉挛。与罂粟碱联用能增强镇痛作用。

用于：①睡眠障碍。②眩晕、晕动病。③癫痫，对大发作、局限性发作、持续状态均有效，其钠盐是癫痫持续状态常用药物。④惊厥，如高热、脑炎、脑血管疾病等所致者。⑤新生儿脑核性黄疸。⑥麻醉前用药。

（2）用法用量：①镇静、催眠、抗惊厥、抗癫痫，每日30～90 mg，分3次服，或60 mg，睡前0.5小时服；抗癫痫持续状态，肌内注射钠盐，每次0.1～0.2 g，每日极量0.5 g；抗惊厥，肌内注射钠盐，每次0.1～0.2 g，必要时4～6小时后重复一次。②麻醉前给药，术前0.5～1小时，肌内注射钠盐0.1～0.2 g。③眩晕、晕动病，使用晕动片。在旅行前1小时服1～2片，如有需要隔4小时再服1片，但24小时内不得超过4片。④功能性头痛、呕吐、震颤、胃肠功能紊乱，使用鲁米托品片。每日3片，分3次服。极量为每日5片。

（3）不良反应：常见头晕、嗜睡、精神不振、关节疼痛、肌痛，偶见发热、皮疹、剥脱性皮炎，罕见呼吸抑制。

（4）注意事项：①严重肺肝肾功能不全者、昏迷者、休克者、间歇性卟啉症者禁用。②长期应用会产生耐药性和依赖性，大剂量连续应用会蓄积中毒，突然停药会出现戒断症状。因此，不宜长期、大剂量连续服用，停药时应逐渐减量。③要注意配伍禁忌。本品与酒精、镇静药、镇痛药、催眠药及抗组胺药等联用有增效作用，应适当减量。与氢化可的松、地高辛、氯霉素等联用能加速后者的代谢而减低疗效。

（5）制剂：①片剂：10 mg，30 mg，60 mg，100 mg。②晕动片：每片含苯巴比妥30 mg、氢溴酸东莨菪碱0.2 mg、硫酸阿托品0.15 mg。③鲁米托品片：每片含苯巴比妥15 mg、硫酸阿托品0.15 mg。④注射液（苯巴比妥钠）：0.1 g/1 mL，0.2 g/2 mL。⑤粉针剂（苯巴比妥钠）：0.05 g，0.1 g。

2. 巴比妥

（1）药理作用与应用：本品为较早应用的长效巴比妥类催眠药，有镇静、催眠、抗惊厥、麻醉等不同程度的中枢抑制作用。其优点是作用缓慢，维持时间长。口服后30～60分钟显效，维持6～8小时。此外，本品与解热镇痛药合用能增强后者的镇痛作用。用于：①睡眠障碍。②麻醉前给药。③各种原因所致的惊厥。

（2）用法用量：①催眠：0.3～0.6 g，睡前0.5小时服。②镇静：每日0.3～0.9 g，分2～3次服。③麻醉前给药：0.3 g，术前40～60分钟服。④抗惊厥：用巴比妥钠注射液肌内注射，每次0.2 g。或用5%溶液灌肠，每次0.5 g。

（3）不良反应及注意事项：与苯巴比妥相似，催眠后次晨会有精神萎靡、头晕等反应；少数有皮疹、发热。久用可产生耐受性和依赖性。大剂量能抑制呼吸中枢，严重者可出现呼吸麻痹而死亡。肝、肺、肾功能严重损害者禁用。

（4）制剂：①片剂，0.3 g。②注射液（巴比妥钠），0.5 g/5 ml。

3. 甲苯比妥

（1）药理作用与应用：本药亦为苯巴比妥的3-甲基衍生物，口服吸收后在肝脏中去甲基转变为苯巴比妥而发挥作用，用于睡眠障碍和各种原因所致的惊厥发作。

（2）用法用量：①催眠：100～200 mg，睡前0.5小时服。②镇静：每日60～180 mg，分3次服。③抗癫痫：1岁以上儿童，每日30～60 mg，分2～3次服；5岁以上儿童，每日50～150 mg，分2～3次服；成人，每日300～600 mg，分2～3次服。

（3）不良反应及注意事项：与苯巴比妥相似。

（4）制剂：片剂，30 mg，50 mg，100 mg。

（二）中效类

1. 异戊巴比妥

（1）药理作用与应用：药理作用同苯巴比妥，但作用较快，持续时间较短。钠盐注射后15～30分钟起作用，持续3～6小时。半衰期为8～42小时，新生儿半衰期明显延长。

（2）用法用量：①催眠：0.05～0.2 g，睡前0.5小时服。极量为1次0.2～0.6 g。②镇静、抗癫痫：成人每日0.1～0.2 g，分3次服。极量每日0.6 g。儿童每次1～2 mg/kg。③抗惊厥、抗癫痫持续状态：用其钠盐，1次0.1～0.5 g，肌内注射或静脉注射。静脉注射时以注射用水稀释为5%～10%溶液缓慢注射。注射过程中要注意患者呼吸及肌肉松弛情况，以能控制抽搐为宜。注射过快可引起呼吸抑制。极量为1.0 g。儿童每次5 mg/kg。④麻醉前给药：不作为首选。1次15～60 mg，每日2～3次。儿童每次1～2 mg/kg。

（3）不良反应及注意事项：同苯巴比妥。

（4）制剂：①片剂：0.1 g。②粉针剂（异戊巴比妥钠）：0.1 g，0.25 g，0.5 g，1 g。

2. 戊巴比妥

（1）药理作用与应用：与异戊巴比妥相似。本药脂溶性高，易通过血脑屏障进入脑组织，起效快。服药后15～20分钟即显效，维持3～6小时。半衰期为15～48小时。

用于：①各种原因所致的睡眠障碍。②各种原因所致的惊厥发作。③基础麻醉。能解除患者紧张情绪，减少麻醉药物用量。

（2）用法用量：①镇静：口服，每日0.05～0.1 g，分3～4次服。②催眠：口服，0.05～0.1 g，睡前0.5小时服。儿童每次3～6 mg/kg。③抗惊厥：直肠给药或静脉滴注给药，每次 0.1～0.5 g。初量，每小时 3～6 mg/kg；维持量，每小时 0.5～3 mg/kg。静脉滴注速度宜慢，并密切观察患者呼吸、血压变化情况，如出现呼吸抑制、血压下降等，应立即停用。④基础麻醉：术前静脉注射 5% 溶液 3～5 mL。

（3）不良反应及注意事项：与苯巴比妥相似。

（4）制剂：①片剂，0.05 g，0.1 g。②粉针剂（钠盐或钙盐），0.1 g，0.5 g。

3. 仲丁比妥钠

别名：另丁巴比妥钠。本药作用与异戊巴比妥钠相似，有镇静、催眠作用。口服易吸收。不良反应及注意事项与苯巴比妥钠相同。①用于镇静：每日 30～120 mg，分 3 次服。②用于催眠：50～100 mg，睡前 0.5 小时服。

4. 丁巴比妥

别名：里阿那。本药作用、适应证、不良反应及注意事项等均与异戊巴比妥相似。半衰期约 40 小时。①催眠：100～200 mg，睡前 0.5 小时服。②镇静：每日 50～200 mg，分 3 次服。

5. 阿洛巴比妥

别名：二烯丙巴比妥，丙烯比妥，迪阿耳。本药作用、适应证、不良反应及注意事项等与异戊巴比妥相似。①用于催眠：100～200 mg，睡前 0.5 小时服。②用于镇静：每日 30～100 mg，分 3 次服。

（三）短效类

1. 司可巴比妥

（1）药理作用与应用：药理作用同苯巴比妥，有镇静、催眠、抗惊厥、肌肉松弛作用，但作用起效快，维持时间短。给药后 15～20 分钟显效，持续 2～3 小时。

脂溶性较苯巴比妥高。口服后迅速吸收，分布至全身各组织，易透过血脑屏障进入脑组织。主要在肝脏代谢，代谢产物主要由肾脏排泄。半衰期为 18～36 小时。

用于：①各种原因所致的入睡困难。②麻醉前用药。③抗惊厥。

（2）用法用量：为一类精神药物，须严格控制使用。①镇静：每日 0.1～0.2 g，分 2～3 次服。用于儿童镇静：每次 2～3 mg/kg。②催眠：0.05～0.1 g 或钠盐 0.1 g，睡前 15～20 分钟口服或肌内注射。③麻醉前用药：术前 30～60 分钟，肌内注射钠盐 0.1～0.2 g，静脉注射用于基础麻醉。④抗惊厥：静脉注射钠盐，每次 0.25～0.5 g。

（3）不良反应及注意事项：与苯巴比妥相似，能引起依赖性。肝功能严重损害者禁用。

（4）制剂：①胶囊剂，0.05 g。②片剂，0.1 g。③粉针剂，司可巴比妥钠 0.05 g。

2. 海索比妥

本药作用、应用、不良反应及注意事项等与司可巴比妥相似。口服吸收快，在肝脏中去甲基化和氧化代谢。半衰期为 2.7～7 小时。长期用药会产生乙醇－巴比妥躯体依赖性。可用于：①催眠：250～500 mg，睡前 20～30 分钟口服。②镇静：500～750 mg，分 3 次服。③静脉麻醉：钠盐，常用剂量为 10 mg/kg。

二、咪唑吡啶类

咪唑吡啶类为新一代镇静、催眠药，对中枢神经系统的 GABA 受体有选择性激活作用，具有保持正常睡眠结构、疗效显著、不良反应少的优点。

（一）唑吡坦

1. 药理作用与应用

本品为第一个咪唑吡啶类的镇静、催眠药，具有强而快速的镇静、催眠作用。能迅速催眠，使入睡时间缩短，减少觉醒次数，增加总的睡眠时间并改善睡眠质量。脑电图显示，唑吡坦仅延长Ⅱ期、Ⅲ期、Ⅳ期的睡眠期，将异常深睡眠调节到生理水平。在催眠剂量时，本药相对没有肌肉松弛和抗惊厥作用。临床连续使用本品 6 个月，未发现撤药问题，亦无反跳性失眠、戒断现象和耐药性等不良反应。其作用机制为激活中枢 GABA 受体，调节氯离子通道。

本品口服后迅速被吸收，0.5～2 小时血药浓度达高峰。分布于全身各组织，易通过血脑屏障，乳汁中亦有少量分泌。无蓄积现象。半衰期为 2.5～3 小时。用于各种原因所致的睡眠障碍。

2. 用法用量

口服：65 岁以下患者，10 mg；65 岁以上患者，5 mg。睡前 0.5 小时服。每日剂量不超过 10 mg。

3. 不良反应

不良反应可见头晕、目眩（5.2%）、嗜睡（5.2%）、头痛（3.0%）、胃肠道反应。偶见情绪低落、反应迟钝、精神错乱、遗忘（几乎都发生在老年人）、复视、血压降低及猝倒。

4. 注意事项

对本药过敏者、重症肌无力患者、15 岁以下者、孕妇、哺乳期妇女禁用。严重肝肾功能损害者、驾车或操作机器者慎用。与其他镇静药合用时，中枢抑制作用增强。

5. 制剂

片剂，10 mg。

（二）阿吡坦

1. 药理作用与应用

本药是继唑吡坦之后的第 2 个咪唑吡啶类药物。具有镇静、催眠、抗焦虑作用，疗效好，不良反应少，可与苯二氮䓬类媲美。

口服后吸收快，蛋白结合率高，半衰期为 18 小时。

用于各种原因所致的焦虑状态、睡眠障碍。

2. 用法用量

（1）抗焦虑：小量开始逐渐加量。开始时每日 50～75 mg，分 3 次服。以后，依据病情逐渐加至每日 100～150 mg，分 3 次服。体弱和高龄患者酌情减量。

（2）催眠：每次 50～100 mg，睡前 0.5 小时服。

3. 不良反应

不良反应可见失眠、乏力、头晕、头痛、恶心、呕吐、消化不良等。

4. 注意事项

过敏者、孕妇禁用。体弱和高龄者慎用。与其他镇静药合用时，中枢抑制作用增强。

5. 制剂

片剂，50 mg。

第三节 抗精神病药

从前，几乎没有什么药物能治疗精神分裂症，精神科医生面对兴奋、打闹的患者束手无策。自20世纪中叶盐酸氯丙嗪（也叫氯丙嗪）在我国用于临床以后，各类有效的治疗精神病的药物不断问世。近半个世纪以来，精神病的治疗学迅速发展。治疗精神分裂症的药物在我国的批量生产及广泛应用于临床，大大改变了精神病治疗的面貌。

抗精神病药物又称强安定剂或神经阻滞剂，是指具有抗幻觉、妄想以及某些情感，行为障碍，如淡漠、兴奋、冲动、木僵等严重精神病症状的药物，主要用于治疗精神分裂症，也可用于治疗其他精神病。

一、药物作用及作用机制

各种药物不尽相同，但可主要归纳为如下几点：

（一）对中枢神经系统起作用

1. 抗精神病作用

机制主要为阻滞神经元突触后膜DA受体。

2. 镇静作用

机制主要为阻滞NE受体。

3. 其他作用

如镇吐、降低体温、制痉、加强中枢抑制的作用，以及减轻因阻滞黑质－纹状体多巴胺（dopamine，DA）受体而引起的锥体外系症状等。

（二）对内分泌和代谢起作用

作用机制主要为阻滞下丘脑处DA受体，进而影响垂体前叶功能障碍，可致泌乳、闭经、性功能障碍等。

（三）对自主神经系统起作用

本类药物对自主神经系统起作用的机制为阻滞外周胆碱能受体、肾上腺素能受体，可致口干、便秘、扩瞳、视物模糊、直立性低血压、胃肠蠕动减少、肠梗阻、排尿困难、尿潴留等。

（四）对心血管系统起作用

本类药物具有中枢和外周作用，除上述对血压的影响外，还对心脏具有奎尼丁作用，可使心电图改变。

（五）其他

肝功能损伤、呼吸抑制、粒细胞减少或缺乏、药疹性皮炎等。

二、药物代谢特点

本类药物大多易溶于水及乙醇，并具有较强的表面活性、亲脂性和弱碱性，易被肠道吸收，且易透过血脑屏障；一般口服2～4小时血药浓度达峰值，肌注或静脉给药可立即达峰值，且生物利用度较口服高 3～4 倍；大部分药物经肝脏代谢，其原药或代谢物主要经肾脏从尿中排出。老年人、儿童、肝肾功能疾病者代谢过程可能受到影响，使用时应引起注意。

三、临床应用

（一）适应证与禁忌证

此类药物适用于各型精神分裂症、躁狂状态以及其他精神障碍时的精神病性症状。禁用于伴有严重心肝肾疾病患者、原因不明的中枢神经系统抑制、高热、昏迷、血液病、孕妇、哺乳期妇女、青光眼、药物过敏者。老人及儿童慎用。

（二）传统抗精神病药物（典型抗精神病药物）

此类药物使用非常广泛，常用药物有以下几大类：①吩噻嗪类：氯丙嗪、奋乃静、三氟拉嗪、氟奋乃静、甲硫哒嗪等。②硫杂蒽类：氯普噻吨、氟哌噻吨、珠氯噻醇、硫噻吨等。③丁酰苯类：氟哌啶醇、三氟哌多、苯哌啶醇等。④二苯丁哌丁类：匹莫齐特、氟司必林、五氟利多等。⑤苯甲酰胺类：舒必利、瑞莫必利等。

上述的五大类药物均有供口服的片剂，而且有的药物还有供注射用的针剂，如氯丙嗪、奋乃静、氟哌啶醇注射液等。有些药物具有长效作用，如氟奋乃静的针剂、氟奋乃静癸酸酯注射液、癸氟哌啶醇长效针，注射 1 针后能维持疗效 2～4 周；还有五氟利多周效片，服 1 次药可维持疗效 1 周。

这些药物种类很多，作用复杂，使用方法繁多，用药的技术性较强。因此，必须在精神病专科医生指导下才能使用。

1. 吩噻嗪类

（1）氯丙嗪是第一种问世的吩噻嗪类抗精神病药，在 20 世纪 50 年代占首选位置。氯丙嗪常用治疗剂量：口服 200～400 mg/d，起始剂量 25～50 mg/d；注射 150～200 mg/d，起始剂量 25～50 mg/d。具有明显镇静、控制兴奋躁动，抗幻觉、妄想等作用，可用于治疗症状丰富或伴有兴奋冲动等症状的精神分裂症患者，亦可用于治疗躁狂症状及其他精神病性症状。常见不良反应为锥体外系不良反应，重者进食时噎呛致死，还有直立性低血压、肝肾功能损害等。使用过量可引起过度镇静、直立性虚脱、中毒性肝炎、剥脱性皮炎、粒细胞缺乏或治疗中突然死亡等，产生后救治困难。氯丙嗪 25～50 mg 加异丙嗪 25～50 mg 肌注等常作为人工常温冬眠治疗。

（2）吩噻嗪类的其他抗精神病药物，如哌嗪类中的奋乃静（口服 20～60 mg/d，起始剂量 4～6 mg/d）、氟奋乃静（2～40 mg/d）和三氟拉嗪（10～60 mg/d），可以避免氯丙嗪的若干不良反应，但不具备氯丙嗪镇静的特点。在广泛的应用中又发现这类被称为低用量、高效价的药物都可能出现更多和更强烈的锥体外系不良反应，如急性肌张力障碍，时间长了会出现一种所谓迟发性运动障碍，口－舌－颊三联征。

（3）哌啶类化合物代表药硫利达嗪，是吩噻嗪类中出现锥体外系反应最少和最轻的一种，而被用于高龄或锥体外系反应出现率高者。剂量范围 25～600 mg/d，但这种药使用剂量大时会出现心电图异常增多。

2. 丁酰苯类

代表药氟哌啶醇，是传统抗精神病药物中使用最多的一种，属于高效低用量的药物，镇静，控制兴奋，以及抗幻觉、妄想作用明显，可用于治疗精神分裂症、躁狂症。口服10～20 mg/d，起始剂量2～4 mg/d；肌注20 mg/d，起始剂量5～10 mg/d。可以连续注射，使处于高度兴奋状态的患者得到控制，这种疗法被称为快速神经阻断剂治疗，是临床控制兴奋的常用手段，其心、肝、肾等不良反应轻，但锥体外系症状明显。

3. 硫杂蒽类

（1）氯普噻吨：50～400 mg/d，具有一定的抗精神病作用，也有一定抗焦虑、抗抑郁作用，可用于治疗伴有焦虑抑郁的精神分裂症患者。不良反应轻。

（2）珠氯噻醇：20～150 mg/d，抗兴奋躁动、幻觉妄想作用明显，适用于急性精神分裂症、躁狂症等。常见不良反应为锥体外系症状。

（3）氟哌噻吨：5～40 mg/d，具有振奋激活、治疗淡漠和退缩等作用，小量有抗焦虑、抗抑郁作用，适用于慢性精神分裂症，也可试用于焦虑症、抑郁症等。不良反应同珠氯噻醇。

4. 二苯丁哌丁类

（1）匹莫齐特：2～12 mg/d，有肯定的抗精神病作用而无镇静作用，适用于孤僻、退缩的慢性精神分裂症患者，每日一次，最好晨服。

（2）五氟利多：剂量为每周20～80 mg。口服后血药浓度达高峰，半衰期长达65～70小时，每周服药一次即可。抗精神病作用强，尤其适用于维持治疗。

5. 苯甲酰胺类

必利口服200～1000 mg/d，起始剂量100～200 mg/d，对淡漠、孤独、退缩、木僵作用明显，也有抗幻觉、妄想的作用，适用于精神分裂症紧张型、单纯型、慢性阶段，也可用于治疗抑郁状态。不良反应少而轻。

（三）非典型抗精神病药物

相对于典型药物吩噻嗪类、丁酰苯类等而言，此类药物泛指药理上和这些药有别而锥体外系反应小的一类新型抗精神病药。20世纪90年代以来，新一代非典型抗精神病药物相继问世，被一些国家列为首选药物。

1. 氯氮平——第一个非典型抗精神病药物

本品于1958年在瑞典被发现，1972年在奥地利和瑞典上市，1975年用于1600例芬兰患者，其中16例出现粒细胞减少症，其中8例发展成缺乏症导致感染性疾病死亡，之后共导致50例死亡后从欧洲市场撤出。20世纪80年代后，研究发现其对难治性精神分裂症的疗效良好，1990年又开始放宽使用。

口服剂量200～600 mg/d，起始剂量25～50 mg/d。抗幻觉妄想、兴奋躁动等作用明显，对淡漠、退缩以及其他抗精神病药治疗无效的患者，有时可收到意想不到的效果，对30%的各类传统抗精神病药物治疗无效者可提高疗效，有强的镇静作用，适用于各型精神分裂症，也可用于改善患者睡眠。常见不良反应为流涎、心动过速等，但氯氮平可使患者粒细胞降低甚至缺乏，产生严重不良反应，故一向被列为二线药物。据近年发现，氯氮平的药理作用涉及九类受体亚型，即多巴胺受体中的D_1、D_2、D_4，5-羟色胺受体中的5-HT_2、5-HT_3、5-HT_2C，此外还作用于H_1、α_1和M_1受体。后来确认，氯氮平对D_2和5-HT_2受体的拮抗作用与临床疗效的提高及锥体外系反应的减少有关，由此激发其后血清素与多巴胺双阻断药物（serotonin dopamine antagonist，SDAs）的研制与开发。

2. 利培酮——第一个继氯氮平之后获得美国批准的 SDAs 抗精神病药物

利培酮适用于各型精神分裂症。为 5-HT_2、D_2 受体阻断剂，另对，α_1、α_2 和 H_1 受体也具高度亲和力，属于苯丙异噁唑化合物，在 2～6 mg/d 治疗剂量下对精神分裂症的阳性症状（兴奋、攻击、幻觉、妄想、违拗）和阴性症状皆有效，且可改善认知功能。不良反应轻微，偶可见困倦、乏力或直立性低血压、焦虑不安、肠胃不适等。

3. 奥氮平

奥氮平是噻吩苯二氮䓬类衍生物，由氯氮平分子结构改造发展而来。奥氮平的药理作用也与氯氮平相似，有镇静和较轻的抗胆碱能作用，对泌乳素影响较少，最大优点是具有氯氮平相似疗效而无粒细胞缺乏，因此安全性比氯氮平优越。于 1996 年上市，1999 年引入我国。药理学具有非典型抗精神病药物一般特征。5-HT_2、M、H_1 受体亲和力高，体内即使小剂量 5 mg/d，5-HT_2 占据都在 90% 以上，大于 D_2 受体占据。主要用于治疗精神分裂症和其他各种精神行为障碍，包括精神病性抑郁和躁狂、老年和儿童精神行为障碍。剂量为 10～20 mg/d。该药的耐受性较好但价格较贵，常见不良反应为食欲增强和体重增加，还可见头晕、嗜睡、便秘等。

4. 其他

近年来，在国内外上市的还有喹硫平、舍吲哚和齐拉西酮等。这些药品所作用的受体部位有所差别，因此疗效各具特色，不良反应也有不同。据报道，舍吲哚极少见锥体外系反应，而齐拉西酮因无体重增加的影响而受到欢迎。

（四）长效抗精神病药物

此类药物主要适用于精神分裂症病情稳定后的维持治疗，防止复发，也用于口服用药依从性差者。口服周效的五氟利多每片 20 mg，2～4 片 / 周即可奏效，抗幻觉、妄想作用强，镇静作用弱，常见不良反应为锥体外系症状。肌注长效药物多为一些抗精神病药物的酯类化合物，2～4 周肌注一次。目前通用者有氟奋乃静癸酸酯，注射 1 针 25～50 mg 能维持疗效 2～4 周，作用同氟奋乃静。还有珠氯噻醇癸酸酯肌注每 2～4 周 200～400 mg，氟哌噻吨 癸酸酯每 2～4 周 20～40 mg，哌泊塞嗪棕榈酸酯、癸氟哌啶醇、氯哌等。

长效药最易出现的是急性肌张力障碍和静坐不能，这多与用量超过患者的耐受性有关。近年发现，使用长效又合并使用普通药物，在治疗不久可能会出现僵住或角弓反张、吞咽困难，须急诊求治。

（五）社区用药方法

1. 急性期治疗

急性期患者常可出现各种明显的幻觉妄想、兴奋冲动、伤人毁物、自杀自伤等精神症状，应及时给予初步诊断并即刻处理，待患者安静后可转住专科医院系统治疗。处理可选用人工常温冬眠或快速氟哌啶醇治疗，必要时可合并肌注或静推安定 10～20 mg 或氯硝西泮 1～2 mg，并采取相应的保护和护理措施。

急性期亦有部分患者为合作患者，可在家属同意负责监管的情况下进行社区治疗。选择药物从小剂量开始，1 周左右增加到治疗量。

2. 巩固治疗

出现疗效后仍以原有效药物、原有效剂量坚持继续巩固治疗，疗程至少 3～6 个月；慢性患者疗程可适当延长，达到 6 个月～1 年；难治性患者应稳定疗效 1～2 年。

3. 维持治疗

此类药物对防止精神分裂症复发十分重要，患者精神症状消失 3 个月（慢性复发的消失 6 个月）以上，自知力恢复，可考虑变巩固期治疗为维持治疗。维持药物剂量一般为最大治疗量的 1/4～2/3。对临床痊愈的患者，维持治疗应不少于 2～3 年，期间病情不稳定的应维持 3～5 年；如病情不好转，甚至进行性加重或反复发作，应长期治疗。

4. 联合用药

如无必要，一般不主张两种或两种以上精神科药物联合应用。下述情况可考虑：单一药物治疗效果不佳，严重焦虑、抑郁、失眠的患者，出现明显锥体外系不良反应的患者。

（六）不良反应及处理

1. 精神神经方面不良反应

用药初期过度镇静，以氯丙嗪、氯氮平更为明显，其他还有兴奋、意识障碍、抑郁及紧张综合征等，一旦出现应对症处理，严重者应减药或停药。氯丙嗪和氯氮平等还易引起癫痫发作，用药时应注意脑电图变化。

2. 锥体外系不良反应

此为临床最常见不良反应。一般多在服药 3～5 周出现，亦可在 48 小时内发生，尤以含氟化合物的药物发生率更高。

（1）帕金森综合征：主要表现为运动不能或迟缓，肌肉震颤以及自主神经功能紊乱，如流涎、多汗等。可合并使用苯海索 2～4 mg，每日 1～3 次口服。

（2）静坐不能：主要表现为坐立不安，来回走动或原地踏步，并伴有焦虑不安等。可口服苯海索 2～4 mg，每日 1～3 次；或安定 2.5 mg，每日 1～3 次；普萘洛尔 30～90 mg/d。

（3）急性肌张力障碍：表现为张口、眼、颈歪斜，吞咽困难，动眼危象，扭转痉挛以及各种奇怪的动作和姿势，并伴有瞳孔扩大、心率加快、出汗等症状。可立即肌注东莨胆碱 0.3～0.6 mg，或异丙嗪 25～50 mg；待症状缓解后可合并苯海索 2～4 mg，每日 1～3 次。

（4）迟发性运动障碍：指长期大量使用抗精神病药后出现的锥体外系不良反应，主要表现为口唇及舌的不停运动，即口－舌－颊三联征；肢体不自主抽动，舞蹈样动作；以及全身躯干不协调扭动或肌张力低下等症状。临床对此种不良反应，首先应尽量预防和避免发生，如出现应减药或停药，或换用锥体外系反应小的药物，并停用苯海索、东莨胆碱等一切抗胆碱能药，可口服异丙嗪 25～50 mg、安定 2.5～5 mg，每日 1～3 次，必要时可连续肌注异丙嗪 25～50 mg，每日 1～2 次，用两周；亦可小量口服氟哌啶醇 2～4 mg，每日 1～3 次，但此法只适用于运动障碍严重影响生活的患者，并应短时间、小量使用。

（5）兔唇综合征：发生较晚，为口周震颤，可口服苯海索 2～4 mg，每日 1～3 次，严重者应减药或停药。

3. 心血管不良反应

患者主要表现为直立性低血压、心律不齐、心电图异常，严重者可发生猝死。嘱患者起床或变换体位时放慢动作以避免直立性低血压的发生，其他心血管不良反应可对症处理，如口服阿替洛尔 12.5～25 mg，每日 1～2 次，严重者应减药或换药。

4. 造血系统不良反应

各种抗精神病药物对造血系统都有一定程度的抑制作用，少数患者可出现粒细胞减少或缺乏症，以氯氮平多见，应定期检查血象，一旦情况严重，应立即停药并转专科医院治疗。

5. 其他不良反应

如口干、便秘、视物模糊、排尿困难、急性尿潴留、麻痹性肠梗阻等抗胆碱能不良反应，以及药物性肝损伤、体重增加、性欲改变、闭经、泌乳，药疹等，可根据病情变化并对症处理，如口服通便药、保肝药、抗过敏药等，排尿困难可针灸，必要时可即刻肌注新斯的明 10～30 mg。

6. 过量急性中毒

应及时转综合医院或专科医院。

（七）抗精神病药物治疗中存在的问题

1. 追求疗效，忽视不良反应

不良反应时常表现为情感或行为异常，因此应注意区别是原有的病状加剧还是不良反应自身所造成的行为反常。决策不当将影响选用药物或剂量的增减问题。

2. 追求疗效，忽视了耐受性

老年人用量应远低于一般年龄患者。一般年龄患者耐受性差别极大，有许多严重的不良反应，如肠梗阻、尿闭或进食困难等，均与耐受性有关。医生对此应随时观察。

3. 频繁更换药物或重叠给药

这是基层单位最常见的使用抗精神病药的治疗倾向。实际上，任何一种药物的起效均需一定时间，这是由于药物的吸收、转化，在中枢部位的利用和受体敏感性所决定的。为此，不应数日一换药或重叠使用数种抗精神病药物。事实上，目前没有研究确证重叠用药会加速起效时间或提高疗效；相反，重叠用药或加大剂量是造成毒性反应与严重并发症的常见原因。一般来说，任何一种抗精神病药物疗效的评估需时 4～6 周，对于慢性迁延病症的考察时期更应延长。

第四节　抗抑郁药

抗抑郁药是一类具有抗抑郁作用的药物。它不仅能治疗各类抑郁症，而且对焦虑、强迫、慢性疼痛、疑病及恐怖等都有一定疗效。抗抑郁药根据化学结构及作用机制的不同分为以下几类：①三环类抗抑郁药，如阿米替林、丙咪嗪、氯米帕明、多塞平等。②四环类抗抑郁药，如马普替林。③选择性 5-HT 再摄取抑制剂，如氟西汀、帕罗西汀、舍曲林、氟伏沙明、西酞普兰。④ 5-HT 及去甲肾上腺素再摄取抑制剂，如文拉法辛。⑤去甲肾上腺素能及特异性 5-HT 能抗抑郁药，如米氮平。⑥单胺氧化酶抑制剂，如吗氯贝胺。⑦ 5-HT 受体拮抗剂 / 再摄取抑制剂，如曲唑酮。⑧选择性去甲肾上腺素再摄取抑制剂，如瑞波西汀。⑨其他，如噻萘普汀、贯叶连翘提取物等。

传统的三环类抗抑郁药疗效明确，因其作用位点多，故易产生多种不良反应，如自主神经系统、中枢神经系统、心血管系统等不良反应。现较广泛使用的四环类抗抑郁药有马普替林，其疗效与三环类药物相当，但不良反应较轻。近10年来，新型抗抑郁药在临床得到广泛应用，主要原因是这些药物较传统的抗抑郁药更为安全和有效。

一、阿米替林

（一）别名

氨三环庚素，盐酸阿米替林。

（二）作用与用途

三环类抗抑郁药，选择性抑制神经中枢突触部位对去甲肾上腺素和5-羟色胺的再摄取，使突触间NA和5-HT的含量增加，并增强突触后膜5-HT受体的敏感性。口服吸收完全，8～12小时达血药浓度峰值。吸收后分布于全身，可透过胎盘屏障。血浆蛋白结合率为96%。药物经肝脏代谢，主要活性代谢产物为去甲替林。本药主要经肾脏缓慢排泄，也可从乳汁排泄。血中半衰期为32～40小时。临床用于治疗各型抑郁症或抑郁状态，对抑郁性神经症亦有效。也用于治疗小儿遗尿症。

（三）注意事项

（1）不良反应：常见口干、嗜睡、便秘、视物模糊、排尿困难、心悸及心动过速。偶见心律失常、眩晕、运动失调、癫痫发作、直立性低血压、肝损害和迟发性运动障碍等。用量较大时对敏感者可引起谵妄。

（2）禁忌证：本品不得与单胺氧化酶抑制剂合用。患者有转向躁狂倾向时应立即停药。对本药及其他三环类药物过敏者，严重心脏病、高血压患者，青光眼患者，排尿困难、前列腺肥大、尿潴留者，甲状腺功能亢进者，重症肌无力患者，急性心肌梗死恢复期患者，癫痫患者，肝功能不全者，6岁以下儿童禁用。支气管哮喘患者，心血管疾病（除严重心脏病、高血压）患者，严重肾功能不全者，孕妇慎用。哺乳期妇女用药期间应停止哺乳。

（3）本药可导致光敏感性增加，应避免长时间暴露于阳光或日光灯下。

（4）维持治疗时，可每晚顿服，但老人、儿童与心脏病患者仍宜分次服用。

（四）用法与用量

1. 成人

①口服：初始剂量为一次25 mg，一日2～3次；可酌情增至一日150～250 mg，分3次服用；最大剂量不超过一日300 mg，维持剂量为一日50～150 mg。②肌内注射：严重抑郁症、抑郁状态，一次20～30 mg，一日2次，可酌情增量；患者能配合治疗后改为口服给药。

2. 老年人

口服。一日50 mg，分次服或晚间顿服，可酌情减量。

3. 儿童

口服。①6岁以上小儿遗尿症，一次25 mg，睡前顿服。②青少年抑郁症，一日50 mg，分次服或晚间顿服。

（五）制剂与规格

片剂：10 mg，25 mg。缓释片：50 mg。注射液：2 mL，20 mg。

二、多塞平

（一）别名

多虑平，凯塞，凯舒，普爱宁。

（二）作用与用途

本品为三环类抗抑郁药，作用机制同阿米替林。除抗抑郁外，本药有一定的抗焦虑作用，但抗胆碱作用较弱，口服易吸收，2～4小时血药浓度达峰值。局部外用后，也可在血中检测到药物。多塞平在体内分布较广，可透过血－脑脊液屏障和胎盘屏障。在肝脏代谢，生成活性代谢物去甲基多塞平。药物可泌入乳汁。血中半衰期为8～25小时。临床用于治疗焦虑性抑郁症或抑郁性神经症，也可用于镇静、催眠。本药乳膏剂用于治疗慢性单纯性苔癣、湿疹、特应性皮炎、过敏性接触性皮炎等引起的瘙痒。

（三）注意事项

（1）不良反应：轻微的有唇干、口干、口腔异味、恶心、呕吐、食欲缺乏、消化不良、便秘、腹泻、头痛、头晕、嗜睡、疲劳、失眠、烦躁、多汗、虚弱、体重增加或减少、视物模糊等。可随机体对药物的适应自行消失。局部症状有烧灼感和/或刺痛感，瘙痒加重，湿疹加重，以及皮肤干燥、发紧、张力增高、感觉异常、水肿、激惹、脱屑和龟裂。严重的不良反应有兴奋、焦虑、发热、胸痛、意识障碍、排尿困难、乳房肿胀、耳鸣、痉挛、惊厥、脱发、手足麻木、心悸、癫痫、咽痛、紫癜、震颤、眼睛或皮肤黄染等。

（2）禁忌证：对本药及其他三环类药物过敏者、严重心脏病患者、心肌梗死恢复期患者、甲状腺功能亢进患者、谵妄者、尿潴留者、癫痫患者、青光眼患者、肝功能不全者禁用。心血管疾病患者，前列腺肥大、排尿困难者，眼压高者，肾功能不全者，儿童、老人、孕妇、哺乳期妇女慎用。

（3）停用单胺氧化酶抑制药2周后，能使用本药。

（4）本药乳膏只用于局部未破损皮肤，不能用于眼部及黏膜。用药部位不可使用密闭敷料。连续使用本药乳膏不得超过1周，以防药物蓄积。

（四）用法与用量

（1）日服：抗抑郁，初始剂量为一次25 mg，一日2～3次；逐渐增至一日100～250 mg；最大剂量不超过一日300 mg。

（2）肌内注射：重度抑郁症，一次25～50 mg，一日2次。

（3）局部外用：于患处涂一薄层，一日3次，每次涂布面积不超过总体表面积的5%，2次使用应间隔4小时。

（五）制剂与规格

片剂：25 mg，50 mg，100 mg。注射液：1 mL，25 mg。乳膏：10 g，0.5 g。

三、氯米帕明

（一）别名

安拿芬尼，海地芬，氯丙咪嗪。

（二）作用与用途

本药为三环类抗抑郁药，通过抑制突触前膜对去甲肾上腺素与5-羟色胺的再摄取而产生抗抑郁作用，其抑制5-HT再摄取的作用强于其他三环类抗抑郁药。本药具中度抗胆碱作用，同时还有抗焦虑与镇静作用。口服吸收迅速而完全，生物利用度为30%～40%，进食对吸收无影响。药物可广泛分布于全身，也可分布于脑脊液中，能透过胎盘屏障。血浆蛋白结合率高达96%～97%。在肝脏有首过代谢，活性代谢产物为去甲氯米帕明。血中半衰期为21～31小时。临床用于内因性抑郁症、心因性抑郁症、抑郁性神经症以及各种抑郁状态；伴有抑郁症状的精神分裂症；还用于强迫症、恐惧症；也用于多种疼痛。

（三）注意事项

（1）不良反应：常见过度嗜睡。其他主要不良反应有精神紊乱、口干、出汗、眩晕、震颤、视物模糊、排尿困难、直立性低血压、性功能障碍（见于男性）、恶心及呕吐等。偶见皮肤过敏、粒细胞减少。罕见肝损伤、发热、癫痫发作。大剂量时可产生焦虑、心律不齐、传导阻滞、失眠等。

（2）禁忌证：严重心脏病、心肌梗死急性发作期，癫痫、青光眼、尿潴留及对三环类药物过敏者、6岁以下儿童禁用。肝肾功能不全、前列腺肥大、心血管病患者，以及老年人、孕妇及哺乳期妇女慎用。

（3）不得与单胺氧化酶抑制剂合用。

（4）只有在治疗抑郁症、强迫症或恐惧症的起始阶段，口服给药不可行或不合适时，方可采用肌内注射或静脉滴注给药。

（四）用法与用量

1. 口服

治疗抑郁症：①成人：起始剂量为一次25 mg，一日2～3次；或服缓释片，一日75 mg，每晚顿服；可在1～2周内缓慢增加至最适剂量；门诊患者最大剂量为一日250 mg，住院患者为300 mg。②老年人：口服起始剂量为一日20～30 mg，剂量可酌情缓慢增加，以不超过一日75 mg为宜。③儿童：6岁以上者，起始剂量为一日10 mg，6～7岁儿童可增至一日20 mg，8～14岁儿童可增至一日20～25 mg，14岁以上儿童可增至一日50 mg。最大剂量为一日200 mg。

治疗强迫症：起始剂量为一次25 mg，一日1次；前2周逐渐增加至一日100 mg，数周后可再增加，最大剂量为一日250 mg。儿童患者口服用量同抑郁症。

治疗恐惧症：成人，一日75～150 mg，分2～3次服。

治疗慢性疼痛：成人，一日10～150 mg，宜同时服用镇痛药。

2. 静脉滴注

患严重抑郁症的成人，开始一日25～50 mg溶于250～500 mL葡萄糖氯化钠注射液中，一日1次，在1.5～3小时内输完；可缓慢增加至一日50～150 mg，最大剂量一日不超过200 mg。

（五）制剂与规格

①片剂：10 mg，25 mg。②缓释片：75 mg。③注射液：2 mL，25 mg。

四、马普替林

（一）别名

甲胺丙内乙蒽，路地米尔，马普智林。

（二）作用与用途

马普替林为四环类抗抑郁药，与三环类抗抑郁药具有相似的药理作用。本药可选择性地抑制中枢神经元突触前膜对去甲肾上腺素的再摄取，但不能阻断对 5-HT 的再摄取。其抗抑郁效果与阿米替林相似，且起效较快、不良反应较少。此外，本药还有抗胆碱作用。口服后吸收完全，血药浓度达峰时间为 12 小时。起效时间通常为 2～3 周，少数可在 7 日内起效。口服片剂的生物利用度为 100%。马普替林在肝脏代谢，代谢产物有去甲基马普替林和马普替林 -N- 氧化物，均有药理活性。母体药物血中半衰期为 27～58 小时，老年人为 66.1 小时。活性代谢物血中半衰期为 60～90 小时。临床主要用于治疗各型抑郁症。

（三）注意事项

1. 不良反应

本品的不良反应与三环类药物相似，但轻微而短暂。

2. 禁忌证

对本药过敏者，急性心肌梗死患者，束支传导阻滞者，癫痫患者或有惊厥史者，闭角型青光眼患者，尿潴留者，乙醇、安眠药、止痛药或抗精神病药物急性中毒者，6 岁以下儿童，哺乳期妇女禁用。心血管疾病者、前列腺肥大者、排尿困难者、有眼内压升高病史者、甲状腺功能亢进者或同服甲状腺激素者、肝肾功能不全者、老年人、孕妇慎用。

（四）用法与用量

口服。

1. 成人

开始一次 25 mg，一日 2～3 次，根据病情需要隔日增加 25～50 mg；有效治疗量一般为一日 75～150 mg；维持剂量一日 50～150 mg，分 1～2 次口服。

2. 老年

起始剂量为一次 10 mg，一日 3 次；或一次 25 mg，一日 1 次；或一次 12.5 mg，一日 1 次。然后逐渐增至一日 50～75 mg 维持。老年人维持治疗时不宜在晚间睡前单次服药，仍以分次服药为宜。

（五）制剂与规格

①片剂：10 mg，25 mg，50 mg，75 mg。②注射液：5 mL，25 mg。③滴剂：50 mL，1 mg。

五、氟西汀

（一）别名

百优解，氟苯氮苯胺，氟胺苯胺丙醚，氯苯氟丙胺。

（二）作用与用途

本药为选择性 5- 羟色胺再摄取抑制药（selective serotonin reuptate inhibitors，SSRIs），可特异性地抑制 5-HT 的再摄取，增加突触间隙 5-HT 的浓度，从而起到抗抑郁的作用。本药对 5-HT 再摄取的抑制作用强于对去甲肾上腺素或多巴胺再摄取的抑制作用。其抗副交感神经的作用和抗组胺的作用较弱。口服吸收良好，用药后 1～2 周即可起效。治疗抑郁症时，4 周可达最大效应；而治疗强迫症时，需 5 周或更长时间才能达到最大效应。

本药有首过效应，生物利用度为 100%。在体内分布广泛，可透过血脑脊液屏障。血浆蛋白结合率高达 95%。本药主要在肝脏经细胞色素 $P450_{2D6}$ 酶代谢，主要代谢产物为有活性的去甲氟西汀，其他还有少量葡萄糖醛酸结合物。药物主要经肾随尿排出，少量随粪便排出，另有部分随乳汁分泌。氟西汀和去甲氟西汀的血中半衰期分别为 1～3 天、4～16 天，两者均不能通过透析清除。临床用于治疗各种抑郁性精神障碍，包括轻型或重型抑郁症、双相情感障碍的抑郁症、心因性抑郁症及抑郁性神经症。国外已批准用于治疗强迫症，还用于治疗贪食症、经前紧张症。

（三）注意事项

（1）不良反应：常见厌食、焦虑、腹泻、倦怠、头痛、失眠及恶心等。可见昏睡、多汗、皮疹等。少见咳嗽、胸痛、味觉变化、呕吐、胃痉挛、食欲减退或体重下降、便秘、视力改变、多梦、注意力集中困难、头晕、口干、心率加快乏力、震颤、尿频、痛经、性功能减退及皮肤潮红。罕见皮肤变态反应、低血糖症、低钠血症、躁狂发作或癫痫发作。

（2）禁忌证：对本药过敏者禁用。肝肾功能不全者、儿童、孕妇慎用。不推荐哺乳期妇女使用。

（3）本药及其活性代谢产物的血中半衰期较长，停药时无须逐渐减量停药，但应考虑药物的蓄积作用。停药后其作用可持续 5 周，因此在停药期间应继续观察服药期间的所有反应。

（四）用法与用量

口服。

1. 一般用法

①成人，起始剂量为一日 20 mg，以早餐后服用为宜；如数周后疗效不明显，可每周增加 20 mg；通常有效治疗剂量为一次 20～40 mg，一日 1 次；最大剂量不应超过一日 60 mg。②老年人，起始剂量为一日 10 mg，应延长服药间隔时间，缓慢增加剂量。

2. 难治性抑郁症

可用至一次 60 mg，一日 1 次；维持量为一次 20 mg，一日 1 次；或一次 20 mg，每 2～3 天 1 次。

3. 强迫症、贪食症

用量略高于抑郁症的治疗剂量，可能需要用至 40～60 mg，一日 1 次。

（五）制剂与规格

①片剂：10 mg，20 mg。②分散片：20 mg。③胶囊：20 mg。

六、帕罗西汀

（一）别名

氟苯哌苯醚，帕罗克赛，赛乐特。

（二）作用与用途

本药为抗抑郁药，能选择性抑制 5-HT 的再摄取，提高神经突触间隙内 5-HT 的浓度，从而产生抗抑郁作用。对去甲肾上腺素与多巴胺的再摄取抑制作用很微弱。本药不与肾上腺素 α_1、α_2 或 β 受体发生作用，也不与多巴胺 D_2 或组胺 H_1 受体结合，不抑制单胺氧化酶。口服吸收良好，有首过效应。口服本药 30 mg，10 日内可达稳态血药浓度，达峰时间为 5.2 小时，血药浓度峰值为 61.7 ng/mL。生物利用度为 50%～100%。吸收不受食物或抗酸药的影响。本药可广泛分布于各种组织和器官，仅 1% 出现在体循环中。血浆蛋白结合率高达 95%。药物经肝脏 CYP450 同工酶代谢，代谢产物无活性。本药大部分经肾随尿排出，其中 2% 为原形；约 36% 由粪便排出；也可经乳汁排泄。健康人的血中半衰期约为 24 小时，个体间存在显著差异。临床主要用于治疗抑郁症及其伴发的焦虑症状和睡眠障碍，也可用于惊恐障碍、社交恐惧症及强迫症。

（三）注意事项

（1）不良反应：常见乏力、便秘、腹泻、头晕、头痛、口干、视物模糊、多汗、失眠、性功能减退、震颤、尿频或尿潴留、呕吐、恶心、嗜睡、激动及胃肠胀气等。较少见焦虑、食欲改变、心悸、感觉障碍、味觉改变、体重变化、肌痛、肌无力、直立性低血压、血管神经性水肿、肝功能异常、心动过速、低钠血症、皮疹。罕见的不良反应有锥体外系反应，如静坐不能、肌张力低下、肌张力不协调、构音不连贯等。

（2）禁忌证：对本药过敏者禁用。癫痫患者、癫痫或躁狂病史者、严重心脏疾病患者、闭角型青光眼患者、肝肾功能不全者、孕妇、哺乳期妇女慎用。

（3）帕罗西汀：在服用 1～3 周后才能充分显效。用药时间应足够长以巩固疗效，抑郁症痊愈后维持治疗时间至少数月，强迫症和惊恐障碍的维持治疗时间更长。

（4）用药期间不宜驾驶车辆、操作机械或高空作业。

（四）用法与用量

口服。建议每日早餐时顿服，勿咀嚼药片。

（1）抑郁症、社交恐惧症 / 社交焦虑症：一日 20 mg；2～3 周后根据患者反应，每周可将一日剂量增加 10 mg，最大剂量可达一日 50 mg。

（2）强迫症：初始剂量为一日 20 mg，每周可将一日剂量增加 10 mg；常规剂量为一日 40 mg，最大剂量可达一日 60 mg。

（3）惊恐障碍：初始剂量为一日 10 mg，每周可将一日剂量增加 10 mg；常规剂量为一日 40 mg，最大剂量可达一日 50 mg。

（五）制剂与规格

片剂：20 mg。

七、舍曲林

（一）别名

左洛复。

（二）作用与用途

本药是选择性 5- 羟色胺再摄取抑制药，对 5-HT 再摄取的抑制强化了 5-HT 受体神经传递。本药与毒蕈碱受体、5- 羟色胺能受体、多巴胺受体、肾上腺素受体、组胺受体、γ-氨基丁酸受体以及苯二氮䓬类受体无亲和作用。口服易吸收，6～8 小时血药浓度达峰值。在体内分布广泛，血浆蛋白结合率约为 98%。药物通过肝脏代谢，形成活性较弱的代谢产物 N- 去甲基舍曲林。舍曲林和去甲基舍曲林在体内代谢完全，最终代谢产物随粪便和尿液等量排泄，只有少量原形药随尿排出。舍曲林在血中的平均半衰期为 22～36 小时，N- 去甲基舍曲林的血中半衰期为 62～104 小时。临床主要用于治疗抑郁症，或预防其发作，也用于治疗强迫症。

（三）注意事项

（1）不良反应：有胃肠道不适，如恶心、厌食、腹泻等，亦可出现头痛、不安、无力、嗜睡、失眠、头晕或震颤等。少见不良反应有过敏性皮疹及性功能减退。大剂量时可能诱发癫痫。突然停药可有撤药综合征，如失眠、焦虑、恶心、出汗、震颤、眩晕或感觉异常等。

（2）禁忌证：对本药过敏者、严重肝功能不全者禁用。有癫痫病史者、闭角型青光眼患者、严重心脏病患者、轻至中度肝功能不全者、肾功能不全者、儿童、孕妇、哺乳期妇女慎用。

（3）出现癫痫发作应停药。

（4）用药期间不宜驾驶车辆、操作机械或高空作业。

（四）用法与用量

口服。

1. 抑郁症

一次 50 mg，一日 1 次，治疗剂量范围为一日 50～100 mg。

2. 强迫症

开始剂量为一次 50 mg，一日 1 次；逐渐增加至一日 100～200 mg，分次口服。

（五）制剂与规格

片剂：50 mg，100 mg。密封，30 ℃以下保存。

八、氟伏沙明

（一）别名

氟甲沙明。

（二）作用与用途

本药具有抗抑郁作用，可抑制脑神经元对 5- 羟色胺的再摄取，但不影响对去甲肾上腺素的再摄取和单胺氧化酶的活性，对心血管系统影响小，很少引起直立性低血压。口服吸收迅速而完全。单次服用 100 mg，2～8 小时达血药浓度峰值。用药后 10 天内达稳态血药浓度。进食对药物吸收的影响不明显。血清总蛋白结合率为 77%。药物在肝脏代谢，肾脏排泄占总排泄量的 94%，少量经乳汁分泌。母药的血中半衰期为 15.6 小时。临床用于治疗各类抑郁症和强迫症。

（三）注意事项

（1）不良反应：本药耐受良好，常见的不良反应有困倦、恶心、呕吐、口干、过敏等，连续使用 2～3 周后可逐渐消失。也可见心动过缓、可逆性血清肝酶浓度升高。偶见惊厥。

（2）禁忌证：对本药过敏者、哺乳期妇女禁用。癫痫患者、患躁狂症或处于轻度躁狂状态的患者、孕妇慎用。不推荐儿童使用，但 8 岁以上儿童可酌情使用。

（3）服用本药期间禁止驾驶车辆或操作机械。

（4）本药治疗抑郁症伴焦虑状态、烦躁、失眠时，如疗效不佳，可与苯二氮䓬类药合用，但禁止与单胺氧化酶抑制药（monoamine oxidase inhibitor，MAOI）合用。停用本药 2 周后才可使用 MAOI。

（四）用法与用量

口服。

1. 抑郁症

推荐起始剂量为一日 50～100 mg，晚间顿服，再逐渐增加；常规剂量为一日 100 mg，可酌情调整，剂量超过一日 150 mg 时可分次服。

2. 抑郁症复发

推荐剂量为一日 50～100 mg。

3. 强迫症

推荐的起始剂量为一日 50 mg，睡前服，连服 3～4 天，再逐渐增加；常规剂量为一日 100～300 mg；最大剂量为一日 300 mg。儿童强迫症：8 岁以上儿童的起始剂量为一日 50 mg，睡前服；最大剂量为一日 200 mg。

（五）制剂与规格

片剂：50 mg，100 mg。干燥、避光处保存。

九、西酞普兰

（一）别名

氰酞氟苯胺。

（二）作用与用途

本药是一种二环氢化酞类衍生物，为选择性 5- 羟色胺再摄取抑制药。通过抑制 5-HT 再摄取，提高突触间隙 5-HT 浓度，增强 5-HT 的传递功能而产生抗抑郁作用。口服吸收好，2～4 小时达血药峰浓度，食物不影响其吸收。一日 1 次给药，约 1 周内血清浓度达稳态。绝对生物利用度约 80%。药物在肝脏代谢，主要代谢产物有 3 种，均有活性，但它们的选择性、活性都比母体化合物差，在血清中的浓度也较低。血中半衰期较长，正常成人半衰期约 35 小时。血液透析不能清除本药。临床用于各种类型的抑郁症。

（三）注意事项

（1）不良反应：本药的不良反应通常短暂而轻微，在治疗开始的第 1～2 周比较明显，随着抑郁状态的改善，不良反应逐渐消失。常见恶心、呕吐、口干、腹泻、多汗、流涎减少、震颤、头痛、头晕、嗜睡或睡眠时间缩短。可引起激素分泌紊乱、躁狂、心动过速、直立性低血压、性功能障碍。有引起癫痫发作的个案报道。

（2）禁忌证：对本药过敏者禁用。对其他 SSRI 过敏者、心血管疾病患者、有自杀倾向者、肝功能不全者、严重肾功能不全者、有躁狂病史者、有癫痫病史者、孕妇、哺乳期妇女慎用。

（3）使用本药不应同时服用含酒精的制品。

（4）服用本药期间，患者从事需精神高度集中的工作（包括驾驶汽车）时应谨慎。

（5）本药通常需经过 2～3 周的治疗方可判定疗效。为防止复发，治疗至少持续 6 个月。为避免出现戒断症状，经过 1 周的逐步减量后方可停药。

（四）用法与用量

口服。初始剂量为一次 20 mg，一日 1 次；必要时可增至最大剂量一次 60 mg，一日 1 次；增量需间隔 2～3 周。肝功能不全者、65 岁以上的患者初始剂量为一次 10 mg，一日 1 次；

推荐剂量为一日 20 mg，最大剂量为一日 40 mg。

（五）制剂与规格

片剂：20 mg。

十、文拉法辛

（一）别名

博乐欣，万拉法新，怡诺思。

（二）作用与用途

文拉法辛及其活性代谢物是神经系统 5- 羟色胺和去甲肾上腺素再摄取抑制药，通过抑制 5-HT 和 NA 的再摄取而发挥抗抑郁作用。本药及其活性代谢产物对多巴胺的再摄取有轻微的抑制作用，对单胺氧化酶无抑制作用。口服经胃肠道吸收迅速而良好，有首过效应。在肝脏中代谢的主要活性产物为。O- 去甲基文拉法辛（O-desmethylvenlafaxine，ODV）的抗抑郁作用与母体药相似。多次给药，文拉法辛和 ODV 在 3 天内达到稳态血浆浓度。文拉法辛和 ODV 的血浆蛋白结合率分别为 27% 和 30%；血中半衰期分别为 5 小时、11 小时。本药及其代谢产物主要经肾脏排泄。临床用于治疗各种抑郁症及抑郁伴发的焦虑，国外还用于治疗广泛性焦虑症。

（三）注意事项

（1）不良反应：有胃肠道不适、头痛、无力、嗜睡、失眠、头晕或震颤等；少见过敏性皮疹及性功能减退；可引起血压升高，且与剂量呈正相关；大剂量时可诱发癫痫；突然停药可见撤药综合征。

（2）禁忌证：对本品过敏者禁用。闭角型青光眼、癫痫、严重心脏疾患、高血压、甲状腺疾病、血液病患者以及有自杀倾向者、肝肾功能不全者、老年患者、孕妇及儿童慎用。

（3）本药缓释胶囊应于每日相同的时间在进餐时服，一日 1 次，以水送服。不得将其弄碎、嚼碎或溶解在水中服用。

（4）用药期间驾车或操纵机器应谨慎。

（四）用法与用量

口服。起始剂量为一日 37.5 mg，分 2～3 次进餐时服；剂量可酌情增加，通常最大剂量为一日 225 mg，分 3 次服；增加的剂量达一日 75 mg 时，至少应间隔 4 天。对严重抑郁症患者，剂量可增至一日 375 mg；轻至中度肾功能不全者，日剂量应降低 25%。中度肝硬化患者，日剂量应降低 50%。

（五）制剂与规格

①片剂：25 mg，37.5 mg，50 mg，75 mg，100 mg。②胶囊：25 mg，50 mg。③缓释胶囊：75 mg，150 mg。

十一、曲唑酮

（一）别名

苯哌丙吡唑酮，美抒玉。

（二）作用与用途

本药为三唑吡啶类抗抑郁药。本药可选择性地抑制 5- 羟色胺的再吸收，并可微弱地阻止去甲肾上腺素再吸收。本药无抗胆碱不良反应，对心血管系统的毒性小，但能引起血压下降，此作用与剂量相关。本药还具有中枢镇静作用和轻微的肌肉松弛作用，但无抗痉挛和中枢兴奋作用。此外，本药能阻断 5-HT_2 受体，改善睡眠，并能显著缩短抑郁症患者入睡的潜伏期，延长整体睡眠时间，提高睡眠效率。口服吸收良好。由肝脏的微粒体酶广泛代谢，其代谢产物仍有明显的活性。本药及其代谢产物均易透过血－脑脊液屏障，极少量可透过胎盘屏障。本品血中半衰期平均为 4.1 小时，但个体差异较大，故某些患者可能会出现药物蓄积。临床主要用于治疗各种抑郁症，也可用于治疗伴有抑郁症状的焦虑症。

（三）注意事项

（1）不良反应：常见嗜睡、疲乏、头昏、头痛、失眠、紧张、震颤、视物模糊、口干、便秘、过度镇静及激动等。少见直立性低血压、心动过速、恶心、呕吐。偶见高血压腹痛、共济失调、白细胞和中性粒细胞计数降低。极少见肌肉骨骼疼痛、多梦、静坐不能、变态反应、贫血、胃胀气、排尿异常、性功能障碍和月经异常等。

（2）禁忌证：对本药过敏者、严重肝功能不全者、严重心脏病或心律失常者、意识障碍者禁用。癫痫患者、轻至中度肝功能不全者、肾功能不全者、孕妇、哺乳期妇女慎用。

（3）本药与降压药合用，需要减少降压药的剂量。

（4）服用本药应从低剂量开始，逐渐增加剂量并观察治疗反应。如出现嗜睡，须减量或将每日的大部分药调至睡前服。通常在治疗第 1 周内症状有所减轻，在 2 周内出现较好的抗抑郁效果，25% 的患者达到较好的疗效需要 2～4 周。

（5）本药宜在餐后立即服用。禁食或空腹服药可能会加重头晕。

（四）用法与用量

口服。

（1）成人：初始剂量为一日 50～100 mg，分次服；3～4 天内，门诊患者剂量以一日 200 mg 为宜，分次服；住院患者较严重时剂量可增加，最高剂量不超过一日 400 mg，分次服。长期用药，维持量为最低有效剂量。一旦产生足够的疗效，可酌情逐渐减量。建议持续治疗数月以上。

（2）老年人：初始剂量为一次 25 mg，一日 2 次；经 3～5 天逐渐增至一次 50 mg，一日 3 次；剂量尽量不超过一日 200 mg。

（五）制剂与规格

片剂：50 mg，100 mg。

十二、米氮平

（一）别名

米塔扎平。

（二）作用与用途

本品为四环类抗抑郁药。是 α_2- 肾上腺素和 5-HT 受体拮抗剂，可阻断突触前的 α_2- 受体，强化去甲肾上腺素和 5-HT 的释放，对组胺 H_1 受体、外周 α_1- 受体及胆碱能受体也有一定的阻滞作用。口服吸收快而完全，生物利用度约为 50%。约 2 小时达血药浓度峰值，血清蛋白结合率约为 85%。本药主要在肝脏代谢，主要经肾脏排泄。女性患者的血中半衰期（平均 37 小时）显著长于男性患者（平均 26 小时）。中度和重度肾功能不全时，本药的清除率分别下降 30% 和 50%。临床用于治疗抑郁症。

（三）注意事项

（1）不良反应：主要为嗜睡、食欲增加、体重增加、头晕、便秘及口干，少见意识错乱、焦虑、情绪不稳、兴奋、皮疹、水肿、呼吸困难、低血压、肌痛、感觉迟钝、疲乏、眩晕、噩梦、恶心呕吐、腹泻、尿频。尚可诱发双相情感障碍者的躁狂发作惊厥发作、震颤、肌痉挛、水肿、急性骨髓抑制及血清氨基转移酶升高。

（2）禁忌证：对本品过敏者禁用。肝肾功能不全者，传导阻滞、心绞痛及心肌梗死等心脏病患者，癫痫患者，粒细胞缺乏者，高胆固醇血症者，孕妇和哺乳期妇女不宜使用。

（3）应避免本药与地西泮及其他中枢抑制药联用，用药期间禁止饮酒。

（四）用法与用量

口服。成人每日 15 mg，逐渐加至有效剂量每日 15～45 mg，睡前服 1 次或早晚各 1 次。

（五）制剂与规格

片剂：15 mg，30 mg。避光干燥处（2～30 ℃）。

十三、噻奈普汀

（一）别名

达体郎。

（二）作用与用途

本品为三环类抗抑郁药，作用于 5- 羟色胺系统，对心境紊乱有较好的作用。对躯体不适症状具有较显著作用，特别是对与焦虑和心境紊乱有关的胃肠道不适症状效果较明显。对乙醇依赖患者，在戒断过程中出现的性格和行为异常有缓解作用。本药对睡眠和注意力、心血管系统没有影响，也无抗胆碱作用和药物成瘾性。口服吸收迅速且完全。口服 12.5 mg 后，0.79～1.8 小时可达血药浓度峰值。体内分布迅速，血浆蛋白结合率高达 94%。在肝脏代谢，主要以代谢产物形式从尿中排出。血中半衰期为 2.5 小时。长期用药的老年人及肾功能不全患者，半衰期延长 1 小时；对肝功能不全者，未见不良影响。临床用于治疗各种抑郁症，如神经源性的反应性抑郁症、躯体（特别是胃肠道）不适的焦虑抑郁症及乙醇依赖患者在戒断过程中出现的焦虑抑郁状态等。

（三）注意事项

（1）不良反应：少见，通常有轻度上腹不适、腹痛、口干、厌食、恶心、呕吐、便秘、腹胀；心动过速、期前收缩、心前区疼痛；失眠、嗜睡、噩梦、无力、眩晕、头痛、晕厥、震颤、发热、面部潮红；呼吸困难、喉部堵塞感、咽部发痒；肌痛、腰痛。

（2）禁忌证：对本药过敏者、15 岁以下儿童禁用。不宜与 MAOI 类药物合用。心血管疾病患者、胃肠道疾病患者、严重肾功能不全者、老年患者、有三环类抗抑郁药过敏史者、孕妇慎用。用药期间不宜哺乳。

（3）手术前 24 小时或 48 小时需停服本药。不要突然停药，需 7～14 天逐渐减量。若正服用单胺氧化酶抑制剂，需停药 2 周才可服用本药；本来服用噻奈普汀改为 MAOI 类药物治疗的患者，只需停服噻奈普汀 24 小时。用药后不宜驾驶或操纵机器。

（四）用法与用量

口服。推荐剂量为一次 12.5 mg，一日 3 次，于早、中、晚餐前服用。肾功能不全者、老年人应减少剂量，最大剂量不超过一日 25 mg。

（五）制剂与规格

片剂：12.5 mg，30 ℃以下保存。

第七章　液体制剂

第一节　表面活性剂

一、表面活性剂的含义

表面活性剂（surface active，surfactant）指能够显著降低两相间表面张力（或界面张力）的物质。表面活性剂的分子结构通常由非极性集团（一般为 8 个碳原子以上组成的脂肪烃链、芳烃或环烷烃）和极性基团（羧酸、磺酸、硫酸及其可溶性盐；羟基、巯基、酰胺基；醚键及羧酸酯基等）组成，具有"两亲性"。

二、常用的表面活性剂

表面活性剂按其解离情况不同可分为离子型表面活性剂和非离子型表面活性剂，其中离子型表面活性剂又分为阴离子、阳离子和两性离子型表面活性剂。

（一）阴离子型表面活性剂

本类表面活性剂起表面活性作用的是阴离子，主要包括高级脂肪酸盐类、硫酸化物以及磺酸化物。

1. 高级脂肪酸盐类

此类药系肥皂类，其分子结构通式为$(RCOO^-)_nM^{n+}$。脂肪酸的碳链 R 通常在 C_{11}～C_{18}之间，以硬脂酸、油酸、月桂酸等较常用。根据其金属离子（M^{n+}）的不同，又可分为碱金属皂（一价皂）、碱土金属皂（二价皂）和有机胺皂（如三乙醇胺皂）等。

本类表面活性剂具有良好的乳化能力，但容易被酸破坏，碱土金属皂还可被钙、镁盐等破坏，电解质可使之盐析，具有一定的刺激性，一般只用于外用制剂。

2. 硫酸化物

此类药主要指高级脂肪醇硫酸酯类，其分子结构通式为 $ROSO_3^- M^{n+}$，其中脂肪碳链 R 在 C_{11}～C_{18}之间。常用的有高级脂肪醇硫酸酯类，如十二烷基硫酸钠（又名月桂硫酸钠）、十六烷基硫酸钠（鲸蜡醇硫酸钠）、十八烷基硫酸钠（硬脂醇硫酸钠）等。其乳化能力很强，较肥皂类稳定，能耐酸和钙、镁盐，但可以与一些高分子阳离子药物产生沉淀。主要用于外用制剂。

3. 磺酸化物

此类药主要有脂肪族磺酸化物、烷基芳基磺酸化物等，分子结构通式分别为 $R-SO_3^- M^+$、$R-C_6H_5-SO_3^- M^+$。其水溶性和耐钙、镁盐的能力虽比硫酸化物稍差，但不易水解，特别是在酸性水溶液中较稳定。常用的有：①脂肪族磺酸化物，如二辛基琥珀酸磺酸钠（商品名"阿洛索"）等；②烷基芳基磺酸化物，如十二烷基苯磺酸钠，广泛用作洗涤剂。

（二）阳离子型表面活性剂

本类表面活性剂分子结构中起表面活性作用的是阳离子，即分子结构中含有一个五价的氮原子，又称季铵化物。其水溶性大，在酸性或碱性溶液中均较稳定，具有良好的表面活性和杀菌作用，常用的有苯扎氯铵、苯扎溴铵（新洁尔灭）等。

本类表面活性剂水溶性大，在酸性和碱性水溶液中较稳定，具有良好的表面活性和杀菌作用。

（三）两性离子型表面活性剂

本类表面活性剂分子结构中同时含有阴阳离子基团，在碱性水溶液中呈现阴离子型表面活性剂的性质，具有较好的起泡性，去污力强；在酸性水溶液中则呈现阳离子型表面活性剂的性质，具有很强的杀菌能力。

1. 天然的两性离子型表面活性剂

此类制剂主要有豆磷脂和卵磷脂，常用的是卵磷脂，其分子结构由磷酸酯型的阴离子部分和季铵盐型的阳离子部分组成，不溶于水，但对油脂的乳化能力很强，可制得乳滴细小而不易被破坏的乳剂，常用于注射用乳剂及脂质体的制备。

2. 合成的两性离子型表面活性剂

该类表面活性剂的阴离子主要是羧酸盐，阳离子主要是胺盐或季铵盐。由胺盐构成者即为氨基酸型，由季铵盐构成者即为甜菜碱型。氨基酸型在等电点（一般为微酸性）时，亲水性减弱，可能产生沉淀；甜菜碱型不论在酸性、碱性或中性溶液中均易溶解，在等电点时也无沉淀，适用于任何 pH 值的溶液。

（四）非离子型表面活性剂

本类表面活性剂分子结构中亲水基团与亲油基团以酯键或醚键相结合，其中亲水基团多为甘油、聚乙二醇或山梨醇等多元醇，亲油基团多为长链脂肪酸或长链脂肪醇以及烷基或芳基等。本类表面活性剂在溶液中不解离，广泛应用于外用制剂、内服制剂和注射剂。

1. 脱水山梨醇脂肪酸酯类

此系由山梨醇与不同的脂肪酸组成的酯类化合物，商品名为司盘（Span）。本类表面活性剂具有较强的亲油性，常用作油包水（W/O）型乳剂的乳化剂或水包油（O/W）型乳剂的辅助乳化剂。

常用品种：脱水山梨醇单月桂酸酯（司盘 20）、脱水山梨醇单棕榈酸酯（司盘 40）、脱水山梨醇单硬脂酸酯（司盘 60）、脱水山梨醇单油酸酯（司盘 80）、脱水山梨醇三油酸酯（司盘 85）等。

2. 聚氧乙烯脱水山梨醇脂肪酸酯类

此系在司盘类表面活性剂分子结构的剩余羟基上，结合聚氧乙烯基而成的醚类化合物，商品名为聚山梨酯（Tween）。本类表面活性剂分子中含有大量亲水性的聚氧乙烯基，具有较好的亲水性，为水溶性表面活性剂，主要用作增溶剂、O/W 型乳化剂、润湿剂和分散剂。

常用品种：聚山梨酯 20（吐温 20）、聚山梨酯 40（吐温 40）、聚山梨酯 60（吐温 60）、聚山梨酯 80（吐温 80）、聚山梨酯 85（吐温 85）等。

3. 聚氧乙烯脂肪酸酯类

此系由聚乙二醇与长链脂肪酸缩合而成，商品名卖泽（Myrij）。该类表面活性剂具有很强的水溶性和乳化性，常用作 O/W 型乳剂的乳化剂。

常用品种：聚氧乙烯 40 硬脂酸酯。

4. 聚氧乙烯脂肪醇醚类

此系由聚乙二醇与脂肪醇缩合而成的醚类，商品名苄泽（Brij）。

常用品种：西土马哥（由聚乙二醇与十六醇缩合而成），平平加 O（由 15 个单位的氧乙烯与油醇形成的缩合物）及埃莫尔弗 O（由 20 个单位以上的氧乙烯与油醇形成的缩合物）等。

5. 聚氧乙烯聚氧丙烯共聚物

此由聚氧乙烯和聚氧丙烯聚合而成。聚氧乙烯基具有亲水性，聚氧丙烯基具有亲油性，且其亲油性随着相对分子质量增大而逐渐增强。

常用品种：普朗尼克类，如普朗尼克 F–68。

三、表面活性剂的基本性质

（一）表面活性剂的理化性质

1. 胶束和临界胶束浓度

溶液中的表面活性剂，当浓度低时，产生界面吸附而降低溶液的界面张力；当达到一定浓度后，溶液的界面吸附达到饱和，表面活性剂的分子则转入溶液中。水溶液中表面活性剂，由于亲油基团的存在，水分子与表面活性剂分子间的排斥力远大于吸引力，导致表面活性剂分子自身依靠范德华力相互聚集，形成亲油基团向内、亲水基团向外，在水中稳定分散，大小在胶体粒子范围内的胶束。

表面活性剂在溶液中开始形成胶束时的浓度，称为临界胶束浓度（critical micelle concentration，CMC）。临界胶束浓度的大小与表面活性剂的分子结构有关，强亲水性分子的 CMC 较强疏水性分子的 CMC 大。一般离子型表面活性剂的 CMC 大于非离子型表面活性剂。对于具有相同亲水基的同系列表面活性剂，亲油基团越大，其 CMC 越小。CMC 同时受温度、pH 值以及电解质等条件的影响。

临界胶束浓度反映了表面活性剂的增溶能力。通常，表面活性剂临界胶束浓度越小，其表面活性越好。

临界胶束浓度可利用以下特性加以测定。当表面活性剂在溶液中的浓度达到 CMC 时，溶液的物理性质会发生明显变化，如溶液的表面张力达到最低值，而且在一定范围内保持不变；难溶性药物的增溶作用随表面活性剂浓度的增加而增加；离子型表面活性剂的导电率显著下降；渗透压在 CMC 以上时基本不变等。

利用溶液的理化性质随表面活性剂浓度的变化可得出 CMC。测定结果的准确性受所测定溶液性质及方法影响。此外，温度、浓度、电解质、pH 值等因素也有一定影响。

2. 亲水亲油平衡值

表面活性剂分子中亲水、亲油基团对油和水的综合亲和力，称为亲水亲油平衡值（hydrophile–lipophile balance，HLB）。

表面活性剂的 HLB 值范围限定在 0～40，其中非离子型表面活性剂的 HLB 值介于 0～20。表面活性剂的 HLB 值愈高，其亲水性愈强；HLB 值愈低，其亲油性愈强。常用的表面活性剂的 HLB 值见表 7–1–1。

表 7-1-1　常用表面活性剂的 HLB 值

表面活性剂	HLB 值	表面活性剂	HLB 值
阿拉伯胶	8.0	司盘 85	1.8
西黄蓍胶	13.0	卵磷脂	3.0
明胶	9.8	泊洛沙姆 188	16.0
单硬脂酸甘油酯	3.8	聚山梨酯 20	16.7
十二烷基硫酸钠	40.0	聚山梨酯 40	15.6
司盘 20	8.6	聚山梨酯 60	14.9
司盘 40	6.7	聚山梨酯 65	10.5
司盘 60	4.7	聚山梨酯 80	15.0
司盘 65	2.1	聚氧乙烯 400 单硬脂酸	11.4
司盘 80	4.3	苄泽 30	9.5
司盘 83	3.7	聚氧乙烯氢化蓖麻油	12～18

HLB 值在 15 以上的表面活性剂适宜用作增溶剂；HLB 值在 8～16 的表面活性剂适宜用作 O/W 型乳化剂；HLB 值在 3～8 的表面活性剂适宜用作 W/O 型乳化剂；HLB 值在 7～9 的表面活性剂适宜用作润湿剂。值得注意的是，HLB 值只能说明可乳化的 HLB 值范围，不能说明乳化剂的效能，其乳化能力只能根据实验比较后确定。若无适宜 HLB 值的乳化剂，可选择混合乳化剂。

3. 克拉夫（Kraff）点和昙点

（1）Kraff 点：离子型表面活性剂在水中的溶解度随温度变化而变化，在某一温度时溶解度急剧升高，此转折的温度点称为 Kraff 点。此点所对应的溶解度即为该表面活性剂的临界胶束浓度。

（2）昙点：某些含聚氧乙烯基的非离子型表面活性剂的溶解度开始随温度升高而加大，当达到某一温度时，其溶解度急剧下降，溶液出现浑浊或分层，但冷却后又恢复澄明。这种由澄清变成浑浊或分层的现象称为起昙，该转变点的温度称为昙点。产生起昙现象的主要原因是此类表面活性剂分子结构中的聚氧乙烯基与水分子形成的氢键在温度升高到昙点后断裂，从而引起表面活性剂溶解度急剧下降，出现浑浊或分层现象，当温度下降至昙点以下时，氢键又可能重新形成。

表面活性剂的昙点可因盐类或碱性物质的加入而降低。另外，有些含聚氧乙烯基的表面活性剂，如普朗尼克 F-68，极易溶于水，当温度升高甚至达到其沸点时也不出现起昙现象。

含有能产生起昙现象表面活性剂的制剂，由于加热灭菌等影响而导致表面活性剂的增溶或乳化能力下降，使被增溶物质析出或乳剂破裂，当温度下降后可能恢复原状，但有些则难以恢复。因此，含有此类表面活性剂的制剂应注意加热灭菌温度。

（二）表面活性剂的生物学性质

1. 对药物吸收的影响

表面活性剂对药物吸收的影响主要表现在以下方面：①表面活性剂可减小难溶性固体药物与胃肠液的接触角，降低表面张力，增加药物的润湿性，提高有效表面积，从而提高药物的溶出速率，促进药物吸收；②表面活性剂的增溶作用可提高药物在吸收部位的浓度，增加药物的油水分配系数，促进药物吸收；③表面活性剂与药物形成络合物而促进药物的吸收；④表面活性剂可增加生物膜的通透性而增加药物的吸收。

但是，当表面活性剂的浓度大于临界胶束浓度时，脂溶性药物因溶解或包裹于胶束中，不能顺利从胶束中扩散出来，从而影响药物的口服吸收。

2. 表面活性剂的毒性与刺激性

阳离子型表面活性剂的毒性大于阴离子表面活性剂，非离子型表面活性剂的毒性相对较小。阳离子型和阴离子型表面活性剂还有较强的溶血作用，非离子型表面活性剂的溶血作用一般比较轻微，聚山梨酯类非离子型表面活性剂的溶血作用通常更小。

静脉给药制剂中的表面活性剂的毒性比口服给药大，外用制剂中表面活性剂的毒性相对较小，但仍以非离子型表面活性剂对皮肤和黏膜的刺激性为最小。

表面活性剂对皮肤的刺激性主要是因为表面活性剂会与皮肤角质层的角质蛋白发生作用。一般情况下，非离子型表面活性剂皮肤刺激性较小，阳离子型表面活性剂皮肤刺激性较大，阴离子型表面活性剂的皮肤刺激性介于上述两者之间。

四、表面活性剂的应用

阳离子型表面活性剂可直接用于消毒、杀菌和防腐，其他类型表面活性剂常用于增溶、乳化、润湿、起泡与消泡等。

（一）增溶剂

表面活性剂在水溶液中达到临界胶束浓度后，一些不溶性或微溶性物质在胶束溶液中的溶解度可显著增加并形成透明胶体溶液，这种作用称为增溶。起增溶作用的表面活性剂称为增溶剂。结构与性质不同的被增溶物被增溶的机制不同，饱和碳氢化合物被增溶于胶束的内核，长链醇或带支链的饱和烃的化合物被增溶于胶束的栅状层，含易极化基团的化合物被增溶于胶束的栅状层深处，水溶性或极性较强的药物被吸附于胶束的亲水层表面，具有较强电负性原子的芳香酸及酚类化合物与增溶剂（非离子型表面活性剂）的聚乙二醇形成氢键缔合。

（二）乳化剂

表面活性剂可用作乳剂或乳膏剂的乳化剂，在乳剂或乳膏形成、稳定性以及药效发挥等方面起着重要作用。

（三）润湿剂

表面活性剂能够吸附于固液界面上，降低固液界面张力，使接触角减小，润湿性增加。用作润湿剂的表面活性剂的 HLB 值为 7～11。常用阴离子型和非离子型表面活性剂作为润湿剂。

润湿剂可提高饮片表面的润湿性而促进浸提，可提高片剂的表面润湿性而加快崩解，可提高混悬微粒的表面润湿性而促进分散等。

（四）起泡与消泡剂

含有皂苷、树胶及其他具有表面活性高分子化合物的饮片，在浸提、浓缩时产生稳定的泡沫而影响操作。为了破坏泡沫，可加入少量亲水性小的戊醇、辛醇、醚类、硅酮或其他 HLB 值为 1～3 的表面活性剂（消泡剂），替代泡沫表面原来的表面活性物质（起泡剂），使泡沫破坏。

第二节　药物的溶解度与溶解速度

液体制剂的分散技术主要包括溶解、乳化和混悬。药物的溶解能力、乳化性能以及混悬状态不仅影响制剂的稳定性，同时也影响药物的吸收和生物利用度。

一、药物的溶解度

（一）溶解度的表示方法

溶解度（solubility）系指在一定温度下，在一定量的溶剂中达到饱和时溶解的最大药量，是反映药物溶解性的重要指标。溶解度常用在一定温度下，100 g 溶剂中所能溶解溶质的最大质量来表示。《中国药典》将药物溶解情况分为七种：极易溶解、易溶、溶解、略溶、微溶、极微溶、几乎不溶或不溶。

药物溶解度分为特性溶解度和平衡溶解度。特性溶解度系指药物不含任何杂质，在溶剂中不发生解离或缔合，也不发生相互作用时所形成的饱和溶液的浓度。特性溶解度与固体制剂溶出速率有一定的相关性。一般情况下测定的药物溶解度为平衡溶解度或表观溶解度。

（二）溶解度的测定方法

1. 特性溶解度的测定方法

特性溶解度的测定是根据相溶原理来确定的。在测定数份不同程度过饱和溶液的情况下，将配制好的溶液恒温、持续振荡达到溶解平衡，离心或过滤后，取出上清液并做适当稀释，测定药物在饱和溶液中的浓度。以药物浓度为纵坐标，药物质量－溶剂体积的比率为横坐标作图，直线外推到比率为零处，即得药物的特性溶解度。图 7–2–1 中直线 A（正偏差）表明在该溶液中药物发生解离，或者杂质成分或溶剂对药物有复合及增溶作用等；直线 B 表明药物纯度高，无解离与缔合，无相互作用；直线 C（负偏差）表明发生抑制溶解的同离子效应，直线外推与纵轴的交点所示溶解度即为特性溶解度。

2. 平衡溶解度的测定方法

取数份药物，配制从不饱和溶液到饱和溶液的系列溶液，恒温条件下振荡至平衡，经滤膜过滤，取滤液分析，测定药物在溶液中的实际浓度 S，并对配制溶液浓度（C）作图。如图 7–2–2 所示，图中曲线的转折点 A 即为该药物的平衡溶解度。

无论是测定平衡溶解度还是测定特性溶解度，一般都需要在低温（4～5 ℃）和体温（37 ℃）两种条件下进行，以便为药物及其制剂的贮存和使用提供依据；如需进一步了解药物稳定性对溶解度的影响，还应在酸性和碱性两种溶剂系统中测定溶解度；此外，测定溶解度时，取样温度与测试温度要一致，应注意恒温搅拌和达到平衡的时间，并滤除未溶的药物。

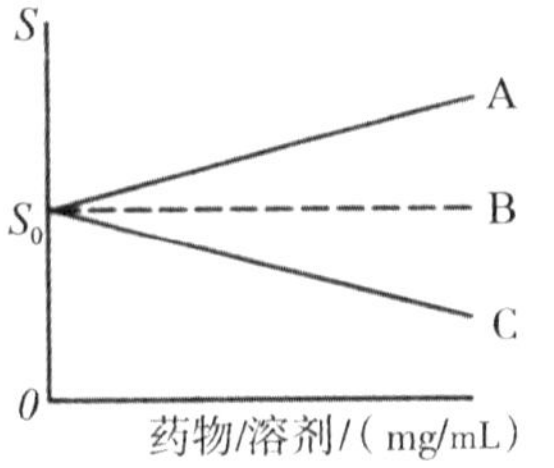

图 7-2-1　特性溶解度测试曲线

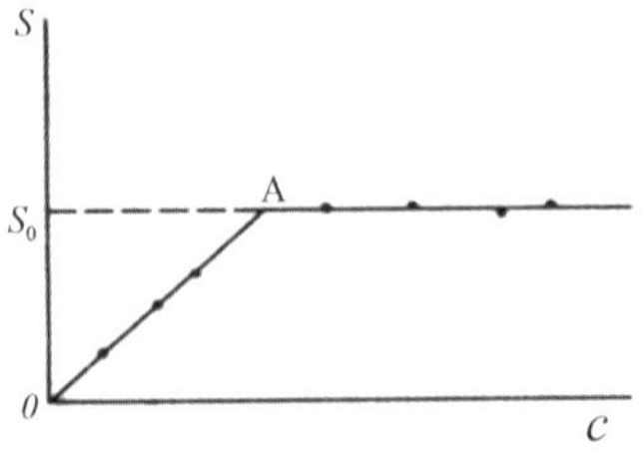

图 7-2-2　平衡溶解度测定曲线

（三）影响药物溶解度的因素

药物的溶解性能主要取决于药物的物理化学性质（结构类型、粒径、晶形规格等）以及分散体系的性质（分散溶剂的极性、pH 值等），同时还受温度等溶解条件影响。

（四）增加药物溶解度的方法

增加药物溶解度的方法有加入增溶剂、助溶剂、潜溶剂、制成盐类或改变药物的分子结构等。

1. 添加增溶剂

增溶剂增加药物溶解度的机制见表面活性剂基本性质。影响增溶剂增溶作用的因素有：①增溶剂的性质、用量及使用方法：不同相对分子质量的增溶剂具有不同的增溶效果，同系物增溶剂的碳链愈长，其增溶量愈大。一般用作增溶剂的 HLB 值宜为 15～18。对极性或中等极性药物而言，非离子型表面活性剂的 HLB 值愈大，其增溶效果愈好，但对极性低的药物，结果恰恰相反。增溶剂的最佳用量可通过实验确定。应用时，通常宜将被增溶药物分散于增溶剂中，然后再用溶剂分次稀释至规定体积。②被增溶药物的性质：增溶剂所形成胶束的体积大体固定，在增溶剂浓度一定时，被增溶药物的相对分子质量越大，摩尔体积也越大，其增溶量也越小。③溶液的 pH 值及电解质：弱碱性药物的分子型药物浓度随着溶液 pH 值的增大而增大，增溶剂的增溶效果越好；溶液的 pH 值减小，有利于弱酸性药物的增溶。电解质能够降低增溶剂的 CMC，使增溶剂在较低的浓度时形成大量胶束而产生增溶作用。另外，电解质还可中和胶束的电荷，增大了胶束内部的有效体积，为药物提供更多的空间，从而提高增溶效果。④温度：温度影响胶束的形成、被增溶物质的溶解以及表面活性剂的溶解度。对于离子型表面活性剂，温度上升主要是因为增加被增溶物质在胶束中的溶解度以及表面活性剂的溶解度。对于某些含聚氧乙烯基的非离子表面活性剂，温度升高常常出现起昙现象。

2. 添加助溶剂

一些难溶于水的药物由于第三种物质的加入而使其在水中溶解度增加的现象，称为助溶。加入的第三种物质称为助溶剂。难溶性药物与助溶剂形成可溶性络合物、有机分子复合物或通过复分解反应生成可溶性盐类而产生助溶作用。

3. 将药物制成盐类

一些难溶性弱酸、弱碱类药物，可制成盐类而增加其溶解度。但应考虑药物成盐后对溶液 pH 值及药物稳定性、安全性、刺激性等的影响。

4. 应用混合溶剂

溶质在混合溶剂中的溶解度要比在单一溶剂中的溶解度大的现象，称为潜溶性。具有潜溶性的混合溶剂，称为潜溶剂。这种现象被认为是由于组成混合溶剂的两种溶剂分别对溶质分子的不同部位具有较好的亲和力。潜溶剂能提高药物溶解度的主要原因是混合溶剂的介电常数、表面张力、分配系数等与溶解相关的特性参数发生变化，使其与溶质的相应参数相近的结果，这仍遵循着“相似者相溶”的原理。

二、药物的溶解速度

（一）药物溶解速度的表示方法

溶解速度（dissolution rate）是指在一定条件下，在单位时间内药物溶解进入溶液主体的量。药物的溶出过程包括三个连续的阶段，首先是溶质分子从固体表面溶解，形成饱和层，然后在扩散作用下经过扩散层，最后在对流作用下进入溶液主体内。

（二）影响药物溶解速度的因素及提高溶解速度的方法

1. 固体药物的粒径和表面积

同一重量的固体药物，其粒径越小，表面积越大；同样大小的固体药物，孔隙率越高，表面积越大；对于疏水性较强的颗粒状或粉末状的药物，如在溶出介质中结块，可加入润湿剂以改善固体粒子的分散度，增加溶出界面，有利于提高溶解速度。

2. 温度

温度升高，药物溶解度增大、扩散增强、黏度降低，溶出速度加快。在不影响药物稳定性的前提下，可适当提高温度以增加药物溶解速率。

3. 溶出介质的体积

溶出介质的体积小，溶液中药物浓度高，溶出速度慢；反之则溶出速度快。

4. 扩散系数

药物在溶出介质中的扩散系数越大，溶出速度越快。在一定温度下，扩散系数大小受溶出介质的黏度和药物分子大小的影响。

5. 扩散层的厚度

扩散层越厚，溶出速度越慢。扩散层的厚度与搅拌程度有关，搅拌速度快，扩散层薄，溶出速度快。

第三节　微粒分散体系

一、微粒分散体系的概念、应用与特点

分散体系是指一种或几种物质高度分散于某种介质中所形成的体系。被分散的物质称为分散相，连续的介质称为分散介质。按照分散相粒子大小不同，分散体系可分为分子分散体系（分散相粒径小于 1 nm）、胶体分散体系（分散相粒径为 1～100 nm）和粗分散体系（分散相粒径大于 100 nm）。通常将粒径在 1 nm～100 μm 范围的分散相所构成的分散体系统称为微粒分散体系，属于粗分散体系的微粒给药系统主要有混悬剂、乳剂、微囊、微球等，其粒径在 100 nm～100 μm 范围内。属于胶体分散体系的微粒给药系统有纳米乳、纳米脂质体、纳米囊、纳米胶束等，其粒径一般小于 100 nm。

微粒分散体系在药剂学中具有重要的应用价值，主要表现在以下方面：①有助于提

高药物的溶出速度和溶解度，提高难溶性药物的生物利用度；②有利于提高药物在分散介质中的分散度；③有利于药物在体内选择性分布；④微囊、微球等可根据载体性质控制药物的释放速度，延长药物在体内的循环时间，减少剂量，降低不良反应；⑤有利于改善药物在体内外的稳定性。

微粒分散系统存在絮凝、聚结、沉降等物理稳定性问题，属于热力学和动力学不稳定体系。

微粒分散体系中常用的粒径表示方法有几何学粒径、比表里粒径、有效粒径等，常用的测定方法有光学显微镜法、电子显微镜法、激光散射法、库尔特计数法、斯托克斯（Stokes）沉降法、吸附法等。

二、微粒分散体系的物理化学性质

（一）微粒分散体系的表面性质

微粒分散体系属于多相分散体系，随着分散相粒子粒径的减小，粒子表面积不断增大，表面自由能增大，分散体系越不稳定，微粒越容易聚结。为了降低粒子表面自由能，可通过降低微粒表面张力的方法降低粒子表面自由能。例如，在 O/W 型乳剂中加入某些脂肪醇类表面活性剂可降低微粒的表面张力，形成热力学稳定的纳米乳。一些稳定剂可以吸附在微粒表面形成机械性保护膜或电性保护膜，防止微粒间聚结。

（二）微粒分散体系的动力学性质

1. 布朗（Brown）运动

微粒在分散介质中不停无规则移动或转动的现象称为 Brown 运动。研究表明，Brown 运动是液体分子热运动撞击微粒的结果。如果微粒较大（10 μm 以上），在某一瞬间液体分子自各个方向对微粒的撞击可相互抵消，某一瞬间在某一方向上获得较大冲量时，微粒即向此方向做直线运动，在另一瞬间又向另一方向运动，即表现为 Brown 运动。Brown 运动的本质是质点的热运动。

2. 扩散与渗透压

胶体微粒可自发地从高浓度区域向低浓度区域扩散，扩散速率遵循菲克（Fick）第一定律，即扩散速率与分散体系中浓度梯度成正比。粒子的扩散能力与粒子的大小成反比，即粒径越大，扩散能力越弱。

在只允许溶剂分子通过而不允许溶质分子通过的半透膜的两侧分别放入溶液和纯溶剂，半透膜两侧存在渗透压，此时纯溶剂侧的溶剂分子通过半透膜扩散到另一溶液侧，这种现象称为渗透。随着渗透的不断进行，最终达到半透膜两侧溶质的浓度相等，此时达到扩散平衡。

3. 沉降

粒径较大的微粒因重力作用，静置时会自然沉降，其沉降速度符合 Stokes 定律。

（三）微粒分散体系的光学性质

当一束光照射到微粒分散体系时，可出现光的吸收、反射和散射等现象。光的吸收取决于微粒的化学组成与结构；光的反射或散射取决于微粒的大小，此可用于微粒大小的测定。

在纳米粒分散体系中，可以观察到明显的乳光，乳光是分散相微粒散射光的宏观表现，是纳米粒分散体系的简便鉴别方法。

（四）微粒分散体系的电学性质

微粒分散体系的电学性质主要由微粒表面发生的电离、吸附或摩擦等产生的电荷所致。其中，双电层结构对微粒的沉降具有重要影响。当固体粒子混悬于液体中时，固体粒子可以从溶液中选择性吸附某种离子，也可以是其本身发生电离作用而以离子形式进入溶液中，使固液两相分别带有不同电荷，在界面上形成双电层结构。

第八章　注射剂与滴眼剂

第一节　概述

一、注射剂的特点和分类

注射剂（injections）指药物与适宜的溶剂或分散介质制成的供注入人体内的溶液、乳状液或混悬液及供临用前配制或稀释成溶液或混悬液的粉末或浓溶液的无菌制剂。

（一）注射剂的特点

1. 药效迅速、剂量准确、作用可靠

注射剂直接注入人体组织或血管，不会受到食物和消化液破坏的影响，所以剂量准确、吸收快、作用迅速。

2. 适用于不宜口服的药物

易被消化液破坏或不易被胃肠道吸收的药物，只能制成注射剂。

3. 适用于不能口服给药的患者

不能吞咽或昏迷的患者，可以注射给药和补充营养。

4. 可以产生局部或长效作用

局部麻醉药可以产生局部定位作用，此外某些注射剂还具有延长药效的作用，有些注射剂可以用于疾病诊断。如盐酸普鲁卡因与泼尼松用于封闭疗法。

5. 可以产生定向作用

脂质体或静脉乳剂注射后，在肝、脾、肺等器官药物分布较多，有定向作用。

但注射剂也存在依从性较差、安全性不及口服制剂以及制作过程复杂，生产费用较大，价格也较高。

（二）注射剂的分类

按分散系统，注射剂可分为四种类型：

1. 溶液型注射剂

易溶于水并且在水溶液中稳定的药物，宜制成水溶液型注射剂。在水溶液中不稳定的药物，若溶于油，可制成油溶液型注射液。根据分子量的大小又分为低分子溶液型和高分子溶液型。

2. 乳状液型注射剂

水不溶性液体药物或油状液体药物，根据医疗需要可以制成乳状液注射剂，如静脉注射脂肪乳剂等。

3. 混悬型注射剂

水难溶性药物或注射后要求延长药效作用的药物，可制成水或油混悬液，一般仅供肌内注射。

4. 注射用无菌粉末

其亦称粉针，系指药物制成的供临用前用适宜的无菌溶液配制成澄明溶液或均匀混悬液的无菌粉末或无菌块状物。

除此之外，还有将药物制成供临用前稀释后静脉滴注用的形式，称为注射用无菌浓溶液注射剂。

二、注射剂的给药途径

（一）皮内注射

皮内注射系注射于表皮和真皮之间，一次注射量在 0.2 mL 以下，常用于过敏性试验或疾病诊断，如白喉诊断毒素、青霉素皮试液等。

（二）皮下注射

注射于真皮与肌肉之间的软组织内，药物吸收速度较慢，注射剂量通常为 1～2 mL。皮下注射剂主要是水溶液。

（三）肌内注射

肌内注射一次剂量一般在 1～5 mL；除水溶液外，油溶液、混悬液、乳浊液均可肌内注射。

（四）静脉注射

静脉注射分静脉推注和静脉滴注。前者用量小，一般 5～50 mL；后者用量大，一般不小于 100 mL，又称大输液。静脉注射药效最快，常作急救、补充体液和供营养之用。静脉注射剂多为水溶液，非水溶液、混悬型注射剂一般不能作为静脉注射。静脉输液与脑池内、硬膜外、椎管内用的注射液不得添加抑菌剂，通常一次注射量超过 15 mL 的注射液，也不得添加抑菌剂。

此外，还有脊椎腔穴位注射、腹腔注射、关节腔注射等。近年来，一些抗肿瘤药物采用动脉内注入，直接进入靶组织，提高了药物疗效。

第二节　注射剂生产相关技术

一、水处理技术

（一）概述

《中国药典》通则把制药用水分为饮用水、纯化水、注射用水和灭菌注射用水。

1. 饮用水

饮用水为天然水经净化处理所得的水，其质量必须符合《生活饮用水卫生标准》。饮用水可用于药材的漂洗、制药用具的粗洗。

2. 纯化水

纯化水为饮用水经蒸馏法、离子交换法、反渗透法或其他适宜方法制得的制药用水，不含任何附加剂。纯化水可作为配制普通药物制剂用的溶剂或试验用水。但纯化水不得用于注射剂的配制与稀释。

3. 注射用水

注射用水为纯化水经蒸馏或反渗透法制得的水。通常采用二次蒸馏获得，亦称重蒸水。注射用水可作为注射剂、输液、滴眼剂等的溶剂或稀释剂及容器的精洗。配制的注射剂必须灭菌后才能用于临床。

4. 灭菌注射用水

注射用水经灭菌所得的水，应无菌、无热源、不含任何添加剂。灭菌注射用水可直接用于临床，如注射用灭菌粉末的溶剂、注射剂的稀释剂或伤口冲洗等。

（二）注射用水的质量要求

注射用水的质量要求在《中国药典》通则中有严格规定。除一般蒸馏水的检查项目如 pH 值、氨、氯化物、硫酸盐与钙盐、硝酸盐与亚硝酸盐、二氧化碳、易氧化物、不挥发物及重金属等均应符合规定外，注射用水还必须通过细菌内毒素（热原）检查和无菌检查。

（三）原水处理技术

原水的预处理是指采用适当的方法最大限度地除去天然水中不溶性杂质、可溶性盐、微生物及热原等，以确保注射用水的质量。

1. 初滤和精滤

过滤的目的是除去原水中悬浮固体杂质，通常采用石英砂滤器、活性炭滤器及细过滤器组合而成的过滤器。石英砂滤器可滤除较大的固态杂质；活性炭滤器可吸附有机物，如热原等；细过滤器由聚丙烯多孔管上缠绕聚丙烯滤线组成，可除去 5 μm 以上的微粒。

2. 电渗析法

本法常用于原水处理，主要是除去原水中带有电荷的某些离子或杂质，对于不带电荷的物质，去除能力较差，故原水在用电渗析法净化处理前，必须通过适当方式除去水中含有的不带电荷杂质。

电渗析净化是一种制备初级纯水的技术，供离子交换法使用，以减轻离子交换树脂的负担。电渗析法不用酸碱处理，较离子交换法经济，特别是当原水中含盐量较高（≥3000 mg/L）时，离子交换法已不适用，而电渗析法仍然有效。但本法制得的水比电阻低，因此常与离子交换法联用，以提高净化处理原水的效率。

3. 反渗透法

当两种不同浓度的水溶液（如纯水和盐溶液）用半透膜隔开时，稀溶液中的水分子通过半透膜向浓溶液一侧自发流动，这种现象称为渗透。若在盐溶液上施加一个大于此盐溶液渗透压的压力，则盐溶液中的水将会向纯水一侧渗透，这一过程称为反渗透。反渗透的结果能使水从浓溶液中分离出来。反渗透法是目前国内纯化水制备使用较多的方法，具有能耗低、水质好、设备使用与保用方便等优点。若装置合理，如多级反渗透，也能达到注射用水的质量要求。

4. 离子交换法

离子交换法是采用离子交换树脂柱，除去水中存在的阴、阳离子的方法，制得的水称为去离子水。该法的优点是水质化学纯度高，所需设备简单，成本低，对热原、细菌也有一定的去除作用。缺点是除热源效果不可靠，而且离子交换树脂需经常再生或定期跟换树脂。离子交换法处理水的生产工艺，一般可采用阳床—阴床—混合床的串联组合形式，混合床为阴、阳树脂以一定比例混合组成。为减轻阴树脂的负担，常在阳床后加脱气塔，除去二氧化碳。生产中，通常测定比电阻来控制去离子水的质量。离子交换树脂使用一段时间后，吸附的杂质接近饱和状态，就要进行再生处理。

（四）注射用水的制备技术

1. 蒸馏法

蒸馏法是制备注射用水最有效的方法，它是在纯化水的基础上用蒸馏法制备注射用水，可以除去水中所有不挥发性微粒（包括悬浮物、胶体、细菌、病毒、热原等杂质）、可溶性小分子无机盐、有机盐，以及可溶性高分子材料等。有多种式样的蒸馏水器可供选择，如塔式蒸馏水器、多效式蒸馏水器、气压式蒸馏水器等，以多效式蒸馏水器应用最多。多效蒸馏水器主要特点是耗能低、产量高、质量优，并有自动控制系统，是近年发展起来的制备注射用水的重要设备。

2. 反渗透法

见本章“原水处理技术”项下反渗透法。

3. 综合法

采用综合法制备注射用水，是将前述各种水处理技术按照各自的特点进行有效组合，可以调高注射用水的质量。一般根据原水质量、设备环境和工艺要求选择具体组合方式。常用的组合方式是：自来水—砂滤器—活性炭过滤器—细过滤器—电渗析装置或反渗透装置—阳离子树脂床—脱气塔—阴离子树脂床—混合树脂床—多效蒸馏水机或气压式蒸馏水机—热贮水器（80 ℃）—注射用水。综合法制备的注射用水质量最好，也是目前国内普遍采用的制备注射用水的制备方法。

4. 注射用水的收集和保存

接收蒸馏水时，初馏液应弃去一部分，检查合格后，方能收集。收集时应注意防止空气中灰尘及其他污物落入，最好采用带有无菌过滤装置的密闭收集系统。注射用水应在 80 ℃以上保温、70 ℃以上保温循环存放，4 ℃以下的状态下存放，并在制备 12 小时内使用。

5. 注射用水的检查

在生产过程中一般检查几个主要项目，如氯化物、重金属、pH 值、铝盐。热原一般定期检查。具体检查方法参照《中国药典》注射用水项下规定。此外，还可配合比电阻测定，简单快速，使用方便。

二、过滤技术

过滤指使固液混合物通过多孔性介质，使固体沉积或截留在多孔性介质上，而使液体通过，从而达到固－液分离的操作。

（一）过滤机制

根据固体粒子在滤材中被截留的方式不同，将过滤过程分类为介质过滤和滤饼过滤。

1. 介质过滤

介质过滤指药液通过过滤介质时固体粒子被过滤介质截留而达到固液分离的操作。介质过滤又分为表面过滤和深层过滤。介质过滤的机理有：表面（筛析）截留作用，即表面过滤；深层截留作用，分离过程发生在介质的“内部”，固体粒子通过过滤介质内部的不规则孔道时可能沉积在空隙内部搭接形成所谓“架桥”或滤渣层，这种过滤称深层过滤。

2. 滤饼过滤

固体粒子聚集在过滤介质表面之上，过滤的截留作用主要由所沉积的滤饼起作用，这种过滤叫滤饼过滤。

（二）过滤的影响因素

将滤渣层中的间隙假定为均匀的毛细管束，那么液体的流动遵循泊肃叶（Poiseuille）公式。

$$V=\frac{P\pi\ r^4t}{8\eta l}$$

式中，V 指液体的滤过容量，P 指过滤时的操作压力（或滤床面上下压差），r 指毛细管半径，l 指滤层厚度，η 指滤液黏度，t 指滤过时间。显而易见，过滤的影响因素可归纳为：①操作压力；②滤液的黏度；③滤材中毛细管半径；④滤层厚度。

为了提高过滤效率，防止孔隙被堵塞，保持一定孔隙率，减少阻力，操作时可使用助滤剂，助滤剂是一种特殊形式的过滤介质，具有多孔性、不可压缩性，在其表面可形成微细的表面沉淀物，阻止沉淀物接触和堵塞过滤介质，从而起到助滤的作用。常用的助滤剂有纸浆、硅藻土、滑石粉、活性炭等。加入助滤剂的方法有两种：①先在滤材上铺一层助滤剂，然后开始过滤；②将助滤剂混入待滤过液中，搅拌均匀，可使部分胶体被破坏，过滤过程中形成一层较疏松的滤饼，使滤液易于通过并滤清。

（三）过滤器

1. 砂滤棒

国内主要有两种产品。一种是硅藻土滤棒，主要成分为 $SiO_2Al_2O_3$，质地较松散，一般使用于黏度高，浓度较大滤液的过滤。另一种是多孔素瓷滤棒，由白陶土烧结而成，质地致密，滤速慢，适用于低黏度液体的滤过。砂滤棒易于脱砂，对药液吸附性强，吸留药液多，难于清洗，且有改变药液 pH 值的情况；但是砂滤棒价廉易得，滤速快，适用于大生产粗滤之用。砂滤棒使用后要进行处理。

2. 垂熔玻璃滤器

这种滤器系用硬质玻璃细粉烧结而成，通常有垂熔玻璃漏斗、垂熔玻璃滤球和垂熔玻璃滤棒三种。规格有 1～6 号，其中，3 号多用于常压过滤，4 号多用于减压或加压过滤，6 号用于无菌过滤。垂熔玻璃滤器的特点：①化学稳定性，除强碱与氢氟酸外几乎不受化学药品的腐蚀，对药液的 pH 值无影响；②过滤时无介质脱落，对药物无吸附作用；③易于清洗，可以热压灭菌。清洗时先用水抽洗，并以 1%～2% 硝酸钠硫酸浸泡处理。缺点：价格较贵，脆而易破，操作压力不能超过 98 kPa。

3. 微孔滤膜滤器

微孔滤膜是用高分子材料制成的薄膜过滤介质。在薄膜上分布有大量的穿透性微孔，分成多种规格。微孔滤膜的特点：①孔径小而均匀、截留能力强，不受流体流速和压力的影响；②质地轻而薄（0.1～0.155 mm），而且空隙率大，滤速快；③滤膜是一个连续的整体，过滤时无介质脱落；④不影响药液的 pH 值；⑤滤膜吸附性小，不滞留药液；

⑥滤膜用后弃去，药液之间不会产生交叉污染。由于微孔滤膜的过滤精度高，广泛应用于注射剂生产中。但是也存在易于堵塞以及有些纤维素类滤膜稳定性不理想的缺点。微孔滤膜的种类主要有醋酸纤维素膜、硝酸纤维素膜、醋酸纤维与硝酸纤维混合酯膜、聚四氟乙烯膜、聚碳酸酯膜、聚砜膜、聚氯乙烯膜、聚丙烯膜等多种滤膜等。

微孔滤膜在医药方面的应用主要有以下几个方面：①滤除药液中污染的少量微粒，提高药剂的澄明度合格率；②用于对热敏药物的除菌过滤，可除菌过滤用的孔径为 0.22 μm。③微孔滤膜针头滤器用于静脉注射，防止细菌和微粒注入人体内产生的不良反应。

三、热原去除技术

（一）热原的概念

热原（pyrogens）是指微量即能引起恒温动物体温异常升高的物质的总称。热原是微生物产生的一种内毒素，它存在于细菌的细胞膜和固体膜之间。内毒素是由磷脂、脂多糖和蛋白质所组成的复合物，其中脂多糖是内毒素的主要成分，具有特别强的热原活性，因而大致可以认为内毒素 = 热原 = 脂多糖。

（二）热原的性质

1. 耐热性

一般说来，热原在 60 ℃加热 1 小时不受影响，100 ℃也不会发生热解，在 180 ℃干热 3～4 小时，250 ℃干热 30～45 分钟或 650 ℃干热 1 分钟可使热原彻底破坏。

2. 滤过性

热原体积小，直径在 1～5 nm，即使是微孔滤膜也不能截留，但是热原可以被活性炭吸附。

3. 水溶性

热原的结构含有多糖链，所以热原能溶于水。

4. 不挥发性

热原本身不具有挥发性，但在蒸馏时，往往可随水蒸气雾滴带入蒸馏水，所以应设法防止。

5. 其他

热原能被强酸、强碱所破坏，也能被强氧化剂如高锰酸钾或过氧化氢所破坏，超声波及某些表面活性剂也能破坏热原。

（三）污染热原的途径

1. 从注射用水中带入

这是注射剂出现热原的主要原因。蒸馏器结构不合理，或操作不当，或注射用水贮藏时间过长都会污染热原。故应使用新鲜注射用水，最好随蒸随用。

2. 从原辅料中带入

容易滋生微生物的药物，如葡萄糖因贮存年久、包装损坏常致污染热原。用生物方法制造的药品如右旋糖酐、水解蛋白或抗生素等常因热原未除尽而引起发热反应。

3. 从容器、用具、管道和设备等带入

因此，在生产中对这些容器用具等物要认真处理洗涤干净，合格后方能使用。

4. 从制备过程中的带入

制备过程中,由于室内卫生条件差,操作时间长,装置不密闭,均增加污染细菌的机会,而可能产生热原。

5. 从注射器具中带入

有时注射剂或输液本身不含热原，但仍发现热原反应，这往往是注射器具如输液吊瓶污染所致。

（四）热原的除去方法

1. 高温法

250 ℃加热 30 分钟以上，可以破坏热原。

2. 酸碱法

重铬酸钾硫酸清洁液或稀氢氧化钠处理，可将热原破坏。

3. 吸附法

活性炭对热原有较强的吸附作用，同时有助滤脱色作用，所以在注射剂中使用较广，常用量为 0.1%～0.5%。

4. 超滤法

一般用 3.0～15 nm 的超滤膜除去热原。

5. 蒸馏法

利用热原的不挥发性，在多效蒸馏水器中制备蒸馏水时，热原仍留在浓缩水中。为了防止热原随水蒸气中的雾滴带入蒸馏水，在蒸发室的上部设有隔沫装置，以分离雾滴和上升蒸气，或采用旋风分离法进行水汽分离，确保去除热原。

6. 离子交换法

热原带有负电荷，因而可以被碱性阴离子交换树脂吸附。已有利用离子交换树脂吸附去除注射剂中热原的报道，并在大生产中采用。

7. 凝胶滤过法

国内有用二乙氨基乙基葡聚糖凝胶（分子筛）和交联葡聚糖 100 等去除热原，凝胶可以再生，可反复使用。

8. 反渗透法

通过三醋酸纤维膜除去热原，这是近几年发展起来的新方法。

9. 其他

二次以上的湿热灭菌法、适当提高灭菌温度和时间或微波处理在一些情况下也可以破坏热原。

四、渗透压调节技术

注射液的处方设计时，需要调节溶液的渗透压，以保证注射液和体液等渗或等张，以避免产生刺激性或溶血等现象发生。

（一）等渗溶液

等渗溶液系指渗透压与血浆渗透压相等的溶液。等渗是一个物理化学的概念，是溶液的依数性之一。0.9% 的氯化钠溶液和 5% 的葡萄糖溶液与血浆具有相同的渗透压，故为等渗溶液。注射低渗溶液可能会出现溶血现象。注入高渗溶液时，红细胞内水分渗出而使红细胞萎缩，但只要注射速度缓慢，血液可自行调节使渗透压很快恢复正常，所以不致发生不良影响。脊髓腔内注射由于易受渗透压的影响，必须调至等渗。

（二）渗透压的调节

根据前面的讨论，设计注射剂处方时，必须对低渗的溶液进行调节，常用渗透压调整的方法有：

1. 冰点降低数据法

血浆的冰点为 –0.52 ℃，因此任何溶液，只要其冰点降低为 –0.52 ℃，即与血浆等渗。表 8–2–1 列出一些药物的 1% 水溶液的冰点降低数据，根据这些数据可以计算该药物配成等渗溶液的浓度。

表 8–2–1　一些药物水溶液的冰点降低与氯化钠等渗当量

名称	1%（g/mL）水溶液冰点降低 /℃	1 g 药物氯化钠等渗当量（E）	等渗浓度溶液的溶血情况		
			浓度 /%	溶血 /%	pH 值
硼酸	0.28	0.47	1.9	100	4.6
盐酸乙基吗啡	0.19	0.15	6.18	38	4.7
盐酸阿托品	0.08	0.10	8.85	0	5.0
盐酸可待因	0.09	0.14	6.33	47	4.4
氯霉素	0.06				
依地酸钙钠	0.12	0.21	4.5	0	6.1
盐酸麻黄碱	0.16	0.28	3.2	96	5.9
无水葡萄糖	0.10	0.18	5.05	0	6.0
葡萄糖（含水）	0.09	0.16	5.51	0	5.9
氢溴酸后阿托品	0.097	0.17	5.67	92	5.0
盐酸吗啡	0.086	0.15			
碳酸氢钠	0.381	0.65	1.39	0	8.3
氯化钠	0.58	0.9	0	6.7	
青霉素 G 钾		0.16	5.48	0	6.2
硝酸毛果芸香碱	0.133	0.22			
聚山梨酯 80	0.01	0.02			
盐酸普鲁卡因	0.12	0.18	5.05	91	5.6
盐酸丁卡因	0.109	0.18			

2. 氯化钠等渗当量

此即与 1 g 药物呈等渗效应的氯化钠量。例如，盐酸普鲁卡因的氯化钠等渗当量为 0.18，即 1 g 的盐酸普鲁卡因溶液中，能产生 0.18 g 氯化钠相同的渗透压效应。例如，头孢噻吩钠的氯化钠等渗当量为 0.24，若配制 2% 的头孢噻吩钠溶液 100 mL，欲使其等渗，需加入氯化钠为 $0.9-0.24\times2=0.42$ g 氯化钠。渗透压调节剂常用氯化钠与葡萄糖。

（三）等张溶液

等张溶液是指与红细胞膜张力相等的溶液，在等张溶液中既不会发生红细胞体积改变，更不会发生溶血，所以等张是个生物学概念。红细胞膜对于许多药物的水溶液来说可视为理想的半透膜，即它只能让溶剂分子出入，而不让溶质分子通过，因此，许多药物的等渗浓度与等张浓度相同或相近。如0.9%的氯化钠溶液，既是等渗溶液又是等张溶液。但还有些药物如盐酸普鲁卡因、甘油、尿素等，红细胞就不是理想的半透膜，因它们能迅速自由地通过细胞膜，同时促使细胞膜外水分进入细胞，使红细胞胀大破裂，引起溶血。促使水分进入细胞的机制目前尚不完全清楚。这类药物一般加入适量氯化钠或葡萄糖后即可避免溶血。一个药物的等张浓度可用溶血法进行测定。将人的红细胞放在各种不同浓度的氯化钠溶液中（从 0.36% 到 0.45%），则出现不同程度的溶血。同样，将人的红细胞液放入某种药物不同浓度的溶液中，也将出现不同浓度的溶血。将两种溶液的溶血情况比较，对溶血情况相同者认为它们的渗透压也相同。

五、灭菌与无菌技术

灭菌制剂是指采用某一物理、化学方法杀灭或除去制剂中所有活的微生物的一类药物制剂。目前使用的注射剂、滴眼剂等大多数属于这一类制剂。

无菌制剂是指在无菌环境中采用无菌操作法或无菌技术制备的不含任何活的微生物的一类药物制剂。对于那些热稳定性差的药物，常采用无菌操作法制备无菌制剂。

绝对无菌既无法保证也无法用试验来验证，因此无菌特性只能相对地通过制剂中活微生物的概率低至某个可接受水平来表述，即无菌保证水平（sterility assurance level，SAL）作为评价制剂的灭菌效果质控指标，既无菌保证水平不得高于 10^{-6}。

灭菌法是指用适当的物理或化学手段将物品中活的微生物杀灭或除去，从而使物品残存活微生物的概率下降至预期的 SAL 的方法。微生物包括细菌、真菌、病毒等，微生物的种类不同、灭菌方法不同，灭菌效果也不同。细菌的芽孢具有较强的抗热能力，因此灭菌效果常以杀灭芽孢为准。灭菌是制剂制备中一项重要的操作，对注射液、眼用制剂等无菌制剂是不可缺少的环节。

无菌指在特定物体、介质或环境中，不得存在任何活的微生物。

无菌操作指整个操作过程在无菌环境中制备无菌制剂的方法和技术。

灭菌是指用物理或化学方法将所有致病和非致病的微生物以及细菌的芽孢全部杀灭。

防腐是指低温或化学药品防止和抑制微生物生长繁殖。

消毒是指用物理和化学方法将病原微生物杀死。

药剂学中灭菌措施的基本目的是既要除去或杀灭微生物，又要保证药物的稳定性、治疗作用及用药安全。因此选择灭菌方法时必须结合药物的性质加以全面考虑。故灭菌法的研究对保证产品质量有着重要意义。灭菌法可分类为：

（一）物理灭菌法

湿热灭菌法是在饱和蒸汽或沸水或流通蒸汽中进行灭菌的方法，由于蒸汽潜热大，穿透力强，容易使蛋白质变性或凝固，因此灭菌效率比干热灭菌法高。

1. 热压灭菌法

这是用压力大于常压的饱和水蒸气加热杀灭微生物的方法。此法具有很强的灭菌效果，灭菌可靠，能杀灭所有细菌繁殖体和芽孢，是制剂生产中应用最广泛的一种灭菌方法。凡能耐高压蒸汽的药物制剂、玻璃容器、金属容器、瓷器、橡胶塞、膜滤器等均能采用此法。

卧式热压灭菌柜是一种大型灭菌器。在使用中应注意：①必须将灭菌器内的空气排除；②必须使用饱和蒸汽；③灭菌时间必须由全部药液温度真正达到所要求的温度时算起；④灭菌完毕后停止加热，必须使压力逐渐降到 0，才能放出锅内蒸汽。

影响热压灭菌的因素有：①细菌的种类和数量：不同细菌，同一细菌的不同发育阶段对热的抵抗力有所不同，细菌芽孢的耐热性更强。细菌数越少，灭菌时间越短。②药物性质与灭菌时间：灭菌温度越高灭菌时间越短。但是温度越高，药物的分解速度越快，因此在达到有效灭菌的前提下可适当降低灭菌温度或缩短灭菌时间。③蒸汽的性质：蒸汽有饱和蒸汽、湿饱和蒸汽、过热蒸汽。饱和蒸汽热含量较高，热的穿透力较大，因此灭菌效力高。④介质的性质：制剂中含有营养物质，如糖类、蛋白质等，可增强细菌的抗热性。细菌的生活能力也受介质 pH 值的影响。一般中性环境耐热性最大，碱性次之，酸性不利于细菌的发育。

2. 流通蒸汽灭菌法

这是在常压下 100 ℃流通蒸汽加热杀灭微生物的方法，通常灭菌时间为 30～60 分钟。本法不能保证杀灭所有的芽孢，是非可靠的灭菌法，可适用于消毒或不耐热制剂的辅助灭菌手段。

3. 煮沸灭菌法

这是把待灭菌物品放入沸水中加热灭菌的方法。通常煮沸 30～60 分钟。本法灭菌效果差，常用于注射器、注射针等器皿的消毒。必要时加入适当的抑菌剂，如甲酚、氯甲酚、苯酚、三氯叔丁醇等，可杀死芽孢。

4. 低温间歇灭菌法

此方法是将待灭菌的物品，用 60～80 ℃水或流通蒸汽加热 1 小时，将其中的繁殖体杀死，然后在室温中放置 24 小时，让其中的芽孢发育成为繁殖体，再次加热灭菌、放置，反复进行 3～5 次，直至消灭芽孢为止。本法适用于不耐高温的制剂的灭菌。缺点是费时，工效低，且芽孢的灭菌效果往往不理想，必要时可加适量的抑菌剂，以提高灭菌效率。

（二）干热灭菌法

加热可以导致蛋白质变性或凝固，核酸破坏，酶失去活性，使微生物死亡。干热灭菌法是利用火焰或干热空气进行灭菌的方法。

1. 火焰灭菌法

这是直接在火焰中灼烧灭菌的方法。灭菌迅速、简便可靠，适用于耐火焰材质的物品，如金属、玻璃及瓷器等用具的灭菌，不适用于药品灭菌。

2. 干热空气灭菌法

这是在高温干热空气中灭菌的方法。由于干燥状态下微生物的耐热性强，必须长时间受高热的作用才能达到灭菌目的。一般干热灭菌条件是 160～170 ℃需 2 小时以上；170～180 ℃需 1 小时以上；250 ℃需 45 分钟。此法适用于耐高温的玻璃制品、金属制品以及不允许湿气穿透的油脂类和耐高温的粉末化学药品等。本法的缺点是穿透力弱，温度不易均匀，而且灭菌温度较高，灭菌时间较长，不适用于橡胶、塑料及大部分物品。

（三）射线灭菌法

1. 辐射灭菌法

这是以放射性同位素（^{60}Co）放射的 γ 射线杀菌的方法。射线可使有机化合物的分子直接发生电离，产生破坏正常代谢的自由基，导致微生物体内的大分子化合物分解。

辐射灭菌的特点是不升高灭菌产品的温度，穿透力强，适合于不耐热药物的灭菌。常用的辐射灭菌剂量为 25 Gy。但是辐射灭菌法的设备费用高，对某些药品可能产生药效降低、产生毒性物质或发热物质，且溶液不如固体稳定，同时要注意安全防护等问题。

2. 紫外线灭菌法

这是指用紫外线照射杀灭微生物的方法。一般用于灭菌的紫外线波长是200～300 nm，灭菌力最强的波长是 254 nm，紫外线作用于核酸蛋白促使其变性，同时空气受紫外线照射后产生微量臭氧，从而起共同杀菌作用。紫外线穿透力微弱，但可以穿透清洁空气及纯净的水。因此本法适用于照射物表面之灭菌、无菌室的空气及蒸馏水的灭菌；不适用于药液的灭菌、固体物质深部的灭菌；普通玻璃可吸收紫外线，因此装于容器中的药液不能灭菌。

3. 微波灭菌法

这是用微波照射而产生的热杀灭微生物的方法。微波是指频率在 300 MHz～300 GHz 的电磁波。水分子是极性分子，在交变电场的作用下极化并能产生剧烈的转动而发热，因而具有强烈的微波吸收能力。微波能穿透到介质的深部，通常可使介质表里一致地加热。本法适用于水性注射液的灭菌。

（四）过滤除菌法

本法是利用细菌不能通过致密具孔滤材的原理而除去微生物的方法，是一种机械除菌的方法，主要适用于对热不稳定的药物溶液、气体、水等的除菌。繁殖型细菌很少有小于 1 μm 者，芽孢大小为 0.5 μm 或更小些。所以常用的除菌滤器有微孔薄膜滤器，滤膜的孔径一般不超过 0.22 μm。过滤法应配合无菌操作技术，并必须对成品进行无菌检查，以保证其除菌质量。

六、灭菌

（一）化学灭菌法

化学灭菌法是用化学药品直接作用于微生物而将其杀死的方法。化学杀菌剂不能杀死芽孢，仅对繁殖体有效。化学杀菌剂的效果依赖于微生物种类及数目，物体表面的光滑度或多孔性以及杀菌剂的性质。化学杀菌的目的在于减少微生物的数目，以控制无菌状况至一定水平。

1. 气体灭菌法

这主要是利用环氧乙烷等化学物质的气体进行杀菌的方法，可应用于粉末注射剂、不耐加热灭菌的医用器具、设施、设备等。还有用甲醛蒸气、丙二醇蒸气、甘油和过氧乙酸蒸气进行操作室内的灭菌。该法不适用于对制品的质量有损害的情况，同时应注意灭菌后的残留气体的处理。

2. 药液法

这是利用药液杀灭微生物的方法，常用的有 0.1%～0.2% 苯扎溴铵溶液，2% 左右的酚或煤酚皂溶液，75% 乙醇等。该法常应用于其他灭菌法的辅助措施，即手指、无菌设备和其他器具的消毒等。

（二）无菌操作法

无菌操作所用的一切用具、材料以及环境，均需按照前述的灭菌法灭菌，操作须在无菌操作室或无菌柜内进行。

1. 无菌操作室的灭菌

为防止制品在操作过程中受到污染，常用空气灭菌法对无菌操作室施行灭菌，如甲醛溶液加热熏蒸法，丙二醇或过氧醋酸熏蒸法，紫外线空气灭菌法，药液灭菌法和臭氧灭菌法。常用甲醛溶液加热熏蒸法，将甲醛溶液蒸汽经风道由鼓风机送入无菌室，连续3小时后，将鼓风机关闭。室温保持在25 ℃以上，以避免室温过低甲醛蒸汽聚合而附着于冷壁上，相对湿度应保持在60%以上，密闭熏蒸12～24小时以后，再用25%氨水加热（每立方米用8～10 mL），从风道送入氨气约15分钟，以吸收甲醛蒸汽，然后开启出风口排风，并通入经处理的无菌空气直到室内无甲醛为止。

2. 无菌操作

操作人员进入操作室之前要洗澡，并换上已灭菌的工作服和清洁的鞋子和帽子，以免造成污染机会。安瓿要150～180 ℃，2～3小时干热灭菌；橡皮塞要以121 ℃，1小时热压灭菌；有关器具都要经过灭菌。用无菌操作法制备的注射剂，大多需加入抑菌剂。小量无菌制剂的制备，普遍采用层流洁净工作台进行无菌操作，使用方便，效果可靠，为无菌操作创造了良好的条件。

（三）无菌检查法

无菌检查法系指检查药品与辅料是否无菌的一种方法。经灭菌或无菌操作法处理后的制剂必须经过无菌检查法检验证实已无微生物生存后方能使用。《中国药典》通则规定的无菌检查法有“直接接种法”和“薄膜过滤法”。无菌检查的全部过程应严格遵守无菌操作，防止微生物的污染，因此多在层流洁净工作台中进行。

七、空气净化技术

（一）概述

制剂生产车间需要采取空气净化技术，去除车间空气中的粉尘、烟、蒸汽、不良气体、微生物等，保证制剂生产的洁净环境。空气洁净技术是能够创造洁净空气环境的各种技术的总称。主要通过空气过滤（包括处理）气流组织和气压控制三种措施达到空气净化的目的。

洁净室的设计必须符合相应的洁净度要求，我国《药品生产质量管理规范（2010年修订）》将无菌药品生产所需洁净室分为A、B、C、D四个级别：

A级为高风险操作区，如灌装区、放置胶塞桶、无菌制剂直接接触的敞口包装容器的区域及无菌装配或连接操作的区域，相当于动态100级。

B级为A级区所处的背景区域，相当于静态100级。

C级相当于10万级净化，对无菌要求不太严格的洁净区。

D级为生产无菌药品过程中重要程度较差的洁净操作区。

（二）空气净化技术

1. 空气的过滤

目前主要采用空气过滤器对空气进行净化。过滤器按过滤效率可分为初效过滤器、中效过滤器、亚高效过滤器、高效过滤器四类。

（1）初效过滤器：主要滤除粒径大于5 μm悬浮粉末、过滤效率可达20%～80%，通常用于上风侧的新风过滤，除了捕获大粒子外，还防止中、高效过滤器被大粒子堵塞，以延长中、高效过滤器的寿命，因此也叫预过滤器。

（2）中效过滤器：主要用于滤除大于 1 μm 的尘粒，过滤效率达到 20%～70%，一般置于高效过滤器之前，用以保护高效过滤器。中效过滤器的外形结构大体与初效过滤器相似，主要区别是滤材。

（3）亚高效过滤器：主要滤除小于 1 μm 的尘埃，过滤效率为 95%～99.9%，置于高效过滤器之前以保护高效过滤器，常采用叠式过滤器。

（4）高效过滤器：主要滤除小于 1 μm 的尘埃，对粒径 0.3 μm 尘粒的过滤效率在 99.97% 以上。一般装在通风系统的末端，必须在中效过滤器或在亚高效过滤器的保护下使用。高效过滤器的结构主要是折叠式空气过滤器。高效过滤器的特点是效率高、阻力大，不能再生、安装时正反不能倒装。

（5）过滤器的组合：在高效空气净化系统中通常采用三级过滤装置，即初效过滤→中效过滤→高效过滤。使空气由初效到高效通过，逐步净化。组合的过滤器级别不同，得到不同的净化效果。

2. 层流洁净技术

垂直层流以高效过滤器为送风口布满顶棚，地板全部做成回风口，使气体自上而下地流动。实现层流必须有足够的气速，以克服空气对流。垂直层流的端面风速在 0.25 m/s 以上，换气次数在 400 次 / 小时左右，造价及运转费用很高。

水平层流以高效过滤器为送风口布满一侧壁面，对应壁面为回风墙，气流以水平方向流动。为克服尘粒沉降，端面风速不小于 0.35 m/s。水平层流的造价比垂直层流低。

3. 非层流洁净技术

非层流洁净技术是用高度净化的空气将操作室内的尘粒加以稀释的空气净化技术。其作用原理是“稀释原理”，气流运动形式是乱流、非单向流或称紊流。非层流洁净技术因设备投入及运行成本比较低，在药品生产上得到广泛运用，但洁净效果较差。

第三节　注射剂的处方组成

注射剂的处方主要由主药、溶剂和 pH 值调节剂、抗氧化剂、络合剂等附加剂组成。

一、注射用原料药的要求

注射用原料质量标准高，除了对杂质和重金属的限度更严格外、还对微生物以及热原等有严格的规定，如要求无菌、无热原。配制注射剂时，必须使用注射用规格的原料药，必须符合《中国药典》或相应的国家药品质量标准的要求。

二、常用注射用溶剂

（一）注射用水

这是最常用的溶剂，配制注射剂时必须用注射用水，有关注射用水的制备和质量要求请参见本章第二节。

（二）注射用油

注射用油应无异臭，无酸败味。

《中国药典》关于注射用大豆油的具体规定为：碘值为126～140；皂化值为188～195；酸值不大于0.1；过氧化物、不皂化物、碱性杂质、重金属、砷盐、脂肪酸组成和微生物限度等应符合要求。另外，还可用芝麻油、茶油等。酸值、碘值、皂化值是评定注射用油的重要指标。酸值说明油中游离脂肪酸的多少，酸值高质量差，也可以看出酸败的程度。碘值说明油中不饱和键的多少，碘值高，则不饱和键多，油易氧化，不适合注射用。皂化值表示油中游离脂肪酸和结合成酯的脂肪酸的总量多少，可看出油的种类和纯度。考虑到油脂氧化过程中，有生成过氧化物的可能性，故对注射用油中的过氧化物要加以控制。注射用油应贮于避光密闭洁净容器中，避免日光、空气接触，还可考虑加入抗氧剂等。

（三）其他注射用溶剂

对于不溶或难溶于水或在水溶液中不稳定的药物，常根据药物性质选用其他溶剂或复合溶剂，以增加药物溶解度、防止水解及增加稳定性。

1. 乙醇

乙醇适用于在水中溶解度小或不稳定，而在烯醇中稳定的药物。本品与水、甘油等可任意混合。可供肌内或静脉注射，但浓度超过10%时肌内注射有疼痛感。

2. 甘油

本品的黏度和刺激性均较大，常与乙醇、丙二醇、水等混合应用，常用浓度一般为1%～50%。

3. 丙二醇

此即1，2-丙二醇，可与水、乙醇、甘油相混溶。丙二醇的溶解范围较广，有一定的刺激性，能溶解多种挥发油，可供肌肉、静脉等给药。常用浓度为1%～30%。

4. 聚乙二醇（polyethylene glycol，PEG）

PEG300/400可用作注射用溶剂。PEG400，相对密度1.125，黏度0.73 cPa·s，无色，略有微臭液体，能与水、乙醇相混合，化学性质稳定，常作为注射用溶剂。常用浓度为1%～50%。

5. 苯甲酸苄酯

本品不溶于水和甘油，能与乙醇（95%）、脂肪油相混溶，为水不溶性溶剂。

6. 二甲基乙酰胺

本品为澄明的中性液体，能与水、乙醇任意混合，极易溶于有机溶剂和矿物油中。连续使用时，应注意其慢性毒性。

第四节　滴眼剂

一、概述

滴眼剂（eye-drop，EP）是药物与适宜辅料制成的供滴入眼内的无菌液体制剂。以水溶液为主，包括少数水性混悬液或乳状液，也有将药物做成片剂等固态形式，临用时配成水溶液。

洗眼剂是指药物制成的无菌澄明水溶液，供冲洗眼部异物或分泌液，中和外来化学物质的眼用液体制剂。

滴眼剂和洗眼剂属于眼用液体药剂。工业生产只有滴眼剂，少数洗眼剂如生理氯化钠溶液、2% 硼酸溶液由医院药剂科配制，供临床眼部冲洗用，不发给患者自用。滴眼剂起眼部的杀菌、消炎、散瞳、麻醉等作用；有的在眼球内部，有的在眼球外部发挥作用。

滴眼剂虽然是外用剂型，但质量要求类似注射剂，对 pH 值、渗透压、无菌、透明度等都有一定的要求，主要有：

（一）pH 值

pH 值对滴眼剂有重要的影响，由 pH 值不当而引起的刺激性，可增加泪液的分泌，导致药物迅速流失，甚至损伤角膜。正常眼可耐受的 pH 值为 5.0～9.0。

（二）渗透压

眼球能适应的渗透压范围相当于浓度为 0.6%～1.5% 的氯化钠溶液，超过 2% 就有明显的不适。

（三）无菌

眼部有无外伤是滴眼剂无菌要求严格程度的界限。用于眼外伤的眼用制剂要求绝对无菌，包括手术后用药在内。眼部有外伤的患者，所用的滴眼剂要绝对无菌。一般滴眼剂是一种多剂量剂型，患者在多次使用时，很易染菌，所以要加抑菌剂。

（四）可见异物（澄明度）

滴眼剂的澄明度要求比注射剂要低些。一般玻璃容器的滴眼剂按注射剂的澄明度检查方法检查，但有色玻璃或塑料容器的滴眼剂应在照度 3000～5000 lx 下用眼检视，溶液应澄明，特别是不得有玻璃屑。混悬型滴眼剂应进行药物颗粒细度检查，大于 50 μm 的颗粒不得超过 2 粒，并不得检出大于 90 μm 的粒子。

（五）黏度

滴眼剂的黏度适当增大可使药物在眼内停留时间延长，从而增强药物的作用，同时黏度增加后减少刺激作用，也能增加药效。合适的黏度为 4.0～5.0 cPa · s。

（六）稳定性

眼用溶液类似注射剂，也要注意稳定性问题。

二、眼用药物吸收途径及影响吸收的因素

（一）吸收途径

眼是视觉器官，由眼球、眼内容物、眼的附属器三个部分组成，药物溶液滴入结膜囊内主要经过角膜和结合膜两条途径吸收。但何为主要通透途径，要视药物而定。一般认为滴入眼中的药物首先进入角膜内，药物透过角膜至前房，进而至虹膜。药物经结合膜吸收途径是通过巩膜，到达眼球内部。

（二）影响吸收的因素

1. 药物从眼睑缝隙的损失

人正常泪液容量约为 7 μL，若不眨眼，可容纳 30 μL 左右的液体。一般的滴眼药一滴为 50～75 μL，估计约有 70% 的药液从眼溢出而造成损失，若眨眼将有 90% 的药液损失。

2. 药物经外周血管消除

滴眼液中药物进入眼睑和眼结膜的同时也通过外周血管迅速从眼组织消除。结合膜含有许多血管和淋巴管，当由外来物引起刺激时，血管处于扩张状态，透入结合膜的药物有很大比例进入血液中，并有可能引起全身性不良反应。

3.pH 与 pK_a

角膜上皮层和内皮层均有丰富的类脂物，脂溶性药物较易渗入，水溶性物质则比较容易渗入基质层中。两相都能溶解的药物较易透过角膜，完全解离或完全不解离的药物不能透过完整的角膜。结膜下是巩膜，水溶性药物易通过，而脂溶性药物则不易通过。

4. 刺激性

眼用制剂的刺激性较大时，能使结膜的血管和淋巴管扩张，增加了药物从外周血管的消除，并能使泪腺分泌增多。泪液能将药物浓度稀释，并通过泪系统洗刷进入鼻腔或口腔，从而影响药物的吸收利用，降低药效。

5. 表面张力

滴眼剂的表面张力对其与泪液的混合及对角膜的渗透均有较大影响。表面张力越小，越有利于滴眼剂与泪液混合，也有利于药物与角膜的接触，使药物容易渗入。

6. 黏度

增加黏度，可使滴眼剂中药物与角膜的接触时间延长，如 0.5% 甲基纤维素（4 cPa · s）溶液对角膜接触时间可延长 3 倍。从而有利于药物的吸收。增加黏度还可以降低药物的刺激性，如润舒中加入玻璃酸钠。

三、滴眼剂的生产工艺

滴眼剂一般有下列三种生产工艺：

（1）药物性质稳定者：原辅料—配液—滤过—滤液（灭菌）无菌操作分装—质量检查—印字包装—洗瓶（塞）—灭菌。

（2）主药不耐热的品种，全部无菌操作法制备。

（3）对用于眼部手术或眼外伤的制剂，必须制成单剂量包装制剂。如用安瓿，按注射剂生产工艺进行，保证完全无菌。洗眼液按输液生产工艺制备，用输液瓶包装。

四、滴眼剂附加剂的选用

拟定滴眼剂处方要考虑到药物的溶解度、稳定性、刺激性、无菌度等问题，需要通过添加一些附加剂来实现。

（一）pH 值的调节剂

确定眼用溶液的 pH 值，主要从刺激性、溶解度和稳定性着手。常用的缓冲液有磷酸盐缓冲液和硼酸盐缓冲液。

（二）渗透压的调节剂

眼球对渗透压有一定的耐受范围，渗透压的调整不必很精密，低渗溶液最好调至等渗，因治疗有时需要用高渗溶液，眼泪能使滴眼剂浓度下降，所以刺激感觉是短暂的。眼泪的冰点降低值与血液一样。

（三）抑菌剂

滴眼剂是多剂量制剂，在使用过程中无法始终保持无菌。因此选用适当的、有效的抑菌剂是十分重要的。不但要求抑菌剂有效，还要求作用迅速，在患者两次使用的间隔时间内达到抑菌，能符合这类要求的抑菌剂不多，虽然有机汞类和季铵盐类作用比较迅速，但是使用时要求有一个合适的 pH 范围并须注意配伍禁忌。

（四）增黏剂

适当增加滴眼剂的黏度，可以使滴眼剂的刺激性减低，药物在眼内停留时间延长，这两方面都能提高疗效。合适的黏度是 4.0～5.0 cPa · s。常用的增黏剂是甲基纤维素。甲基纤维素与某些抑菌剂有配伍禁忌，如羟苯酯类、氯化十六烷基吡啶等，但与酚类、有机汞类、苯扎溴铵无禁忌。羧甲基纤维素钠不常用，因其与生物碱盐及氯己定有配伍禁忌，其他如聚乙烯醇及聚维酮也可使用。近年来也开发了眼用凝胶制剂，可以明显延长药物的作用，提高生物利用度，如盐酸毛果芸香碱的卡波姆凝胶。

（五）其他附加剂

稳定剂、增溶剂、助溶剂等的添加参见相关章节，根据具体情况区别对待。

五、滴眼剂的包装

滴眼剂的包装形式很多，应按具体条件选用。滴眼剂的包装，应以眼外伤的有无为前提，有眼外伤的要严格无菌，不用多剂量包装，包装容量要小，用过一次就废弃。滴眼剂的包装材料有玻璃、橡胶和塑料。

第九章　散剂

第一节　概述

一、散剂的含义

散剂（powders）指药物与适宜的辅料经粉碎、均匀混合制成的干燥粉末状制剂。古人曰“散者散也，去急病用之”，指出了散剂容易分散和奏效快的特点。散剂是古老而传统的用固体剂型，在中药制剂中的应用比西药更为广泛。

二、散剂的特点

（一）优点

（1）散剂中药物的粒径小，比表面积大，起效快。

（2）外用散剂的覆盖面积大，可同时发挥保护和收敛等作用。

（3）贮存、运输、携带比较方便。

（4）制备工艺简单，剂量易于控制，便于婴幼儿服用。

（二）缺点

散剂由于分散度大，故其刺激性、吸湿性、化学活性等相应增加，且挥发性成分容易散失。因此，散剂不能很好地掩盖某些药物的不良气味，剂量较大的散剂还会造成服用困难。

三、散剂的分类

按应用方法与用途，散剂可分为口服散剂和局部用散剂。

（一）口服散剂

口服散剂一般溶于或分散于水或其他液体中服用，也可直接用水送服，如川芎茶调散。

（二）局部用散剂

局部用散剂可供皮肤、口腔、咽喉、腔道等处应用；专供治疗、预防和润滑皮肤的散剂也称为撒布剂或撒粉，如冰硼散。

第二节　散剂的制备

一般情况下，粉碎固体物料前应对物料进行前处理，即把物料加工成符合粉碎所要求的粒度和干燥程度等。制备散剂的粉碎、过筛、混合等单元操作也适合其他固体制剂。

一、物料的粉碎

（一）粉碎的含义

粉碎系指借助机械力将大块物料破碎成适宜大小的颗粒或粉末的操作。

粉碎操作对药品制备的意义主要有：①有利于提高难溶性药物的溶出速度和生物利

用度。②有利于各成分的混合均匀。③有利于提高固体药物在液体、半固体、气体中的分散度。④有利于从药材中提取有效成分。由此看来，粉碎对药品质量的影响很大，但必须注意粉碎过程可能带来的不良影响，如晶型转变、热分解、黏附与团聚性的增大、堆密度的减小、粉末表面吸附的空气对润湿性的影响、粉尘飞扬甚至爆炸等。

影响粉碎效果的因素主要有：①物料性质：极性晶型药物（如生石膏）脆性较大，易于从晶体结合面碎裂而被粉碎。非极性晶型药物脆性较差（如樟脑），粉碎时易变形，因此可加少发性液体研磨，提高粉碎效果。非晶型药物（如乳香）弹性较大，粉碎时易变形，因此可进行低温粉碎。植物药材种类不同，粉碎效果也不同，含水分较多或韧性较大的则难以粉碎。因此一般将药材干燥后粉碎，或脱脂或采用其他方法粉碎。②细粉量：如细粉过多，不但在粗粒中起缓冲作用且耗能大，同时产生大量过细粉，影响粉碎效率。因此，粉碎时可在粉碎机内安装药筛随时分离细粉，或利用空气将细粉吹出，使粗粒能充分粉碎。此外，粉碎机的类型和粉碎方法均会影响粉碎的效果。

（二）粉碎方法

根据药物的性质和使用要求，可采用干法粉碎、湿法粉碎、低温粉碎等方法。

（1）干法粉碎系指通过干燥处理使药物中的含水量降至一定程度后再进行粉碎的方法。该法适用于大多数药物。

（2）湿法粉碎系指在药物中加入适量液体（如水、乙醇）进行研磨粉碎的方法。该法不产生粉尘、粉碎度高，可用于刺激性较强或有毒药物的粉碎。此外，将朱砂等矿物药粉碎成极细粉的操作亦称为“水分法”。

（3）低温粉碎系指利用药物在低温下脆性较大的特点进行粉碎的方法。对于常温下粉碎有困难（如软化点和熔点较低）的药物（如乳香、没药等）、热敏性药物或含挥发性成分的药物等，均可采用该法粉碎。

（4）超微粉碎系指采用超微技术对药物进行粉碎的方法。该法常用于贵重药如人参等的粉碎，一般可得到 5～10 μm 的粉末，而普通粉碎方法最多只能得到 75 μm 左右（200 目）的粉末。

不管采用哪种方法粉碎物料，均应注意：①应根据使用目的和药物剂型选择适当的粉碎程度。②粉碎过程中应及时过筛，以免部分物料被过度粉碎，同时可提高效率。③物料须全部粉碎后使用，不应随意丢弃较难粉碎部分。④粉碎后的物料仍应保持性质和药理作用不变。

（三）粉碎设备

根据药物的性质和使用要求，可采用不同的粉碎设备。

1. 以研磨作用为主的设备——研钵与铁研船

研钵般用瓷、玻璃、玛瑙、铁或铜制成，但以瓷研钵和玻璃研钵最为常用。研钵与铁研船主要用于小剂量药物的粉碎或实验室规模散剂的制备。

2. 以研磨作用与撞击作用为主的设备——球磨机

球磨机系指内装一定数量不同大小的钢球或瓷球制成的不锈钢圆柱筒。使用时，将药物装入圆筒内，密闭，启动电机，圆筒的转动带动了钢球（或瓷球），由于离心力作用，球上升到一定高度，然后在重力作用下抛落下来，物料受到球的反复上下运动所产生强烈的撞击和研磨作用而被粉碎。

球磨机的结构简单，操作密闭，适用范围广，可采用干法粉碎、湿法粉碎等方法，也可进行无菌粉碎，特别适合于贵重物料的粉碎，必要时可充入惰性气体粉碎易燃易爆或易氧化的药物。但转速对粉碎效果影响较大：转速过快，离心力作用使球附在筒壁上而不落下，球与物料不产生撞击；转速过慢，球未能达到一定高度而落下，只产生研磨作用，从而使粉碎效果不佳，因此应选择合适的转速。

3. 以撞击作用为主的设备——万能粉碎机、流能磨

（1）万能粉碎机：万能粉碎机应用广泛，但粉碎过程中会发热，不适用于遇热发黏或含挥发性成分的物料。主要包括冲击式、锤击式两种类型的粉碎机。

1）冲击式粉碎机：在高速旋转的转盘上固定有若干圈冲击柱，另一与转盘相对应的固定盖上也固定有若干圈冲击柱。使用时，先开动机器空转，转速稳定后从加料斗加入物料，并由固定板中心轴向进入粉碎室，由于两盘冲击柱的高速旋转，产生的离心作用使物料从中心部位甩向外壁而受到冲击柱的冲击，而且冲击力越来越大（因转盘外圈线速大于内圈线速），最后物料达到转盘外壁环状空间，细粒由底部的筛孔出料，粗粒在机内重复粉碎。粉碎程度与盘上固定的冲击柱的排列方式有关。

2）锤击式粉碎机：结构有高速旋转的旋转轴，轴上安装有数个锤头，机壳上装有衬板，下部装有筛板。物料从加料斗进入到粉碎室后，被高速旋转的锤头的冲击和剪切作用以及被抛向衬板的撞击等作用而被粉碎，细粒通过筛板出料，粗粒继续在机内被粉碎。粉碎粒度可由锤头的形状、大小、转速以及筛网的目数来调节。

（2）流能磨：流能磨亦称气流粉碎机，其粉碎机理完全不同于其他粉碎机，7～10个大气压的压缩空气通过喷嘴沿切线进入粉碎室时产生超音速气流，物料被气流带入粉碎室并被气流分散、加速，使物料之间、物料与器壁之间发生强烈的撞击、冲击、研磨而得到粉碎。压缩空气夹带的细粉由出料口进入旋风分离器或袋滤器进行分离，较大颗粒由于离心力的作用沿器壁外侧重新被带入粉碎室，再重复粉碎过程。粉碎程度与喷嘴的个数和角度、粉碎室的几何形状、气流的压缩压力以及进料量等有关。一般进料量越多，所获得粉碎物的粒度越大。

流能磨有以下特点：①粉碎可得到3～20 μm的超微粉，这是因为气流速度很快。②适用于热敏性或低熔点物料的粉碎，这是因为高压空气从喷嘴喷出时产生焦耳–汤姆逊冷却效应。③可用于无菌粉末的粉碎，这时应对机器和压缩空气进行无菌处理。④粉碎费用较高。

不管使用哪种粉碎设备，操作时均应注意以下几点：①开动粉碎机后，应待其转速稳定后才可加料，且物料不应夹有硬物和杂质。②机器使用后应清洁内外部，避免物料交叉污染。③设备使用后应检查是否完好，能否正常运转，电动机及传动机等还应用防护罩以防尘。

二、物料的筛分

（一）筛分的含义

物料的筛分系指利用一定孔径大小的筛网将物料进行分级的方法。

对物料进行筛分，可以获得较均匀的粒子群，如筛除粗粉取细粉，或筛除细粉取粗

粉，或筛除粗、细粉取中粉等。因此筛分对药品质量以及制剂生产的顺利进行有着重要的意义：如《中国药典》对颗粒剂、散剂等均有粒度要求；物料的大小影响压片的效果，如粒子的流动性和充填性、片重差异、片剂的硬度等。

（二）筛分设备

1. 冲眼筛与编织筛

冲眼筛系在金属板上冲出圆形筛孔而制成。其筛孔坚固，耐磨损，不易变形，多用于高速旋转粉碎机的筛板及药丸等粗颗粒的筛分。

编织筛系由金属丝（如不锈钢丝、铜丝、铁丝等）或其他非金属丝（如尼龙丝、绢丝等）编织而成。非金属丝制筛具有的一定弹性，比金属丝制筛耐用，但容易移位造成筛孔变形。编织筛单位面积上的筛孔多，因此筛分效率高，可用于细粉的筛选，但容易受潮堵塞。

2. 药筛与工业筛

《中国药典》规定的药筛，选用的是国家标准的 R40/3 系列，规格从一至九号，筛网内径从大到小，见表 9-2-1。大生产中，有时会使用工业筛。工业筛用“目”表示筛号，即 2.54 cm 长度上的筛孔数目，如 2.54 cm 长度上有 100 个筛孔为 100 目筛。

表 9-2-1 《中国药典》药筛分等

筛号	筛孔内径（平均值 /μm）	目号
一号筛	2000 ± 70	10
二号筛	850 ± 29	24
三号筛	355 ± 13	50
四号筛	250 ± 9.9	65
五号筛	180 ± 7.6	80
六号筛	150 ± 6.6	100
七号筛	125 ± 5.8	120
八号筛	90 ± 4.6	150
九号筛	75 ± 4.1	200

3. 振动筛

振动筛是大生产中常用的筛分设备。根据运动方式，振动筛可分为摇动筛和振荡筛等。

（1）摇动筛：常用于粒度分布的测定或少量剧毒药物、刺激性药物的筛分。操作时，按孔径大小从上到下排列药筛，最上为筛盖，最下为接收器。把物料放入最上部的筛上，盖上盖，固定在摇动台上，启动电动机进行摇动和振荡数分钟，即可完成对物料的分级。摇动筛可用马达带动，水平旋转的同时定时地在上部锤子的敲打下进行上下振荡运动。物料量少时也可用手摇动。

（2）振荡筛：在电机的上轴及下轴各装有不平衡重锤，上轴穿过筛网与其相连，筛框以弹簧支撑于底座上，上部重锤使筛网产生水平圆周运动，下部重锤使筛网发生垂直方向运动，故筛网的振荡方向具有三维性。振荡筛具有分离效率高、单位筛面处理能力大、维修费用低、占地面积小、重量轻等优点，故应用广泛。

4. 旋风分离器与袋滤器

粉碎、过筛、干燥等操作会产生很多细粉，因此常与离析设备串联将气体和粉末分离。

（1）旋风分离器：指利用离心力来分离气体和粉末的离析设备。其结构简单，分离效率高，可用于高温含尘气体的分离。操作时，含有粉末的气体从圆筒上部长方形切线进口进入，并沿圆筒内壁做旋转流动。由于粉末的离心力较大，被甩向外层，气流在内层，从而使气－固得以分离。在圆锥部分，旋转半径缩小而切向速度增大，气流与粉末向下螺旋。在圆锥的底部附近，气流转为上升旋转运动，最后由上部出口管排出；固相沿内壁落入灰斗。

（2）袋滤器：操作时，含粉末气体进入袋滤器。操作时，含粉末气体进入袋滤器；气体通过滤袋，经顶部排出；而粉末被截留，当聚集到一定厚度后，通入压缩空气或手工振动滤袋，使粉末落下。该设备结构简单，截留气流中微粒的效率高，一般可达94%～97%，并能截留直径小于1 μm的细粉，但滤布易磨损、被堵塞较快，不适用于高温潮湿的气流。

（三）粉末的等级

《中国药典》将粉末分为六个等级，见表9-2-2。

表9-2-2 《中国药典》粉末等级

粉末等级	分级标准
最粗粉	指能全部通过一号筛，但混有能通过三号筛不超过20%的粉末
粗粉	指能全部通过二号筛，但混有能通过四号筛不超过40%的粉末
中粉	指能全部通过四号筛，但混有能通过五号筛不超过60%的粉末
细粉	指能全部通过五号筛，并含能通过六号筛不少于95%的粉末
最细粉	指能全部通过六号筛，并含能通过七号筛不少于95%的粉末
极细粉	指能全部通过八号筛，并含能通过九号筛不少于95%的粉末

为了提高过筛效率，应注意以下几点：①物料要充分干燥，操作环境应控制湿度，以免粉末吸潮，影响过筛。②加料量要适当，不宜过厚，以免减慢过筛速度。③过筛时要不断振动，以免粉末结团而影响通过筛孔。④过筛时应防止粉尘飞扬，注意通风，尤其是毒性药或刺激性药。

三、物料的混合

（一）混合含义

混合系指把两种或两种以上的组分均匀混合的操作。混合以含量的均匀一致为目的，是保证制剂质量的重要措施之一。不同于互溶液体的混合，固体的混合是以固体粒子为分散单元，要达到完全混合是不可能的。因此，应尽量减小各组分的粒度，以满足各组分均匀分布的要求。

（二）混合原则

1. 影响混合的主要因素

多种固体物料在混合机内进行混合时往往伴随着离析现象。离析是与粒子混合相反的过程，会妨碍良好的混合，也可使已混好的物料重新分层，降低混合度。在实际的混合操作中影响混合速度及混合度的因素很多，归纳起来主要有物料因素、设备因素、操作因素等。

（1）物料性质：物料的粒度分布、形态及表面状态、密度、含水量、流动性、黏附性、团聚性等性质均会影响混合效果。一般来说，粒径的影响最大。如各组分的粒径、粒子形态、密度等存在较大差异时，混合过程中或混合后容易发生离析现象；小粒径、大密度的颗粒易于在大颗粒的缝隙中往下流动而影响均匀混合；球形颗粒容易流动而易产生离析；当混合物料中含有少量水分可有效防止离析。

（2）操作条件：物料的充填量、装料方式、混合比例，混合设备的转速及混合时间等均会影响混合效果。

（3）设备类型：混合设备的形状及尺寸，内部插入物（挡板、强制搅拌等），材质及表面情况等均会造成影响。

2. 混合原则

为了达到混合均匀的效果，应遵循以下原则：

（1）各组分的混合比例：各组分的比例相差很大时，如直接混合是难以混合均匀的，此时应采用等体积递加法（亦称配研法）进行混合，即取量小的药粉与等体积其他药粉混匀，然后加入与混合物等体积的其他药粉混匀，如此倍量增加直至全部混匀，再过筛即得。

（2）各组分的密度：各组分密度差异较大时，应避免密度小者浮于上面，密度大者沉于底部，否则不易混匀。但一般粒径小于 30 μm 时，粒子的密度大小不会导致分离。

（3）各组分的黏附性与带电性：有些药粉会黏附混合器械，从而影响混合并造成损失。因此，一般将量大或不易黏附的药粉或辅料垫底，量少或易黏附者后加入。同时，对混合时易摩擦起电的药粉，通常可加适量的表面活性剂或润滑剂加以克服，如硬脂酸镁、十二烷基硫酸钠等具有抗静电作用。

（4）含液体或易吸湿成分：如方中含有易吸湿组分，应针对吸湿原因加以解决。如结晶水，在研磨时释放而引起湿润，可用等摩尔无水物代替。如某组分的吸湿性很强（如胃蛋白酶等），应在低于其临界相对湿度条件下迅速混合并密封防潮。如混合后吸湿性增强，则不宜混合，应分别包装。

（三）混合方法与设备

1. 混合方法

常用的混合方法有搅拌混合、研磨混合和过筛混合。在生产时多采用搅拌或容器旋转的方式，以产生物料的整体和局部的移动而实现均匀混合的目的。

2. 混合设备

根据运行时容器是否转动，固体的混合设备一般分为固定型、旋转型和复合型，其中固定型混合机运行时容器是固定的，旋转型混合机运行时容器可转动，而复合型混合机兼有固定型和旋转型的特点，见表 9–2–3。

表 9–2–3　混合设备的类型

操作方式	混合形式	设备种类
连续混合	固定型	螺旋桨型（水平 / 垂直），重力流动无搅拌型
	旋转型	连续 V 型，水平圆筒型，水平圆锥型
	复合型	旋转容器吹入气流型
间歇混合	固定型	螺旋桨型（水平 / 垂直），搅拌釜型，喷流型
	旋转型	V 型，S 型，圆筒型，立方型，双圆锥型，圆锥型（水平 / 倾斜）
	复合型	旋转容器内装搅拌器型

（1）固定型混合机：固定型混合机系指容器内的物料是靠叶片、搅拌桨或气流的搅拌作用来进行混合的设备。

1）搅拌槽型混合机：由断面为类似U型的混合槽和内装搅拌桨组成。运行前先将混合槽固定，启动后，物料在搅拌桨的作用下不停地上下、左右、内外地反复运动，直至混匀，绕水平轴转动混合槽即可卸料。该混合机以剪切混合为主，混合时间较长，混合度与V型混合机类似。此外，这种混合机也常用于制粒前的“制软材”操作。

2）锥形垂直螺旋混合机：由锥形容器和内装的一至两个螺旋推进器组成。螺旋推进器的轴线与容器锥体的母线平行，螺旋推进器在容器内既有自转又有公转，自转的速度约为60 r/min，公转速度约为2 r/min，容器的圆锥角约35°，充填量约30%。混合时，物料在螺旋推进器的作用下从底部上升，又在公转的作用下在容器内产生涡旋和上下循环运动。该混合机的进料口固定便于安装，可密闭操作防止污染，可从底部卸料，方便操作，能耗较小，混合度较高，混合速度快，混合效率比槽型混合机好。

3）流动型混合机：由混合室、搅拌叶、排出阀、电机传动系统等构成。操作时，物料从顶部加入，在搅拌叶的剪切和分离作用下对流混合，混合后打开排出阀卸料。该混合机的混合时间较短，混合量较大。

（2）旋转型混合机：旋转型混合机系指容器内的物料靠容器的旋转作用带动而进行物料混合的设备，由于混合时不容易出现死角，因此混合效果比固定型混合机好，混合时间也相对短，特别适用于密度相近的物料混合。

1）水平圆筒型混合机：物料在混合筒轴向旋转时被带动而向上运动，并在重力作用下向下滑落，如此反复运动而混合。该混合机结构简单、成本较低，但混合度较低。操作时最适宜转速为临界转速的70%～90%，最适宜充填量或容积比（物料体积/混合机全容积）约为30%。

2）V型混合机：由两个不等长的圆筒成V型交叉结合而成。其中交叉角为80°～81°，直径与长度之比为0.8～0.9。物料在圆筒内旋转时被分成两部分，由于圆筒的不等长而再使这两部分物料重新汇合在一起，如此反复，在较短时间内即能混合均匀。该混合机以对流混合为主，混合速度快，在旋转型混合设备中效果最好，应用广泛，V型筒翻滚角度大。操作时最适宜转速为临界转速的30%～40%，最适宜充填量为30%。

3）双锥型混合机：系在短圆筒两端各与一个锥型圆筒结合而成，旋转轴与容器中心线垂直。混合机内的物料运动状态与混合效果类似于V型混合机。

4）二维混合机：混合筒为内无搅拌装置的圆柱形料筒，在绕其对称轴作自转的同时，又绕水平轴作“可倒置”摇摆运动，从而使物料进行扩散和对流混合。该机混合量较大，混合时间较短，混合均匀，因此应用较广泛。

5）三维混合机：结构组成与二维混合机类似但体积偏小，且装料的筒体在主动轴的带动下进行平移、转动和翻滚，使物料作环向、径向和轴向的三维复合运动，从而实现多种物料的相互流动、扩散、积聚、掺杂，以达到混合均匀的目的。

此外，现在有将粉碎、过筛、混合同时在一台设备中完成的组合机器。

四、分剂量

分剂量系指将混合均匀的物料，按剂量要求进行分装的过程。常用方法有目测法、重量法和容量法三种，其中目测法因误差大而少用；重量法效率较低但剂量准确，多用于贵重药、毒性药散剂；容量法效率高，因此大生产中常用于分剂量。为了保证剂量的准确性，应对药粉的流动性、吸湿性、密度差等理化性质进行必要的考查。

目前，生产上多使用散剂自动包装机进行分剂量和包装操作，即以螺旋杆转动进行定量分装药粉，并通过矢轮、凸轮、杠杆等机械传动完成各项包装工序，有的设备还能采用光电控制集成电路自动数包。

第三节　散剂的质量控制

一、散剂的质量要求

（1）供制散剂的成分均应粉碎成细粉。除另有规定外，口服散剂应为细粉，局部用散剂应为最细粉。

（2）散剂应干燥、疏松、混合均匀、色泽一致。制备含有毒性药物或药物剂量小的散剂时，应采用配研法混匀并过筛。

（3）散剂中可含有或不含辅料，根据需要可加入矫味剂、芳香剂和着色剂等。

（4）散剂可单剂量包装也可多剂量包（分）装，多剂量包装者应附分剂量的用具。

（5）除另有规定外，散剂应密闭贮存，含挥发性药物或易吸潮药物的散剂应密封贮存。

除另有规定外，散剂应进行以下相应检查：

（1）粒度：除另有规定外，局部用散剂照下述方法检查，粒度应符合规定。

检查法取供试品 10 g，精密称定，置七号筛。照粒度和粒度分布测定法检查，精密称定通过筛网的粉末重量，应不低于 95%。

（2）外观均匀度：检查法取供试品适量，置光滑纸上，平铺约 5 cm^2，将其表面压平，在亮处观察，应色泽均匀，无花纹与色斑。

（3）干燥失重：除另有规定外，取供试品，照干燥失重测定法测定，在 105 ℃干燥至恒重，减失重量不得过 2.0%。

（4）装量差异：单剂量包装的散剂照下述方法检查，应符合规定。

检查法取散剂 10 包（瓶），除去包装，分别精密称定每包（瓶）内容物的重量，求出内容物的装量与平均装量。每包装量与平均装量（凡无含量测定的散剂，每包装量应与标示装量比较）相比应符合规定，超出装量差异限度的散剂不得多于 2 包（瓶），并不得有 1 包（瓶）超出装量差异限度 1 倍（表 9-3-1）。

表 9-3-1　散剂装量差异限度

平均装量或标示装量	装量差异限度
0.1 g 及 0.1 g 以下	± 15%
0.1 g 以上至 0.5 g	± 10%
0.5 g 以上至 1.5 g	± 8%
1.5 g 以上至 6.0 g	± 7%
6.0 g 以上	± 5%

凡规定检查含量均匀度的散剂，一般不再进行装量差异的检查。

（5）装量：多剂量包装的散剂，照最低装量检查法检查，应符合规定。

（6）无菌：用于烧伤或创伤的局部用散剂，照无菌检查法检查，应符合规定。

二、散剂的包装与贮藏

由于散剂的比表面积大，吸湿性强，如包装或贮存不当，则容易出现潮解、结块、变色、分解、霉变等不稳定现象，从而影响散剂的质量与用药安全。显然，防止吸潮是控制散剂质量的重要内容之一。

临界相对湿度（critical relative humidity，CRH）系指物料吸湿量急剧增大时的相对湿度，当物料的相对湿度大于空气的临界相对湿度时则极易吸潮。CRH 是水溶性药物的特征参数，多种水溶性药物混合后的CRH约等于各组分CRH的乘积，与各组分的比例无关。而非水溶性药物无特定的CRH值，其混合后的吸湿量具有加和性。因此，必须了解散剂的CRH，以便采取相应的措施来防潮。

（一）散剂的包装

散剂一般采用透湿系数（P）较小的材料进行包装。透湿系数可评价包装材料的防湿性，P值越小，防湿性越好，见表9-3-2。

表9-3-2　一些包装材料的透湿系数

名称	P值
聚乙烯	2
蜡纸A	3
聚苯乙烯	6
蜡纸B	12
蜡纸C	22
聚乙烯丁醛	30
硝酸纤维素	35
醋酸乙烯	50
亚麻仁油纸	160
桐油纸	190
滤纸	1230
玻璃纸	222

散剂的包装常用玻璃瓶、塑料瓶（袋）或复合膜袋。其中，玻璃瓶性质较稳定，透气透湿性较小，密闭性好，不易与药物或空气中的氧发生反应，但质重易碎，能释放碱性物质。无色玻璃的透光性较大，一般适宜包装大多数散剂，但光敏性药物应选用棕色玻璃瓶。塑料袋（瓶）不易破碎，比玻璃轻，携带方便，但透气透湿性、化学稳定性、耐热性等不如玻璃，容易泄漏物质或吸附药物，也容易老化。常见的塑料有聚丙烯、聚乙烯、聚氯乙烯等高分子聚合物，一般适宜包装易吸湿变质的散剂，不宜包装含挥发性药物或易吸湿风化、被气体分解的散剂。复合膜袋系指各种塑料与纸、金属或其他塑料通过黏合剂组合而成的膜经热合后制成的，具有塑料的优点，同时其透过性较弱，密封性好，防潮性较好，适宜包装大多数散剂，为目前散剂常用的包装形式。

（二）散剂的贮藏

除另有规定外，散剂应密闭贮存。含挥发性药物或易吸潮药物的散剂应密封贮存。

第十章 中药学

第一节 桂枝

桂枝为樟科植物肉桂的干燥嫩枝，主产于广东、广西及云南。春、夏季采收，晒干或切片晒干；生用。

一、药理作用

（一）解热、镇痛

桂枝对多种发热模型动物有解热作用，挥发油中的桂皮醛及桂皮酸为主要有效成分，其解热作用与扩张皮肤血管，增加散热有关。桂枝对热刺激引起的小鼠疼痛反应有明显抑制作用。

（二）抗炎、抗过敏

桂枝煎剂和桂枝挥发油对急性、慢性和免疫损伤性炎症均有拮抗作用，其作用与抑制花生四烯酸代谢、影响炎症介质生成及抗氧化等有关。桂枝挥发油抗炎作用机制与抑制脂多糖（lipopolysaccharide，LPS）炎症信号通路中关键分子蛋白酪氨酸激酶活性及转录因子 B（nuclearfactor kB，NF-κB）信号通路，减少炎症因子释放有关。桂枝抑制免疫球蛋白 E（immunoglobulin E，IgE）所致肥大细胞脱颗粒释放介质，并抑制补体活性。桂枝能抑制透明质酸酶，表现出抗过敏作用，主要活性成分为多酚类物质。

（三）抗菌、抗病毒

桂枝浸出液、桂枝蒸馏液在体外对金黄色葡萄球菌、白色葡萄球菌、大肠杆菌、白念珠菌、铜绿假单胞菌、变形杆菌、甲型链球菌、乙型链球菌、枯草芽孢杆菌等有抑制作用；对流感病毒亚洲甲型京科 68-1 株和 $ECHO_{11}$ 有抑制效果。桂枝挥发油及其主要成分桂皮醛对甲型流感病毒 A/PR/8/34H1N1（hemagglutinin 1 neuraminidase 1）的增殖有抑制作用，作用机制与影响 Toll 样受体 7（toll-like receptors 7，TLR7，病原模式识别受体）的信号转导有关。

（四）镇静、抗惊厥

桂枝挥发油、水提取物和桂皮醛可减少小鼠自主活动，协同巴比妥类催眠药的催眠作用，对抗中枢兴奋药苯丙胺、士的宁、烟碱等所致的神经系统过度兴奋，抑制小鼠听源性惊厥。

（五）其他作用

桂枝尚有利尿、促进消化、扩张血管、改善微循环、抗血小板聚集、保护心肌、改善血管内皮功能障碍、增强胰岛素敏感性、抗抑郁等作用，桂皮醛为其主要有效成分。

综上所述，桂枝的发汗解肌功效与其解热、镇痛、镇静、抗炎、抗过敏、抗菌、抗病毒等作用相关；温通经脉、助阳化气功效与其扩张血管、改善微循环、抗血小板聚集、保护心肌，利尿等作用相关。

二、临床应用

(一)风寒表症

桂枝辛温，善祛风寒，能治感冒风寒、发热恶寒。如风寒表症，身不出汗，配麻黄同用，有相须作用，可促使发汗；如风寒表症，身有汗出，配芍药等，有协调营卫的作用。

(二)寒湿痹痛与经闭腹痛痛经等症

桂枝能温通经脉，对寒湿性风湿痹痛，多配合附子、羌活、防风等同用；对气血寒滞所引起的经闭，痛经等症，常配合当归、芍药，桃仁等同用。

(三)水湿停滞所致的痰饮喘咳，以及小便不利等症

桂枝性温，善通阳气，能化阴寒，对阴寒遏阻阳气，津液不能输布，因而水湿停滞形成痰饮的病症，常与茯苓、白术等配伍应用：如膀胱气化失司、小便不利，用桂枝以通阳化气，助利水药以通利小便，常配合猪苓、泽泻等同用(如五苓散)。

三、处方用名

桂枝、川桂枝。

四、用法用量

煎服，3～10 g。

五、使用注意

本品辛温助热，易伤阴动血，凡外感热病、阴虚火旺、血热妄行等证，均当忌用。孕妇及月经过多者慎用。

六、按语

(1)桂枝与麻黄虽都能发汗，但麻黄辛苦开泄，能开腠理而透毛窍，发汗作用较强，且能宣肺平喘、利尿退肿；桂枝辛甘温，主要功能是温通经脉，能通达阳气而解表，发汗的作用较为缓弱。故治风寒表症，风寒无汗，常与麻黄配伍，以增强它发汗的作用；而治风寒表症、自汗恶风则不用麻黄，多配芍药同用，以协调营卫、发表散寒。

(2)桂枝性温助热，如应用不当则有伤阴、动血之虞，故在温热病、阴虚火旺及出血症时，不宜应用。

七、临床经验

(一)关于解肌

在《伤寒论》中，张仲景在论述桂枝汤时，有“桂枝(汤)本为解肌”之说，后人在论述桂枝时一般也将桂枝的作用说成是解肌，此处解肌实际就是解表的意思，所谓解肌，就是解散肌表之邪。《本草纲目·第三十四卷·桂枝》：“麻黄遍彻皮毛，故专于发汗而寒邪散，肺主皮毛，辛走肺也。桂枝透达营卫，故能解肌而风邪去，脾主营，肺主卫，甘走脾，辛走肺也。”所以有“麻黄外发而祛寒，遍彻皮毛，故专于发汗；桂枝上行而散表，透达营卫，故能解肌”的说法。

(二)关于温通

临床一般不将桂枝作为解表首选药物。桂枝尤其是温通心阳作用极佳，历来将其作为治疗心阳不振之要药，若配伍炙甘草后可以缓解桂枝的温通作用而不动血。

（三）善治肩臂疼痛

若肩臂疼痛，桂枝常为首选，效果极佳。

（四）关于调和营卫

桂枝单用具有解表作用，但如果配伍白芍以后则有“调和营卫”的作用。要说明的是，单用桂枝不能云其调和营卫，这实际上是配伍以后产生的功效，正所谓“药有单用之专功，方有合群之妙用”。所谓调和营卫，是指风邪自表而入，引起恶风、头痛、发热、汗出等，即卫外功能失调，营阴不能内守，导致汗液外泄，故用桂枝祛风解表，白芍敛阴和营，从而达到调和营卫的作用，也就达到了无汗能发、有汗能止的作用。

（五）关于治疗所谓表虚

此所谓表虚实际是表实证，因为患者有汗出的病证，汗液外泄，故云其治疗表虚。它是根据桂枝汤与麻黄汤的区别进行总结的，实际上仍然是表实证。《本草衍义补遗》：“仲景治表用桂枝，非表有虚以桂补之；卫有风邪，故病自汗，以桂枝发其邪，卫和则表密汗自止，非桂枝能收汗而治之。”朱丹溪在这里对桂枝止汗机制作了很好的表述，恰到好处地说明了桂枝治疗表虚证的特点。

（六）关于补中

《本经疏证》把桂枝的作用归纳为六大功效，指出“其用之道有六：曰和营，曰通阳，曰利水，曰下气，曰行瘀，曰补中”（卷四）。此处所谓“补中”，指的是补益胃中阳气，兼有温阳的作用。“中者脾也，辛温则畅达肝气，而脾受益，所以补中益气；肺主气，肺温则真气流通而受益也。”这里所讲的“补中益气”，大概指的是通过畅达肝肺之气以达到畅利中气之所得，并非是指现代通常所说的补益脾胃之中气。桂枝的“补中益气”功效，未见具体应用的方剂及医案记载。

（七）关于反赤石脂

现在流传的“十九畏”有“官桂善能调冷气，石脂相遇便相欺”的记载，其中的官桂就是肉桂，而桂枝与肉桂乃是同出一物的，但对于赤石脂是否反桂枝古今无此记载和说明。

（八）关于药材

桂枝尖系桂枝的细枝梢，其气芳香，通血脉、散风寒之力较胜，为临床所喜用，故有将桂枝书写为桂枝尖者。

（九）关于降气

现存最早的本草专著《神农本草经》中就记载这一功效，称：“牡桂，味辛温。主上气、咳逆、结气、喉痹、叶（应为“吐”）吸、利关节、补中益气”（孙星衍辑本）。该书所言牡桂，后世本草学家一般认为即是今之桂枝。上气、咳逆、结气、喉痹、吐吸等症所产生的基本病机是气机上逆。《本草经疏》将“下气”归纳为桂枝的六大功效之一，下气的作用就是治疗上气。《伤寒论》中有茯苓桂枝甘草大枣汤，茯苓甘草汤，桂枝加桂汤等多首方剂以治疗冲气上逆所致的奔豚证；桂枝加厚朴杏子汤用以治疗肺气不宣而咳逆者。张仲景治疗此类气机上逆，常用桂枝配杏仁，桂枝配甘草。张锡纯在《医学衷中参西录·桂枝》中指出其“降逆气，散邪气”，大概是用其治疗奔豚气的缘故。那么桂枝到底是以上行为主，还是以降气为主？从《神农本草经》所载作用来看，将主治“上气”

作为第一特点，也就说具有降气作用，而从后人的应用来看，桂枝主治外感表证，应以外散为主。

（十）关于走血分

桂枝能直接到达血分，治疗血分病证。所以当使用桂枝不当或剂量过大时会导致鼻出血等，这也是与麻黄的一个主要区别点。

第二节　荆芥

荆芥为唇形科植物荆芥的地上部分（茎、叶及花穗），主产于湖北、江苏等地，多为栽培。以色淡黄绿、穗长而密、香气浓者为佳；生用或炒炭用。

一、药理作用

（一）抗炎

荆芥煎剂、荆芥挥发油及荆芥酯类成分均有抗炎作用，能抑制炎症病理过程中的渗出、肿胀、白细胞聚集、肉芽组织增生，降低肺组织中中性粒细胞的浸润，尤其对炎症早期抑制作用较强。荆芥挥发油的抗炎作用机制与拮抗白三烯（leukotriene，LT）活性、抑制磷脂酶 A_2（phospholipidase A_2，PLA_2）活性和花生四烯酸（arachidonic acid，AA）代谢有关；亦与抑制 NF-κB 的激活而减少炎症介质释放有关。

（二）抗菌、抗病毒

荆芥煎剂体外对金黄色葡萄球菌和白喉杆菌有抗菌作用，对炭疽杆菌、乙型链球菌、伤寒杆菌等致病菌亦有一定抑制作用。荆芥醇提取物、荆芥穗总提取物、荆芥油、荆芥内酯对甲型流感病毒 A/PR/8/34（H1N1）感染小鼠具有保护作用。荆芥挥发油体外对 H1N1 的增殖亦有抑制作用；荆芥挥发油抗流感病毒的作用机制与 TLR7 信号转导通路中的关键分子髓样分化因子 88（Myd88）、肿瘤坏死因子受体相关因子 6（TNF receptor associated factor 6，TRAF6）的蛋白表达等有关。

（三）抗过敏

荆芥挥发油能抑制致敏豚鼠平滑肌变态反应的慢反应物质（slow-reacting substance of anaphylaxis，SRS-A）的释放和抑制大鼠被动皮肤过敏反应，同时荆芥穗有抗补体作用。

（四）其他作用

荆芥酯类提取物能抑制化学、热刺激引起的小鼠疼痛反应。荆芥内酯类提取物有发汗和改善血流流变学的作用。

综上所述，荆芥的解表散风、透疹、消疮功效与其抗炎、抗菌、抗病毒、抗过敏、镇痛、发汗等作用相关。

二、临床应用

（一）感冒风寒以及感冒风热等症

荆芥有发汗解表作用，且有祛风功效。主要治疗感冒风寒，发热恶寒、无汗、头痛、身痛等症，常与防风相需为用。但也可配辛凉解表药或清热解毒药治疗感冒风热、发热恶寒、目赤咽痛等症，如薄荷、菊花、桑叶、金银花等。

（二）麻疹透发不畅

荆芥有辛散作用能助麻疹透发，常与薄荷、蝉衣、牛蒡子等配合应用。

（三）疮疡初起、发热恶寒等

荆芥又常用于疮疡初起有表症者，可配伍防风、金银花、连翘、赤芍等同用，既退寒热，又消痈肿。

（四）衄血、便血、崩漏等症

荆芥炒炭应用，有入血分而止血的作用，可用于便血、崩漏等症，在临床上常配合其他止血药同用。

三、处方用名

荆芥、荆芥穗、炒荆芥、荆芥炭。

四、用法用量

煎服，5～10 g，不宜久煎。

五、使用注意

肝风内动，麻疹已透、疮疡已溃者均忌用。本品在古代本草中以“假苏”为正名。

六、不良反应

荆芥内服有过敏反应的报告，表现为上腹部不适、腹痛、恶心、呕吐、胸闷、皮肤疼痛、瘙痒、瘀血及皮疹等。

七、按语

（1）荆芥一药，生用有祛风解表的功效，炒炭则用于止血。配防风、羌活，治风寒表证；配金银花、连翘、薄荷，治风热表症；配生石膏，治风热头痛；配牛蒡子、桔梗、生甘草，治咽喉肿痛；配槐花炭，治便血；配白茅根，治鼻血。

（2）荆芥与紫苏均能发汗解表，但紫苏散寒力强，偏入气分，又能理气宽中；而荆芥祛风力胜，偏入血分，炒炭又能止血。故在理气方中常用紫苏，而在理血剂中多用荆芥。

八、临床经验

（一）关于药名

荆芥在古代的本草书中名假苏。李时珍解释为因气味之故，“炒食辛香”，而紫苏也是可以食用的，故有“假苏”一名。

（二）作用表浅

荆芥为常用解表之药，其解表作用相对比较表浅，因此当感冒以后，身体恶风较为明显者，效果尤佳，故止嗽散中配伍有荆芥。此药作为常用解表药使用，因其性平和，所以寒热证均宜。《本草备要》：“荆芥，功本治风，又兼治血者，以其入风木之脏，即是藏血之地也。李士材曰，风在皮里膜外，荆芥主之，非若防风能入骨肉也。”也就是说，荆芥所治病证较防风更为表浅。

（三）关于止血

《本草纲目 · 第十四卷 · 假苏》载：“荆芥，入足厥阴经气分，其功长于祛风邪，散瘀血，破结气，消疮毒。盖厥阴乃风木也，主血而相火寄之。故风病、血病、疮病为要药。”这里要强调的是用荆芥止血必须炒炭用，否则不能达到其止血的作用。所以荆芥走气分须生用，走血分须炒炭用。至于所云“散瘀血”则与临床不符。关于止血部位，从临床来看，可以治疗吐血、衄血、崩漏、痔血。

（四）关于治疮疡

荆芥用于疮疡初起有表证者，若疮疡不兼表证则不宜使用。治疗疮疡主要采用清热解毒法，荆芥药性偏温，因此治疗疮疡不宜单独应用。

（五）关于食鱼禁荆芥

古代本草书中记载，荆芥与鱼不能同时应用，《本草纲目》中许多鱼类食物有此记载，在“荆芥”条下也反复强调不要与鱼同用，服用荆芥时食用鱼会降低荆芥的疗效或产生不良反应。由于鱼有很多种，为了安全，最好还是不要将荆芥与鱼同时食用。

（六）关于止咳与平喘

荆芥治疗咳嗽是可以的，如《医学心悟》之止嗽散，但临床一般是不用其平喘的，所以不宜云荆芥治疗咳喘证。

第三节　白芷

白芷为伞形科植物白芷或杭白芷的干燥根。白芷产于河南长葛、禹州者习称“禹白芷”，产于河北安国者习称“祁白芷”。白芷产于浙江、四川等地，习称“杭白芷”和“川白芷”。以条粗壮，体重、粉性足、香气浓郁者为佳；生用。

一、药理作用

（一）镇痛

白芷挥发油镇痛作用较为明显。作用机制与调节机体中枢部分单胺类神经递质含量，提高内源性镇痛物质含量，激活内源性镇痛系统等有关，但其作用并不由内源性阿片受体所介导。白芷挥发油镇痛作用的主要作用部位在中枢，同时对外周致痛因子 5-HT、NE 等也有一定的抑制作用，未发现挥发油存在躯体依赖性。白芷总香豆素亦表现出一定镇痛作用，作用部位既在中枢也在外周，其机制与减少一氧化氮（NO）的合成或释放有关。

（二）抗炎

白芷水提取物、醇提取物、醚提取物、醋酸乙酯部位、白当归脑和戊烯氧香豆素均具有抗炎作用。作用机制与抑制环氧酶，减少炎症介质生成，抗多形核细胞趋化等有关。

（三）抗病原微生物

白芷体外对多种细菌，如大肠杆菌、宋氏痢疾杆菌、弗氏痢疾杆菌、变形杆菌、伤寒杆菌、铜绿假单胞菌、霍乱杆菌、人型结核杆菌和金黄色葡萄球菌等均有不同程度的抑制作用。白芷提取液对黏放线菌、枯氏锥虫、奥杜盎小芽孢癣菌的生长亦有一定抑制作用。

（四）光敏作用

白芷中所含欧前胡素、异欧前胡素、花椒毒酚、珊瑚菜素、氧化前胡内酯和异氧化前胡内酯等呋喃香豆素类化合物为“光活性物质”，能提高黑色素细胞的黏附和转移功能，可用于治疗白癜风。白芷制剂加黑光照射治疗银屑病的疗效与 8- 甲氧基补骨脂素相当，其机制之一为香豆素类物质能通过与银屑病患者表皮细胞内 DNA 结合而抑制 DNA 合成，使迅速增殖的银屑病表皮细胞恢复至正常的增殖率而改善皮损。

（五）其他作用

白芷能抑制酪氨酸酶活性，减少皮肤黑色素的形成；白芷的香豆素类成分能抗炎保肝，促进脂肪分解和抑制脂肪合成；欧前胡素和异欧前胡素能抑制血小板聚集，降低血液黏度；总香豆素与佛手柑内酯通过抑制褪黑素代谢对睡眠有一定的改善作用；白芷挥发油有抗过敏、解痉、抗氧化、扩张血管等作用。白芷毒素在小剂量时能兴奋延脑呼吸中枢、血管运动中枢、迷走中枢和脊髓，大剂量时导致间歇性惊厥，继而导致麻痹。

综上所述，白芷的解表散寒、祛风止痛、宣通鼻窍、消肿排脓功效与其镇痛、抗炎、抗病原微生物等作用相关。其所含欧前胡素、异欧前胡素等呋喃香豆素类化合物有光敏作用。

二、临床应用

（一）感冒风寒、头痛、鼻塞

白芷发散风寒，且有止痛、通鼻窍等作用，故主要用治风寒表症兼有头痛鼻塞的病症。如头痛剧者加羌活、细辛；鼻塞者配藿香（主要为理脾肺之气）、薄荷等。

（二）头痛、眉棱骨痛、齿痛

白芷祛风止痛，主要适用于病在阳明经者，头额、眉棱骨、上下龈都属于阳明经循行部位，因此都可用白芷进行治疗。治头痛可配藁本、蔓荆子等；治眉棱骨痛属风寒者可单独应用；属风热者可配黄芩同用。

（三）疮疡肿痛

白芷治疮疡，初起能消散，溃后能排脓，为外科常用的辅助药品。如乳痈初起可配蒲公英、瓜蒌同用；脓出不畅配金银花、天花粉同用。在消散疮疡方面还可以研末外敷。

（四）妇女白带

白芷温燥寒湿，主要用治寒湿白带，常配合海螵蛸等同用如属湿热带下，也可配清热燥湿药如黄柏、椿根皮等同用。

此外，白芷又为治鼻渊要药，有化湿通鼻窍之功，多配合辛夷、鹅不食草等同用，既可内服，又可外用。还可用于毒蛇咬伤，有解蛇毒作用，古代有单用煎汤内服，用渣外敷的记载，现代有些蛇药解毒片即有本品配伍在内。

三、处方用名

白芷、香白芷。

四、用法用量

煎服，3～9 g。外用适量。

五、使用注意

本品辛香温燥，阴虚血热者忌服。

六、不良反应

白芷制剂加黑光照射治疗银屑病时，患者不良反应有轻微头晕、恶心、上腹不适及皮肤瘙痒等，5.3% 的患者血清转氨酶轻度升高。此外，因白芷酊剂外用会增加皮肤对长波紫外线的敏感性，增强紫外线的作用引起日光性皮炎，应予以注意。

七、按语

白芷辛散祛风，温燥除湿，芳香通窍，善能止痛，又可消肿排脓。它的止痛效果良好，根据临床实践，不仅可以用治头痛，还可以用治风湿痹痛。配荆芥、防风，能散风寒而止头痛；配苍耳子、辛夷花能通鼻窍而治鼻渊；配黄柏、苍术、椿根皮，可清热燥湿而治湿热带下；配金银花、天花粉、当归、甘草等，可消肿排脓而治疮疡肿痛；配桑枝、秦艽、独活等，可祛风止痛而治风湿痹痛。

八、临床经验

（一）关于治疗阳明经头痛

白芷最大的特点是治疗前额头痛，乃是治疗阳明经头痛要药。从临床使用来看，白芷又并不限于前额疼痛，对于其他部位的头痛也是可以选用的。《本草求真》云白芷“气温力厚，通窍行表，为足阳明经祛风散湿主药。故能治阳明一切头面诸疾，如头目昏痛，眉棱骨痛，暨牙龈骨痛，面黑瘢疵者是也”（卷三）。

（二）关于燥湿

根据中药药性理论，苦味具有燥湿之功，但白芷并不具备苦味，而在表述白芷功效时，一般都说其燥湿。从药性理论分析，除了苦味可以燥湿以外，某些祛风的药物也是可以燥湿的，中医理论又有“风胜湿”（见《素问·阴阳应象大论》《素问·五运行大论》）的说法，这就是某些具有祛风作用的药物能治疗湿邪病证的机制。白芷所以燥湿，就是因为能祛风，以风能胜湿之故，可以治疗湿邪为患的病证，如带下、湿痒。

（三）关于活血

白芷在治疗疮疡方面，特点是脓未成者可以使之消散，已成者可以使之溃破。按照古代医家解释，这是因为白芷具有活血化瘀的作用，如《神农本草经》谓主“血闭”（卷二），《药性论》谓主“心腹血刺痛”，《日华子本草》谓其“破宿血”（均引自《本草纲目·第十四卷·白芷》）。所以说白芷具有活血作用是有依据的，但现在临床一般不将其作为活血药看待。

（四）关于芳香气味

白芷芳香气味，又称香白芷，而根据此特点是可以化湿的，故临床治疗湿证常选用此药，如化湿要方藿香正气散中就配有本品，但在用功效术语表述此药时，一般不说白芷化湿。从应用来看，药材具有香味者，多能散风邪，这也是白芷所以作为解表药的依据。李东垣认为白芷疗风通用，其气芳香，能通九窍，表汗不可缺，但从现在临床使用来看，一般不将白芷作为治疗感冒的常用药。正因为白芷具有芳香气味，故又可用来治疗口臭。这在《是斋百一选方》卷八以及《济生方》卷五中有记载及应用。

（五）关于美白

中医认为人的皮肤光泽与否和脏腑功能有密切关系，如果脏腑病变，气血不和则皮肤粗糙，面部生斑。根据中医取类比象的说法，白芷色白，有保健美白作用，古方中许多治疗诸如黄褐斑、痤疮、雀斑等的方子中配伍有白芷。《神农本草》载其“润泽”，前述《本草求真》云其治“面黑瘢疵”。其美白作用，适用于皮肤粗糙、萎黄、黄褐斑、色素沉着等。

（六）关于止血

现在有些书籍记载白芷可以止血，虽然古代本草书中有此记载，但由于白芷乃是行散之品，又有“活血”之功，若用其治疗出血病证应持谨慎态度。

第四节　辛夷

辛夷为木兰科植物望春花玉兰或武当玉兰的干燥花蕾。主产于河南、安徽等地。冬末春初花未开放时采收。以花蕾未开，身干而完整，内瓣紧密，色绿，无枝梗，香气浓者为佳；生用。

一、药理作用

（一）抗炎

辛夷挥发油的抗炎作用确切，作用机制与抑制磷脂酶 A 活性，减少花生四烯酸代谢产物 LTs、PGs 生成有关。辛夷挥发油对豚鼠过敏性鼻炎有治疗作用，能缓解局部症状，改善局部黏膜的充血水肿，减少嗜酸性粒细胞和肥大细胞在炎症局部的浸润。辛夷挥发油对完全弗氏佐剂引起的原发性足肿胀和继发性足肿胀具有抑制作用。

（二）抗过敏

辛夷的氯仿、甲醇、水提取物能对抗组胺引起的气管和肠道收缩；能抑制被动皮肤过敏反应，抑制组胺释放，拮抗乙酰胆碱作用。挥发油对动物过敏性哮喘气道炎症有治疗作用。

（三）抗菌

辛夷挥发油中萜烯、萜醇及一些醛类成分能抗菌抑菌活性，对金黄色葡萄球菌、单核细胞增生李斯特菌、大肠杆菌、鼠伤寒沙门菌等具有抑制作用，尤对其中的革兰氏阴性菌的抑制效果较好。辛夷提取物对灰葡萄孢菌的菌丝生长和孢子萌发具有抑制作用。

（四）改善记忆

辛夷挥发油经嗅觉通路可改善自闭症模型小鼠的学习记忆能力，其机制可能与增加脑区内 5-HT 和 DA 的表达有关。

（五）保护肾脏

辛夷挥发油能通过抑制糖尿病大鼠血清及肾组织中 P- 选择素蛋白表达发挥肾保护作用，辛夷挥发油对肾缺血再灌注损伤具有保护作用。

（六）其他作用

辛夷中木脂素成分具有抗血小板活化因子活性作用，辛夷挥发油中的乙酸龙脑酯可通过调节母体和胎儿之间免疫平衡而预防流产。辛夷挥发油中的辛夷脂素具有降低二肾一夹型高血压大鼠血压的作用，能够改善高血压伴随的心肌肥厚症状，降压作用的机制与抗氧化和促进 NO 的释放有关。

综上所述，辛夷的散风寒、通鼻窍功效与其抗炎、抗过敏、抗菌等作用相关，抗氧化、改善记忆、保护肾脏是现代研究的新发现。

二、临床应用

（一）发散风寒——风寒表证

辛夷用于外感兼有鼻塞、流涕等证者。治外感风寒、肺窍郁闭、恶寒发热、鼻塞头痛，常与苍耳子、白芷等药同用。风热感冒而鼻塞头痛者，于疏散风热药中，酌加本品，以增强通鼻窍及散表邪之力。但解表力弱。

（二）宣通鼻窍——鼻塞不通

辛夷用于鼻渊、鼻塞流涕、不闻香臭。其芳香通窍，性善上达，为治多种鼻病，头痛的要药。

三、处方用名

辛夷、辛夷花、木笔花。

四、用法用量

3～10 g，入汤剂宜包煎。

五、使用注意

鼻病因于阴虚火旺者忌服。

六、临床经验

（一）关于作用

辛夷为各种鼻病的专药，对于寒热虚实所致多种鼻病均有治疗作用，临床上也可以将其单用。

（二）关于包煎

辛夷花上有绒毛，若入煎剂会刺激咽喉部引起咽部的不适感，宜包煎。有的地方将辛夷炒后用，这样会降低疗效。

参考文献

[1] 傅春升 . 新编药物学 [M]. 天津：天津科学技术出版社，2017.
[2] 葛洪 . 新编临床药物学 [M]. 长春：吉林科学技术出版社，2018.
[3] 李斌 . 中西医结合消化系统疾病诊疗学 [M]. 哈尔滨：黑龙江科学技术出版社，2019.
[4] 李敏 . 药物学基础与临床应用 [M]. 哈尔滨：黑龙江科学技术出版社，2018.
[5] 刘克玲 . 现代药物学 [M]. 北京：科学技术文献出版社，2017.
[6] 马海燕 . 实用临床中药学 [M]. 长春：吉林科学技术出版社，2018.
[7] 任艳玲 . 中药学 [M]. 北京：中国中医药出版社，2018.
[8] 徐世军 . 实用临床药物学 [M]. 北京：中国医药科技出版社，2019.
[9] 闫倩倩 . 临床药物学 [M]. 长春：吉林科学技术出版社，2019.
[10] 杨宝学 . 实用临床药物学 [M]. 北京：中国医药科技出版社，2018.
[11] 杨少军 . 实用中西医消化病临床与实践 [M]. 天津：天津科学技术出版社 2018.
[12] 赵权 . 中药学 [M]. 北京：中国农业大学出版社，2015.
[13] 赵学友 . 临床药物学进展 [M]. 长春：吉林科学技术出版社，2019.